Lehrbuch der Reflexzonentherapie am Fuß

Von Dr. med. Gunter Zenz

Mit 175 mehrfarbigen Abbildungen

HAUG

Karl F. Haug Verlag · Heidelberg

Die Deutsche Bibliothek – CIP-Einheitsaufnahme

Zenz, Gunter:
Lehrbuch der Reflexzonentherapie am Fuß / von Gunter Zenz
– Heidelberg: Haug, 1993
ISBN 3-7760-1287-0

Titel-Nr. 2287 · ISBN 3-7760-1287-0

Gesamtherstellung: Progressdruck GmbH, 67346 Speyer

Ein Danke
meinem Lehrer
Dr. med. Ernst Sedlacek,
Internist/Wien

Inhalt

Vorwort

Wie sich eine ganze Landschaft in einem Tümpel spiegeln kann, so scheint die Fußsohle wie eine offene Landkarte die Ereignisse in unserem Organismus wiederzugeben.

Zweifellos ein faszinierender Zugang zu einer Diagnosemöglichkeit (natürlich innerhalb gewisser Grenzen, wie im Teil II noch näher besprochen wird) — und zu einer Therapieform jenseits von Apparatemedizin, Labors und aufwendigen, teuren Behandlungsstrategien.

Doch nimmt es Wunder, daß gerade dem Fuße eine solche zentrale Bedeutung zu unserem Leben zukommt? Stellen wir einmal einige Überlegungen zu diesem Thema an.

Die Füße sind das am meisten belastete Organ. Sie sind unser Hauptfortbewegungsmittel. Sie tragen tagtäglich unser Körpergewicht. Der Raum, in dem wir uns als Homo sapiens vorwiegend bewegen, ist weder die Luft noch das Wasser, sondern die Erde — „wir stehen" in dieser Welt. Die Füße sind unsere „Kontaktplatte", mit deren Hilfe wir stehend, gehend, laufend, sitzend die meiste Zeit unseres Lebens in Kontakt mit dem Erdboden verbringen.

Welche Aspekte verbinden wir noch mit den Füßen?
Über die Füße sind wir also mit der Erde verbunden — man spricht auch von „Erdung", wenn man das verlorene körperliche oder seelische Gleichgewicht wiederherstellen will — wenn man den „Boden unter den Füßen" verloren hat und nicht genug in der Realität verankert ist.

Über unseren Kopf und das verlängerte Rückenmark, durch die Kraft des Geistes sind wir mit dem „Himmel" verbunden, mit dem „Übersinnlichen" — mit dem, was teilweise jenseits von Realität und Auffassungsvermögen zu sein scheint.
Nach unten hin also der Kontakt mit der Erde, nach oben hin der Kontakt mit dem Himmel.
Der Geist beflügelt uns, trägt uns in höhere Sphären. Der Körper, im speziellen die Füße, stellen die Verbindung zur Materie her, zu der praktischen, realen Welt, in der wir leben und existieren.
Eine notwendige und sinnvolle Polarität also.

Entscheidend für diese polare Ausrichtung war sicher die Entwicklung zum aufrechten Gang. Sie gab den Füßen eine neue Bedeutung, eine neue Dimension.

Dadurch ist die bewußte Integration möglich geworden — eine Verbindung des einen mit dem anderen.
Aber nun genug philosophiert!

Die Füße sind also einerseits Organe, die eine enorme Leistung bewältigen müssen, einer enormen Belastung ausgesetzt sind im Laufe des Lebens — andererseits ein Körperabschnitt, welcher mit einer außerordentlichen Sensibilität, einer Empfangsstation für verschiedenste Reize und Eindrücke ausgestattet ist. Diese äußerst sensible Sinnesfunktion war in der „Barfuß"-Periode des Menschen (Steinzeit etc.) sehr oft von lebenswichtiger und lebenserhaltender Bedeutung. Jetzt, in der heutigen Zeit, hat die Sinnesfunktion der Fußsohlen an Bedeutung verloren. Sie ist verkümmert, degeneriert. Überbehütet, eingepackt im Schuhwerk bewegen wir unsere Füße vorwiegend auf Asphalt oder anderen ebenen Flächen — andere Reize sind kaum mehr gegeben. Der Bezug der Füße nach „außen" hin ist also nahezu verlorengegangen. Was jedoch nach wie vor erhalten geblieben ist — und darauf stützt sich das ganze Wissen und die ganze Erfahrung um die Fußzonentherapie — ist die Beziehung zum Körper selbst, vor allem zu seinen Innenorganen.

Im Laufe der Jahrtausende haben die Füße sich zu einem Abbild, einem Spiegelbild unserer vitalen Funktionen und unserer Körperbeschaffenheit im allgemeinen entwickelt. Sie sind zu einer sprechenden Landkarte geworden, welche uns etwas über die Vergangenheit, über die Gegenwart oder vielleicht auch über die zukünftige Situation eines Organes zu erzählen vermag. Zahlreiche feinste Nervengeflechte durchziehen die Fußsohle und versorgen den übrigen Körper mit Information. Über Reflexbögen werden zahlreiche Querverbindungen zu den verschiedensten Innenorganen und Geweben und zum Zentralnervensystem hergestellt.

Diesen Umstand nützt man auch bei den verschiedensten Foltermethoden, die teilweise noch ausgeführt werden, aus. Das Wort „Bastonade" ist wohl jedem, der sich etwas mit Geschichte auseinandergesetzt hat, ein Begriff. Die Stockschläge auf die Fußsohle waren und sind eine der gefürchtetsten und wirkungsvollsten Bestrafungsmethoden überhaupt. Durch kaum eine andere Methode kann man den Allgemeinzustand des Menschen so schädigend beeinflussen und treffen wie damit. Eine Bestätigung, wenn auch als „Negativbeispiel", für die Theorie der Korrespondenz der Zonen mit dem übrigen Organismus.

Welcher geschichtliche oder soziale Aspekt fällt im Zusammenhang mit den Füßen noch auf?

Zum Beispiel das Küssen der Füße — ob im alten Rom, in Ägypten, in asiatischen oder indianischen Kulturen — überall begegnet uns diese Sitte als Zeichen besonderer Verehrung und Anbetung gegenüber Gottheiten, Symbolen oder lebenden Menschen und Persönlichkeiten.

Auch heute ist es nach wie vor eine Geste, um einerseits Demut und Unterwerfung, andererseits Verehrung und Anbetung zu demonstrieren. Vielfach wird auch von Energieübertragung durch Berührung der Füße gesprochen und von den Füßen als einer Quelle der Kraft und der Heilung.

Einen anderen Zugang zu den Füßen liefert uns der aus dem Volksmund überlieferte Ausdruck: „Er lebt auf großem Fuß." „Übersetzt" heißt dies, daß jemand über seine finanziellen Verhältnisse hinaus Anschaffungen und Ausgaben tätigt und überdurchschnittlich „gut" lebt.

Auch Redewendungen im Zusammenhang mit den Füßen, wie „Er ist großspurig" oder „in seine Fußstapfen treten", drücken etwas über die soziale Haltung eines Menschen aus bzw. verleihen gewissen Charaktereigenschaften einen symbolischen Ausdruck.

Auch die wissenschaftlich anerkannten Anwendungen der Hydrotherapie an den Füßen belegen eindeutig einen Zusammenhang der Peripherie mit den übrigen Organismen über konsensuelle Reaktionen.

Kein Wunder also, daß man diesen Teil des Körpers nicht nur als ein simples Bewegungsinstrument betrachtet, sondern daß man die Füße auch als ein Organ entdeckt hat, das einen sehr einfachen Zugang zu diagnostischen Möglichkeiten bietet und an dem auch eine nebenwirkungsfreie und „sanfte" Therapie im Sinne einer Reizgebung und Regulation erfolgen kann.

Es ist also Zeit, ein Plädoyer für den Fuß abzuhalten:

— als einem ganz besonderen Teil des ihn umgebenden und innewohnenden Ganzen,
— als Zeugnis unseres ganz speziellen „Stand"punktes in dieser Welt,
— als unermüdlich dienendes Werkzeug unseres bewegungs- und freiheitsliebenden Körpers
— und im weiteren Sinne als Zentrum für Energie, Kraft und Sensibilität.

Ein alter Spruch besagt:

Mit den Augen sehen wir,
mit den Ohren hören wir,
mit den Händen fühlen wir,
aber mit den Füßen
„erobern" wir die Welt.

Einleitung

Drei Aspekte

Drei wichtige Aspekte bilden die Grundlage dafür, daß heute die Fußreflexzonenmassage als alternative oder begleitende Maßnahme immer mehr an Bedeutung gewinnt.

1. Der einfache therapeutische Zugang zur Gesamtheit aller Organe:
Viele Erkrankungen sind multifaktorielle Geschehen, d. h., mehrere verschiedene auslösende Ursachen sind für die Entstehung einer Störung verantwortlich, und verschiedene Organbereiche sind durch ihre Wechselbeziehungen zueinander an einem Krankheitsgeschehen beteiligt. Eine entscheidende Rolle spielt dabei auch eine eventuell beeinträchtigte seelische Verfassung, welche Krankheitsbereitschaft signalisiert und einen Mangel und ein Defizit an Energie und Lebenskraft darstellt und somit die Voraussetzung für die Entwicklung einer organisch manifesten Störung sein kann. Die Behandlung über die Reflexzonen ermöglicht nun ein breites Erfassen der Gesamtheit aller vorliegenden Störungen und aller am Krankheitsgeschehen beteiligter Faktoren. Schließlich ist es der Mensch, der in seiner Gesamtheit erkrankt, und nicht nur der einzelne Teil.

2. Die unkomplizierte und einfache Übersichtsdiagnose:
Die Fußreflexzonenmassage soll nicht anstelle anderer diagnostischer, therapeutischer Möglichkeiten gestellt werden, sondern soll der Erweiterung des medizinischen Repertoires dienen und als eine zusätzliche Maßnahme verstanden werden, um auf eher unkonventionelle Art und Weise einen anderen und neuen Zugang zum Krankheitsgeschehen des Patienten zu ermöglichen (bzw. finden zu können).

Herkömmliche medizinische, diagnostische Methoden haben sehr oft ihre Grenzen; die eigentlichen Ursachen vieler organischen Störungen sind meist weitgehend unbekannt. Befunde werden, was sicherlich notwendig und nützlich ist, im Detail erstellt. Was fehlt, ist jedoch sehr oft ein Gesamtüberblick. Auch über die Bedeutung eines Herdgeschehens bei der Entstehung von diversen Erkrankungen wird nach wie vor noch viel diskutiert, und es gibt kaum definitive Nachweismethoden hierfür. Wie auch immer — die Möglichkeit, über die Zonen am Fuß alle potentiellen und tatsächlichen „Schwachstellen", also auch eventuelle Herdzonen erfassen zu können, ist sicher der ungeheure Vorteil einer Reflexzonentherapie generell. Durch ein gezieltes Abtasten der einzelnen Punkte lassen sich in kurzer Zeit die am wesentlichsten beeinträchtigten oder erkrankten Organbereiche abgrenzen und definieren.

3. Der einfache und unmittelbare therapeutische Zugang zu Organsystemen von einem peripheren Punkt aus: Bisher ließen sich Störungen tieferliegender Organsysteme meist nur durch perorale Medikation bzw. mittels invasiver Eingriffe (Injektionen, Operationen) beeinflussen. Durch die rasante Entwicklung der Reflexologie in den letzten Jahrzehnten wird uns nun eine neue, zusätzliche Möglichkeit geboten, von der Körperperipherie her Einfluß auf einzelne Teilgebiete des menschlichen Körpers nehmen zu können.

Die Fußreflexzonenmassage bietet sich daher als Ergänzung zu anderen Therapieformen bzw. Massagetechniken idealerweise an. Sie sollte auch im klinischen Bereich mehr zur Anwendung kommen.

Teil I

Theoretische Grundlagen
Die Zonensuche
Praktischer Teil
Die einzelnen Zonen

Die Wiederentdeckung des Fußes

Die Wiederentdeckung des Fußes als ein einer Therapieform besonders zugängliches Organ gelang mehr oder weniger rein „zufällig". Der Versuch der Beseitigung von Schmerz durch Druck an bestimmten Punkten an der Körperoberfläche bei Verletzungen oder anderen Erkrankungen erfolgte seinerzeit spontan und unbewußt und aus einer tiefen Ohnmacht und Hilflosigkeit gegenüber dem Ereignis heraus, bis man schließlich entdeckte, daß beim Drücken an bestimmten Punkten plötzlich eine Linderung der Beschwerden eintrat. Dies war praktisch die „steinzeitliche" Form der Reflexzonentherapie und der Massage überhaupt. In China gelang diese Technik der Drückung an bestimmten Punkten sehr früh bis zur Vollendung. Aus ihr entwickelte sich die Akupressur und in weiterer Folge die Akupunktur. Auch die klassische Massage im europäischen Raum entstand letztlich auf diesem Wege. Nur ging man hier, statt zu „drücken", über auf „Reiben", „Streichen", „Walken" etc.

Die ältesten Aufzeichnungen der Therapiearbeit am Fuß stammen aus Ägypten, Indien, China und aus dem nordamerikanischen Raum.

William H. H. Fitzgerald, ein Amerikaner, Hals-Nasen-Ohren-Arzt an einer Klinik in Hartfort, Conn., und in verschiedenen Kliniken in Europa tätig, war es schließlich, der die Reflexzonen am Fuß für die Medizin „wiederentdeckte", sie in ihrer genauen Lokalisation ausarbeitete und weiterentwickelte. Die älteste Publikation darüber entstand 1917 unter dem Titel „Zone-Therapie" beim Verlag I. W. Long in Columbus, Ohio.

Seither erlebte diese Methode einen nie geahnten Aufschwung und gehört heute zu den Standardtherapien im Massagefach und hat auch Einzug in Kliniken und in viele ärztliche Praxen gefunden.

Eunice D. Ingham und *Hanne Marquardt* waren weitere Pioniere auf dem Weg der Weiterentwicklung der Fußreflexzonenmassage.

Dr. med. *E. Sedlacek* — Internist und erfahrener Massagearzt in Wien — war es, welcher diese Methode durch seine professionelle und einfache Lehrpraxis und durch seine Publikation in Österreich zu Ansehen und Weiterverbreitung verholfen hat. (Sein Buch „Die Fußreflexzonen" erschien im Maudrich Verlag, Wien.)

Ihm verdankt der Autor dieses Buches letztendlich auch seine Erkenntnisse und Erfahrungen.

Vieles im Bereich der Reflexzonentherapie ist sicher noch unerforscht und unvollkommen. Die Art und Weise, wie man sich in Zukunft mit dieser Methode auch wissenschaftlich auseinandersetzen wird, wird den Werdegang und die Weiterentwicklung dieser zweifelsohne faszinierenden Technik weiter bestimmen.

Welche Möglichkeiten bietet die Reflexzonenmassage am Fuß?

1. Die Diagnose (grob-allgemein — nicht differenziert!)

a) zur Früherkennung von Störungen
b) als Beweis für bestehende Erkrankungen
c) sie gibt einen Überblick über die Gesamtheit der Schwachpunkte im Organismus

2. Die therapeutischen Anwendungen

a) als Haupttherapieform (ausschließlich) bei leichteren Erkrankungen
b) prophylaktisch (Vorsorge)
c) adjuvant (begleitend)
d) in der Nachsorge

3. Der natürliche Heilimpuls

Man kann, wenn der Impuls ausreicht, eine Heilung auf natürliche Art und Weise einleiten. Durch den gesetzten Reiz über die Fußreflexzone wird eine Regulation der gestörten Verhältnisse im erkrankten Organbereich angeregt.

4. Eine „organferne" Anwendung

Die Einwirkung erfolgt nicht unmittelbar am erkrankten Organ selbst, sondern es handelt sich um eine „organferne" Anwendung, welche über Reflexbögen wirkt, und daher ist ihre Durchführung relativ unbeeinflußt von der Art und Weise der Erkrankung jederzeit möglich (ausgenommen im Falle gewisser direkter Kontraindikation am Fuße selbst — siehe späteres Kapitel).

5. Eine sanfte Methode

Es handelt sich (die genaue Beachtung der Vorschriften und Anleitungen vorausgesetzt) um eine nebenwirkungsfreie und schonende Methode.

Die Wirkungsmechanismen

Die Reflexzonentherapie ist eine Regulationstherapie. Die Regulation erfolgt über nervale Reflexbögen direkt bzw. indirekt, indem die Information oder der Impuls über sensible Afferenzen entweder durch Umschaltung im Rückenmark und über vegetative Fasern an das korrespondierende Erfolgsorgan direkt weitergeleitet wird bzw. über die übergeordnete Schaltzentrale, also über das Gehirn (Thalamus, Parietallappen etc.), indirekt eine Antwort an die betroffene Stelle weitergeleitet wird.

Dieser Impuls induziert vor allem durch das Zusammenspiel vegetativer Nervenfasern (Sympathikus und Parasympathikus) eine Regulation im Bezugs- bzw. Erfolgsorgan im Sinne einer Verbesserung der Durchblutungssituation — Wiederherstellung des energetischen Gleichgewichtes, Entspannung des Muskelhypertonus, Steigerung der Abwehrkraft und somit weitgehend eine Rückführung in die normale Funktion, sofern die Regulationsfähigkeit des Organismus bzw. des betroffenen Organs selbst noch gegeben ist.

Diese Beziehungen zwischen einzelnen Teilen der Körperoberfläche bzw. der Peripherie zu allen übrigen Organsystemen wird auch von *Makkenzie* (Muskelhypertonus bei Störungen) bzw. durch die *Head*schen Zonen (Haut- und Bindegewebsveränderungen) bestätigt. Die Korrespondenz zwischen Körperinnerem und Körperperipherie ist also offensichtlich, und die tägliche Erfahrung in der Praxis bestätigt immer wieder auf eindrucksvolle Art diese Theorie.

Die Zone in der Peripherie, welche also über entsprechende Nervenbahnen mit dem Korrespondenzorgan verbunden ist, ist nun in den meisten Fällen im gleichen Maße verändert bzw. gestört wie der betroffene Organbereich selbst. Diese Beeinträchtigung der peripheren Zone kann sich als Schmerzempfindung, Ablagerung von kristallinen Strukturen bzw. als Veränderungen im Bindegewebe (Aufquellungen, Dellenbildung etc.) zeigen.

Wir können nun über einen mehrmals gesetzten Reiz zum einen die normale Situation an der entsprechenden Reflexzone (Lockerung, Lösung von Verkrampfung, Spannung, Auflösung von kristallinen Strukturen, Verbesserung der Durchblutung) wiederherstellen und zweitens eine entsprechende Reaktion im Erfolgsorgan hervorrufen. Diese Reaktion entspricht einer Kette von biochemischen und elektrophysikalischen Abläufen (unter anderem kommt es auch zu einer vermehrten Ausschüttung von Endorphinen im Gehirn), welche eine Regulation der gestörten Verhältnisse im Erfolgsorgan induzieren.

Der menschliche Organismus kann nur existieren, solange all seine Funktionen im Gleichgewicht sind und solange es Mechanismen gibt, die es ihm ermöglichen, auf Reize aus seiner Umwelt zu reagieren, bzw. solange es Regulationsmöglichkeiten gibt, um eventuelle Störungen auszugleichen.

Die einfachste Form dieses Selbstschutzes oder dieser Überlebensstrategie sind einfache Reflexe wie Schutz-, Halte-, Flucht- oder Abwehrreflexe.

Schon wesentlich komplizierter sind die Regulationsmechanismen im Inneren des Körpers. Hier gilt es, die Schleimhäute vor unpassenden Einflüssen zu schützen, die Verdauungs- bzw. Resorptionsarbeit zu gewährleisten, das intra- und extrazelluläre Milieu aufrechtzuerhalten, die Energieversorgung der einzelnen Organe zu gewährleisten (Stoffwechsel, Verbrennung), fremde, schädigende Substanzen zu eliminieren (Abwehrsystem), alle Organe mit ausreichend Sauerstoff zu versorgen (Herzpumpe/Kreislauf/Gefäße), anfallende Stoffwechselendprodukte abzutransportieren (venöses System/Lymphsystem) und noch eine Vielzahl anderer Mechanismen. All diese ineinandergreifenden und voneinander abhängigen Funktionsabläufe gewährleisten einen Zustand, den wir als „Gesundheit" bezeichnen.

Wichtigster Koordinator all dieser Abläufe ist das *Nervensystem,* wobei man ein Zentralnervensystem (Gehirn, Rückenmark, periphere Nerven/Koordination/Gefühlssphäre/„Sensibilität"/willkürliche Muskeltätigkeit) und ein autonomes Nervensystem (zuständig für alle vegetativen Abläufe — Herz/Kreislauf/Gefäße/Verdauungsarbeit/Drüsentätigkeit/Atmungsfunktion etc.) unterscheidet.

Wichtigster Bestandteil eines gut funktionierenden Systems ist jedoch die *Information,* ohne entsprechende Information keine Reaktion bzw. Regulation. Das heißt, diese phantastische Konstruktion des menschlichen Körpers kann nur existieren, solange das riesige Netz an Information existiert und die „Zentrale" ständig auf dem laufenden hält; vergleichbar mit dem Nachrichtendienst, den Medien oder dem Telefonnetz in einer Stadt oder in einem Land. Diese Informationsweitergabe vollzieht sich zum Großteil über Nervenbahnen, teilweise jedoch auch über die Blutbahn (also über das Gefäßsystem) mittels sogenannter hormoneller Botenstoffe bzw. mittels biochemischer Reaktionen.

Alle Systeme sind ständig miteinander in Verbindung, untereinander verflochten, und die Entgleisung bzw. die Störung *eines* Systems hat, wenn eine bestimmte Grenze der Kompensationsfähigkeit überschritten ist, unweigerlich die Beeinträchtigung anderer Systeme zur Folge.

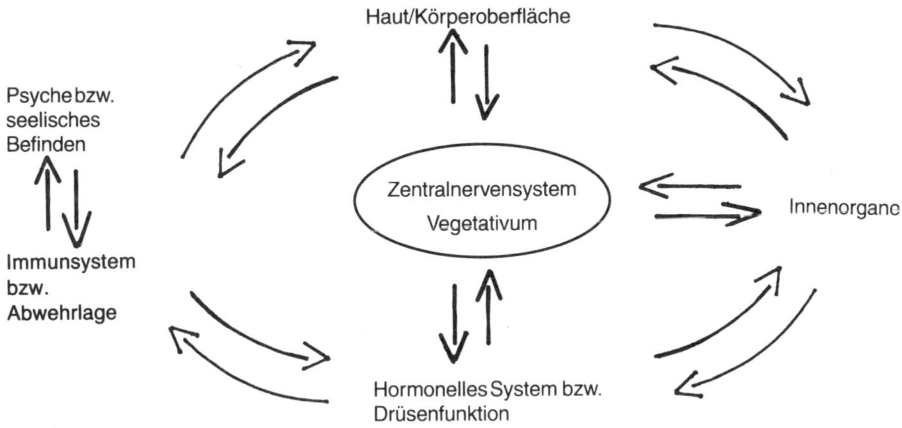

Information ist alles. Und je differenzierter und genauer das Informationssystem in unserem Organismus arbeitet — d. h., je präziser uns äußere und innere Einflüsse und Störungen bewußt werden, um so besser sind die Aussichten, auf entsprechende Art und Weise reagieren, regulieren — und damit überleben zu können.

Schmerz, Krankheit, Dysfunktion ist immer das letzte Alarmsignal, wenn die Eigenregulation nicht mehr ausreicht und somit eine aktive, bewußte Unterstützung des Heilungsprozesses durch medizinische Maßnahmen notwendig ist, bzw. wenn eine Veränderung der Lebensweise zur Aufrechterhaltung der Gesundheit notwendig ist.

Für uns ist vor allem die Informationsweitergabe über das zentrale und vegetative Nervensystem interessant.

Hierbei unterscheidet man außer der Verbindung der einzelnen *Organe* mit den *Nervenzentren* zusätzlich noch verschiedene Nervenverbindungen vorwiegend auf vegetativer Basis (u. a. über sogenannte „Rami communicantes“ und das sympathische Grenzstrangganglion) *zwischen den einzelnen Organsystemen untereinander:*

Dies sind	
von der Haut zum Muskel:	kuti-muskuläre Reflexbögen
vom Muskel zur Haut:	muskulo-kutane Reflexbögen
von der Haut zu Innenorganen:	kuti-viszerale Reflexbögen
von Innenorganen zur Haut:	viszero-kutane Reflexbögen
vom Muskel zu den Innenorganen:	muskulo-viszerale Reflexbögen
vom Innenorgan zum Muskel:	viszero-muskuläre Reflexbögen
von Innenorganen zu inneren Organen:	viszero-viszerale Reflexbögen

Voraussetzung für eine Reizweiterleitung zum entsprechenden Erfolgsorgan sind sogenannte Rezeptoren. Gerade in der Haut gibt es eine Unzahl von Rezeptoren: für Schmerz, für Temperatur, für Druck und Berührung, für die Tiefensensibilität etc.

In Muskeln und Sehnen sind es die Muskel- bzw. die Sehnenspindeln, welche die Information weiterleiten.

Diese Information führt nun entweder mittels direkter Umschaltung im Rükkenmark und Weiterleitung über vegetative Bahnen (vegetative Fasern) im Erfolgsorgan zu einer direkten Reaktion oder aber erst durch Weiterleitung an die übergeordneten zentralen Stellen zu einer entsprechenden Reizantwort.

Da die Haut (bzw. Körperoberfläche) also nicht nur mit den zentralen Stellen in Verbindung steht, sondern auch mit diversen Innenorganen korrespondiert, führt natürlich auch eine Störung im Bereich dieser Organe im umgekehrten Sinne zu einer Veränderung im adäquaten Reflexzonenbereich an der Peripherie: zum Beispiel zu einer ödematösen Aufquellung im Bindegewebe, zur Ablagerung von kleinsten Kristallen bis hin zu Knötchenbildung oder zu einer erhöhten, verstärkten Schmerzempfindlichkeit.

Die Reaktion bzw. die Reizantwort erfolgt vorwiegend über vegetative Nervenbahnen. Das Wissen um die Reflexzonen gibt uns also die Möglichkeit, die Kommunikation zwischen Körperperipherie und Körperinnerem sowohl innerhalb gewisser Grenzen diagnostisch als auch über eine Impulsweiterleitung auf vorwiegend vegetativen Bahnen therapeutisch nützen zu können. Ausgangspunkt dafür ist also die Information, die uns das Gewebe bzw. die Nervenendigungen am Fuß geben. Die Regulation erfolgt durch einen mechanischen Reiz am Ort der Peripherie bzw. der peripheren Störung (Reflexzone).

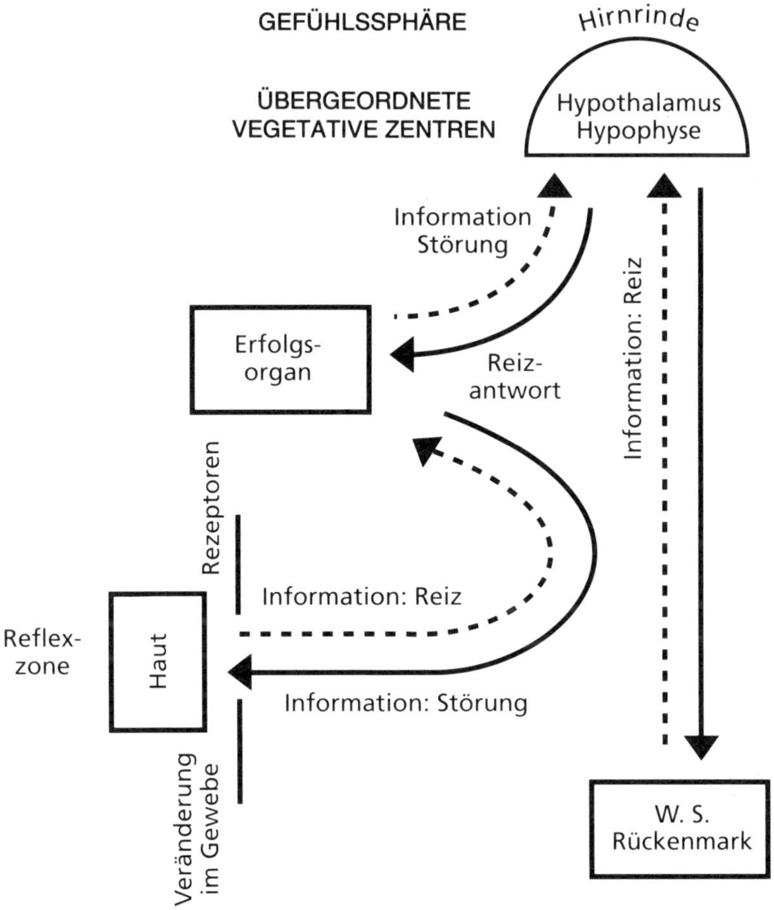
GEFÜHLSSPHÄRE
Hirnrinde
ÜBERGEORDNETE
VEGETATIVE ZENTREN
Hypothalamus
Hypophyse
Information
Störung
Information: Reiz
Erfolgs-
organ
Reiz-
antwort
Rezeptoren
Information: Reiz
Reflex-
zone
Haut
Information: Störung
Veränderung
im Gewebe
W. S.
Rückenmark

Die Anatomie des Fußes

Vorerst ein kurzer Streifzug durch die Anatomie des Fußes. Wir beginnen im hinteren Abschnitt, dort wo die Achillessehne — die stärkste Beugesehne des Fußes — ansetzt, nämlich am Fersenbein. Das Fersenbein (Os calcaneum) ist im Bereich der Fußsohle mit kräftiger, starker Hornhaut und einem ausreichenden Polster von Unterhautbindegewebe und Fettgewebe umgeben. Auf ihm ruht der größte Teil des Gewichtes des menschlichen Körpers. Es ist daher besonderen Belastungen ausgesetzt. Gehen wir am Fersenbein weiter nach vorne, so stoßen wir zunächst auf den Innen- und Außenknöchel (Malleolus medialis und lateralis), in der Tiefe jedoch setzt sich das Fersenbein medial im Kahnbein (Os navicular), lateral im Würfelbein (Os cuboideum) fort, nach oben hin und vorne im Sprungbein (Talus), welches die Verbindung zum Oberschenkelknochen durch das sogenannte Sprunggelenk herstellt und die Beweglichkeit im Fuß ermöglicht. (Siehe nebenstehende Abbildung.)

Und hier sind wir dann schon mitten im Fußgewölbe, das von folgenden Knochen begrenzt wird: hinten durch den Höcker des Fersenbeines (Tuber calcanei), nach oben hin medial durch das Kahnbein und Würfelbein und die 3 Keilbeine (Ossa cunniformia) sowie die fünf Mittelfußknochen (Ossa metatarsalia), vorne durch die Grundgelenke der Zehen.

Diese Grundgelenke sind wieder sehr gut tastbar (vor allem seitlich der Knochenvorsprung des 5. Grundgelenks und an der Innenseite des Fußes das mächtige Grundgelenk des Großzehs), an der Fußsohle finden wir hier wieder verstärktes und verdicktes Bindegewebe und eine stärkere, härtere Haut — das ist der Bereich der Großzehen- und Kleinzehenballenauftrittsfläche.

Von hier weg erstrecken sich die Zehen mit erstem Zehenglied (Phalanx I), 1. Interphalangealgelenk und zweitem Zehenglied (Phalanx II) am Großzeh, mit einem 2. Interphalangealgelenk und dritten Zehenglied an allen anderen übrigen Zehen.

Mit Hilfe von Gelenkkapseln, Bändern, Sehnen und Muskeln wird das ganze Gefüge des Fußes zusammengehalten, ein großes Netz von Gefäßen und Nerven ist für die Versorgung zuständig. Fettgewebe und Unterhautbindegewebe geben eine ideale Polsterung ab, und das Ganze ergibt diese komplexe einheitliche Struktur, welche es ermöglicht, daß wir uns unser ganzes Leben lang ohne wesentliche Beeinträchtigungen auf unseren Füßen fortbewegen können.

Ein kleiner Teil des Gesamtorganismus und doch eine faszinierende Konstruktion, welche Erstaunliches zu „tragen“ und zu „leisten“ vermag.

Ansicht von oben **Fußinnenseite**

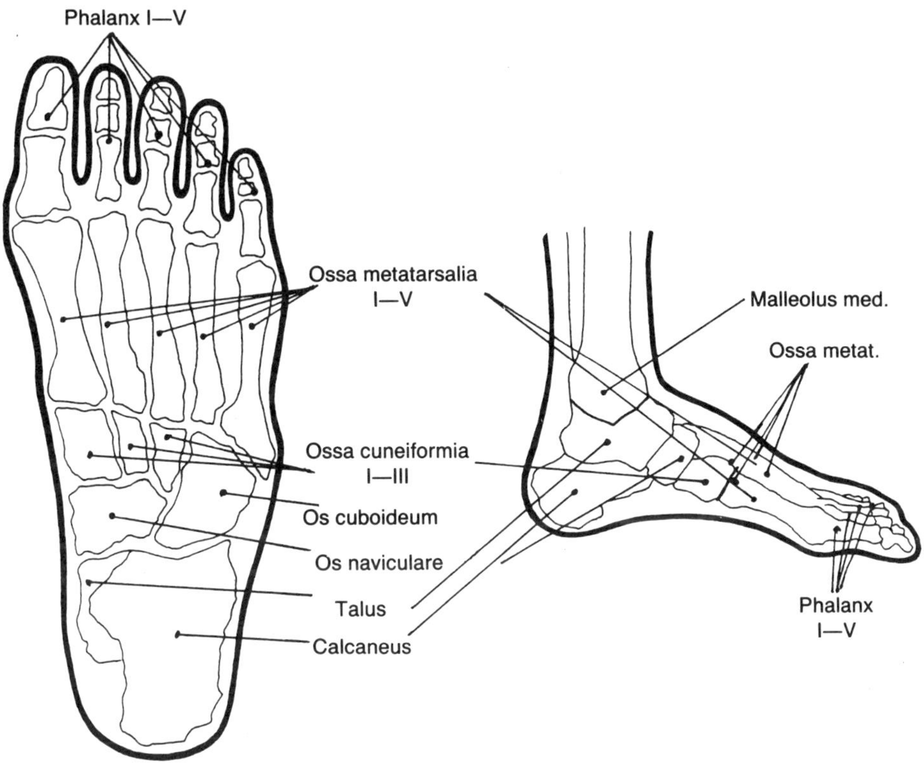

Die Nervenversorgung

Der Fuß wird einerseits durch Nervenfasern aus dem Plexus lumbosacralis (L4 bis L5 bzw. S1 bis S4 — Nervengeflechte im Bereich der Lendenwirbelsäule), andererseits durch einen Ast des Nervus femoralis (Schenkelnerv) nerval versorgt.

Konkret sind es der Nervus tibialis (vom Nervus ischiadicus — aus dem Plexus sacralis) für die Fußsohle, der Nervus peronaeus communis (ebenfalls vom Nervus ischiadicus) für den Fußrücken und der Nervus saphenus (ein Nervus-femoralis-Ast), welcher die Versorgung der Fußinnenseite innehat.

Jeder dieser Hauptnerven entläßt eine Unzahl kleinerer Äste und Zweige, welche den Fuß wie durch ein Netz mit Nervenendigungen bedekken. Man unterscheidet hier „freie" Nervenendigungen und Nervenendigungen mit Rezeptoren für Druck (*Vater-Pacini*sche Lamellenkörperchen), Berührung (*Meissner*sche Tastkörperchen/*Merkel*sche Tastscheiben), Temperatur und Tiefensensibilität (Muskelspindel/Sehnenspindel/*Golgi-Mazzoni*-Körperchen). Diese Rezeptoren melden jeglichen Reiz bzw. geben jede Information über afferente Nervenbahnen und vegetative Bahnen (wie schon erwähnt) weiter direkt an ein Erfolgsorgan oder an das Zentralnervensystem.

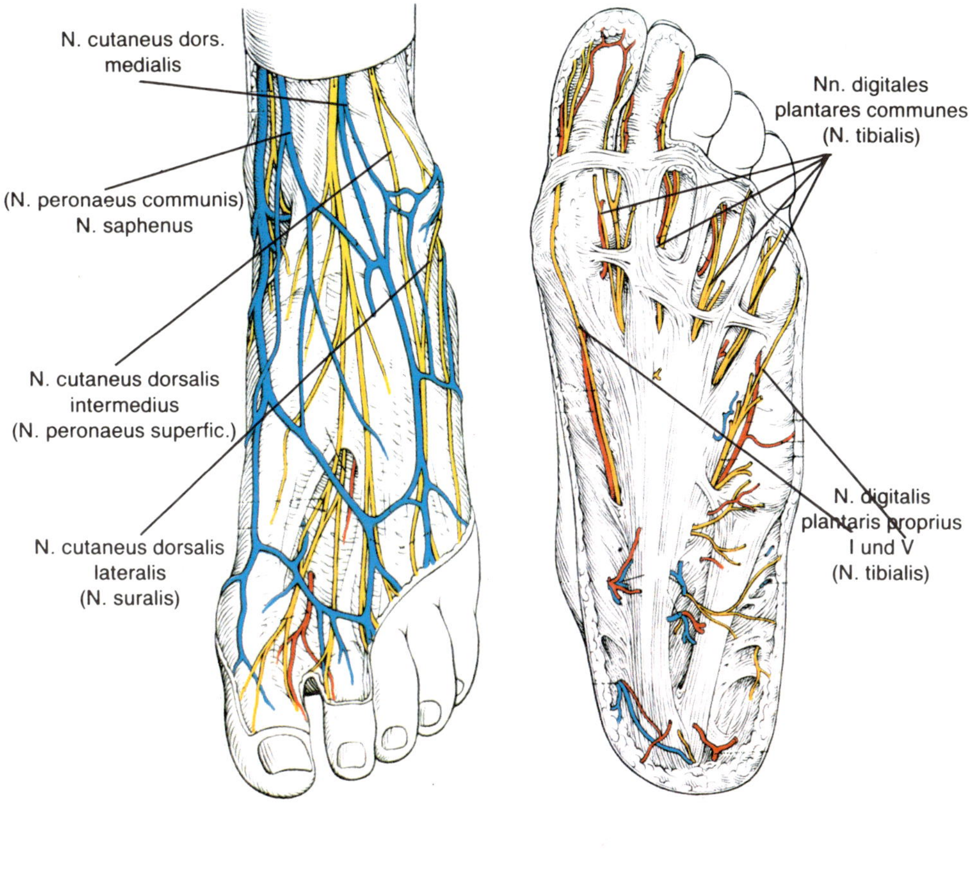

N. cutaneus dors.
medialis
(N. peronaeus communis)
N. saphenus
N. cutaneus dorsalis
intermedius
(N. peronaeus superfic.)
N. cutaneus dorsalis
lateralis
(N. suralis)
Nn. digitales
plantares communes
(N. tibialis)
N. digitalis
plantaris proprius
I und V
(N. tibialis)

Die Zonensuche

Die Anordnung der Zonen am Fuß

„Der Teil als Spiegel des Ganzen“

Die Reflexzonen am Fuß sind spiegelbildlich zu den Organen im Organismus angelegt, das heißt, alle Zonen, die es am Fuße gibt, sind so angelegt, wie es der Lokalisation im Körper entspricht, und in seiner Gesamtheit projiziert sich der menschliche Organismus, ähnlich wie am Ohr, ungefähr in Form eines eingerollten Embryos auf die Fußsohle, wobei die Fußspitze (Zehen) dem Kopfbereich, die Ferse dem Unterleib (Becken, untere Extremität) entspricht. Beide Füße werden hier als eine Einheit betrachtet. Alle Organe, die eher in der Körpermitte angelegt sind (Blase, Wirbelsäule, Hypophyse, Gebärmutter, Magen, Prostata etc.), finden sich auch am Fuß mehr medial — also in Richtung Fußinnenseite und umgekehrt — Organsysteme, die eher an der Körperaußenseite liegen (Milz/Leber/Niere/Ohren/Schulter etc.), befinden sich dementsprechend auch am lateralen Teil des Fußes bzw. an der Fußaußenseite.

Ein Beispiel:

a) Die Leber und die Gallenblase befinden sich im Körper rechts — dem rechten Rippenbogen und der rechten Zwerchfellhälfte anliegend. Dementsprechend ist auch die Lokalisation des Reflexpunktes an der Fußsohle, nämlich am rechten Fuß eher lateral im Bereich des 3. bis 4. Mittelfußknochens.

Ein anderes Beispiel:

b) Die Wirbelsäule ist die zentrale Achse unseres Skelettsystems. Die Wirbelsäulenzone befindet sich daher an der Innenseite beider Füße — wenn man diese also zusammenstellt, genau in der Mitte.

Weiterhin:

c) Die Lunge ist ein paarig angelegtes Organ — man unterscheidet einen rechten und einen linken Lungenflügel. Desgleichen findet sich auch am rechten Fuß die Projektion der rechten Lungenhälfte und am linken Fuß die der linken Lungenhälfte.

So sind die wichtigsten Organe im Körper angelegt:

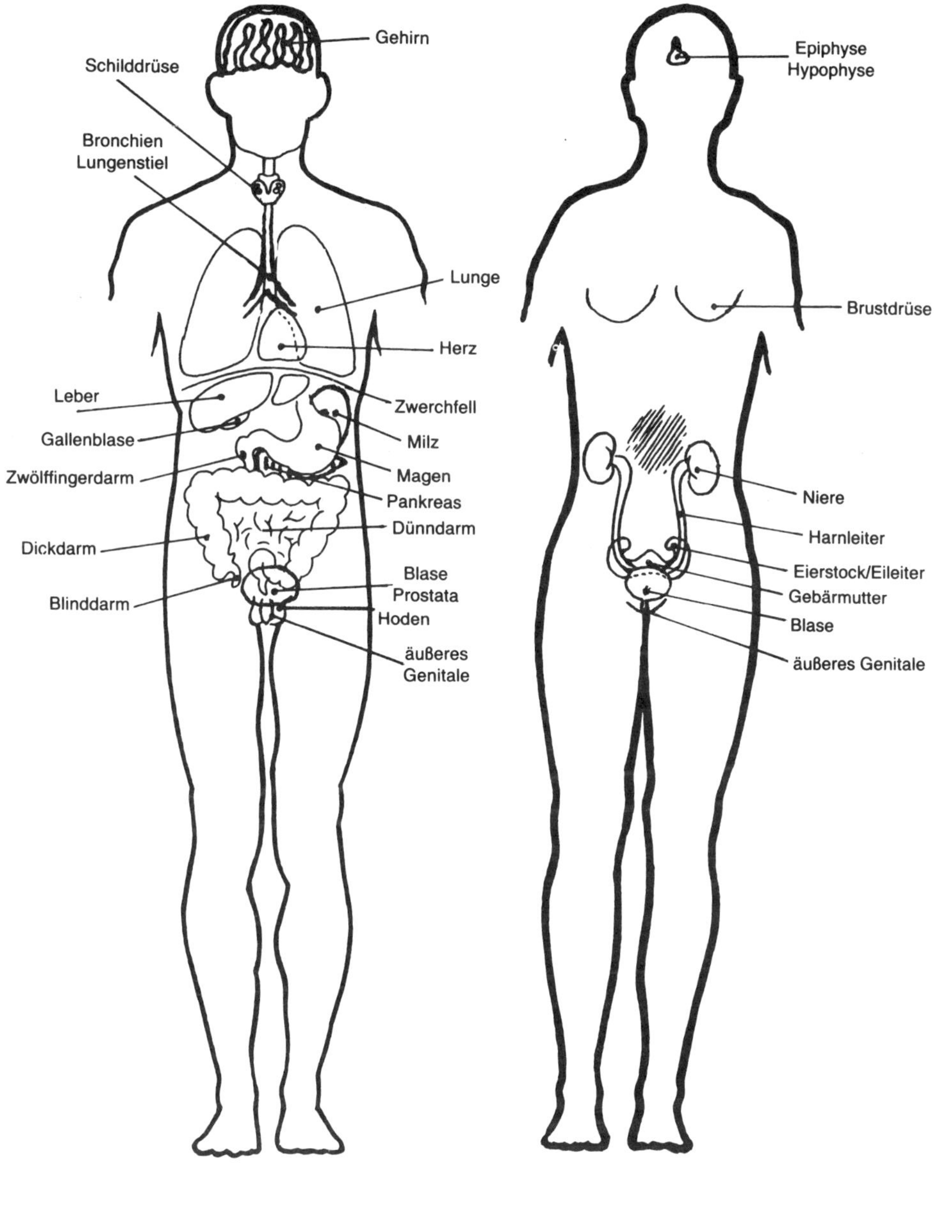

Die Einteilung in Streifen

Um nun die Orientierung am Fuß bzw. die Zonenfindung zu erleichtern, unterteilt man die Fußsohle ebenso wie den gesamten Körper mittels 5 vertikaler und 2 horizontaler Streifen. Die vertikalen Streifen am Fuß werden auch „Strahlen" genannt und entsprechen einer senkrechten Verlängerung der jeweiligen Zehen, man spricht also von einem „ersten" Strahl bis zum „fünften" Strahl. Durch die zweite Art der Teilung, nämlich durch zwei Querstreifen, wird der Fuß in 3 verschiedene Etagen unterteilt. Die erste Etage wird also dem Brustkorb mit der oberen Extremität (Fußrücken) zugeordnet, die zweite Etage dem Bauchraum und die dritte dem Beckenraum mit der unteren Extremität. Diese Einteilung findet natürlich ihre Fortsetzung auf dem Fußrücken. Das Fußgewölbe (zwischen dem ersten und zweiten horizontalen Streifen) entspricht also dem Bauchraum im Organismus — er wird nach oben hin durch das Zwerchfell gegenüber dem Brustkorb, nach unten durch die Gürtellinie bzw. das Peritonaeum (Bauchfell) gegenüber den Beckenorganen abgegrenzt.

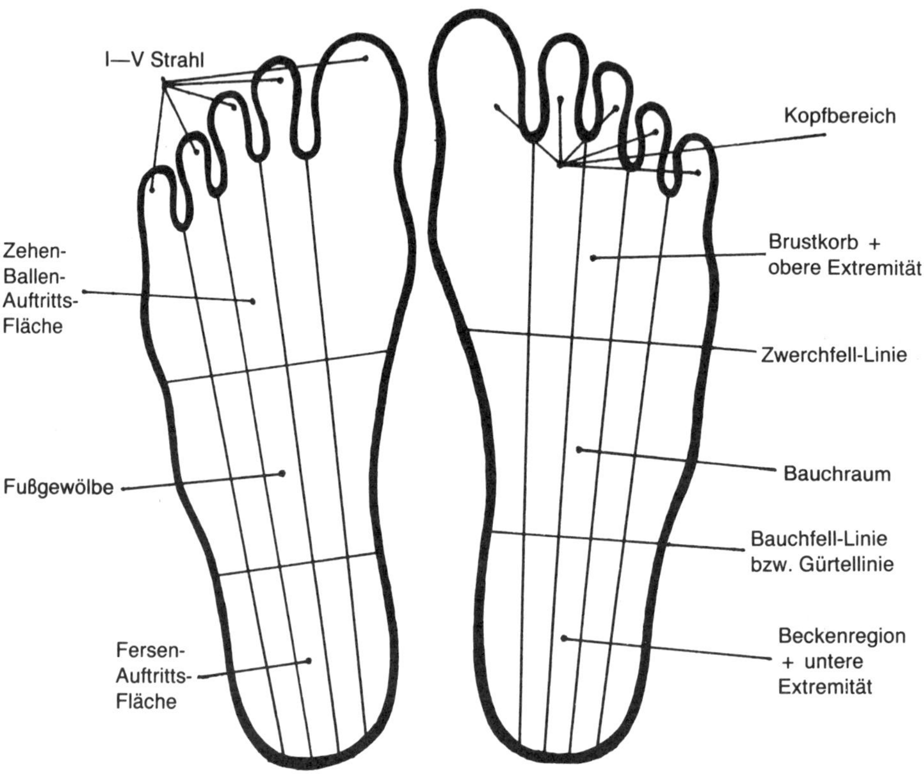

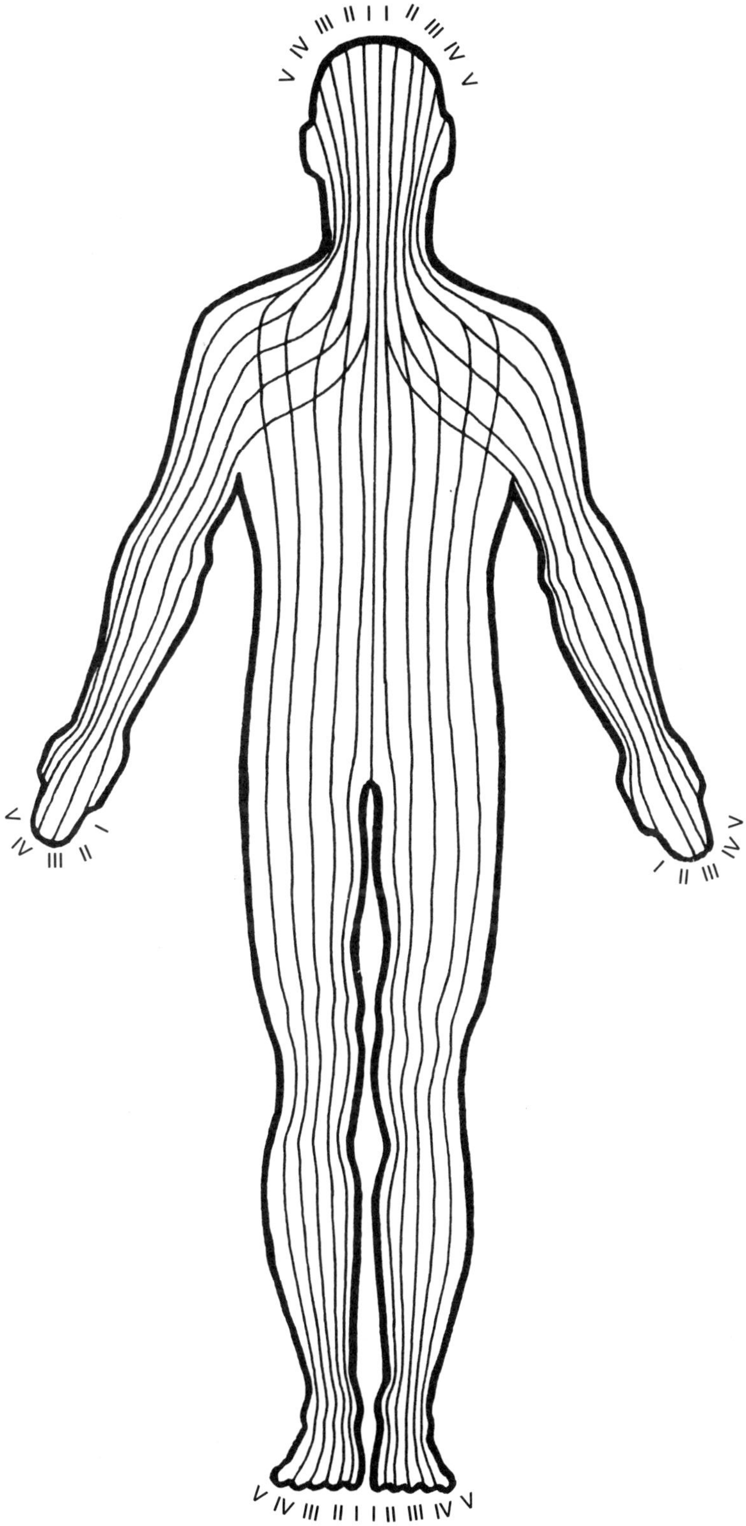
V IV III II I I II III IV V
V IV III II I
I II III IV V
V IV III II I I II III IV V

Praktischer Teil

Die Griffarten

Im wesentlichen kommen nur drei verschiedene Griffarten bei der Fußreflexzonentherapie zur Anwendung:

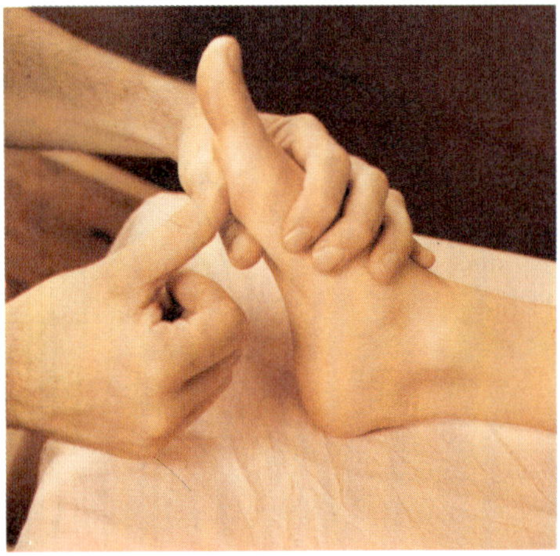

1. Die Massage mit dem Daumen
Hierbei wird längs oder quer zur entsprechenden Extremitätenachse die Daumenkuppe an der entsprechenden Zone aufgesetzt.

2. Mit dem Zeigefinger
In bestimmten Ausnahmefällen bei Zonen, die dem etwas stärkeren Daumen weniger gut zugänglich sind, verwendet man den Zeigefinger; wiederum wird mit der Kuppe des Zeigefingers an der entsprechenden Zone längs oder quer zur Extremitätenachse angesetzt.

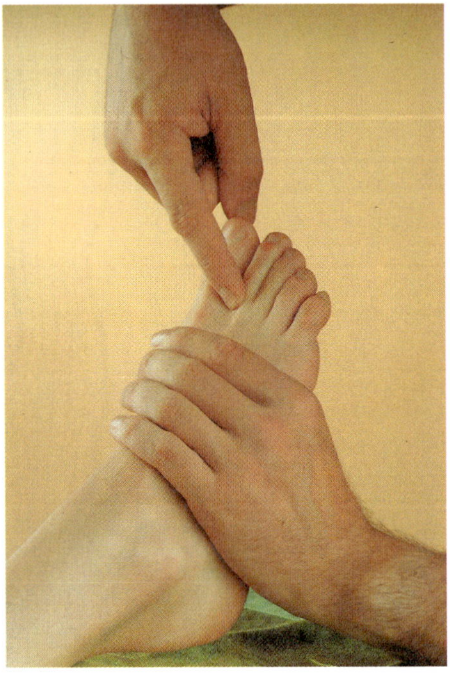

3. Mit beiden Fingern zugleich im „Zangengriff"

Die Bewegung erfolgt gleichzeitig mit der Kuppe des Daumens und der Kuppe des Zeigefingers, wobei mit dieser Grifftechnik zwei verschiedene Zonenbereiche gleichzeitig behandelt werden können.

Dieser Griff kommt vor allem im Bereich der Zehen und an der Außenkante (Hüft-, Knie-, Schulterzone) zur Anwendung.

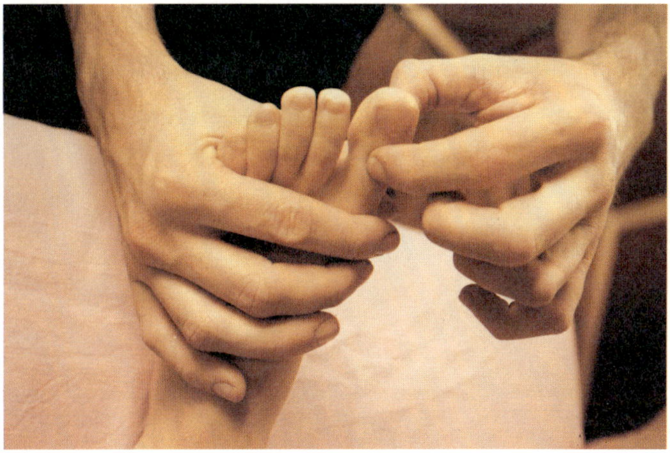

Die Grifftechnik

1. Die Handhaltung:
Eine Hand hat immer Halte- und Stützfunktion — die andere Hand massiert, je nachdem, um welchen Fuß (rechts oder links) es sich handelt bzw. wie ich zu der gewünschten Zone am leichtesten und effizientesten einen Zugang finde.

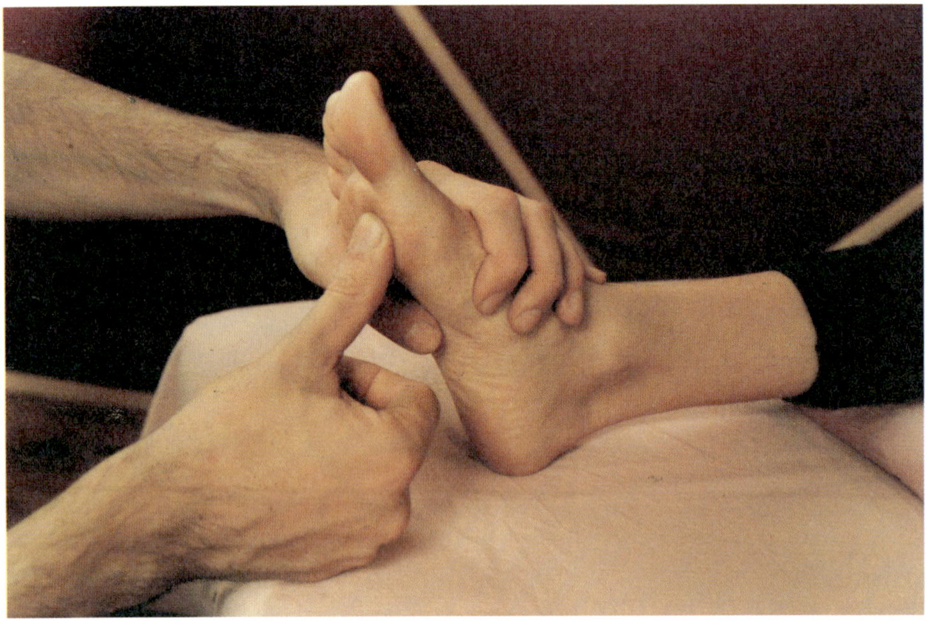

2. Die Bewegung:
Es erfolgt eine kreisende Bewegung in Richtung zur eigenen Körpermitte hin, diese Bewegung hat immer aus der eigenen Schulter heraus zu erfolgen, nicht aus dem Handgelenk heraus. (Rasche Ermüdung und Überlastung desselben!) Das Handgelenk wird in relativ unbeweglicher Position gehalten, die starre Achse Daumen (bzw. Zeigefinger) — Handgelenk — Ellbogen — Schulter wird nun aus der Schulter heraus in der entsprechenden Kreisbewegung bewegt.

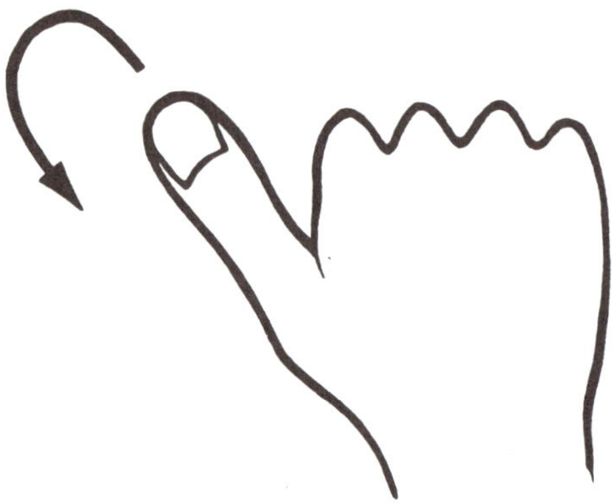

3. Sinn und Aufgabe:
Durch diese kreisende Bewegung wird eine Verschiebung der Haut gegenüber dem Unterhautbindegewebe bewirkt. Erst durch diese Verschiebung ist ein richtiges Tastgefühl zu erzielen und eine ausreichende therapeutische Wirkung gegeben.

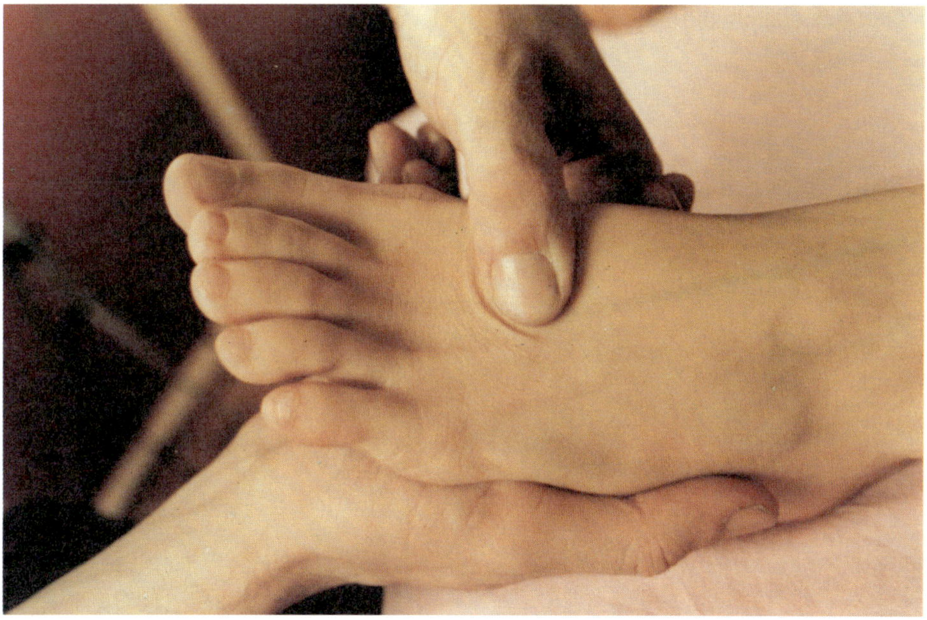

Die richtige Lagerung

Die Lagerung

Die Fußreflexzonenmassage wird entweder *im Liegen* (Rückenlage) *oder im Sitzen* durchgeführt.

Bei der Behandlung am liegenden Patienten sollten die Kniekehlen mit einem Polster oder mit einer Massagerolle *unterlegt werden,* um eine bessere Entspannung im Bereich der Wadenmuskulatur und im Bereich der Fußsohlenmuskulatur zu erzielen.

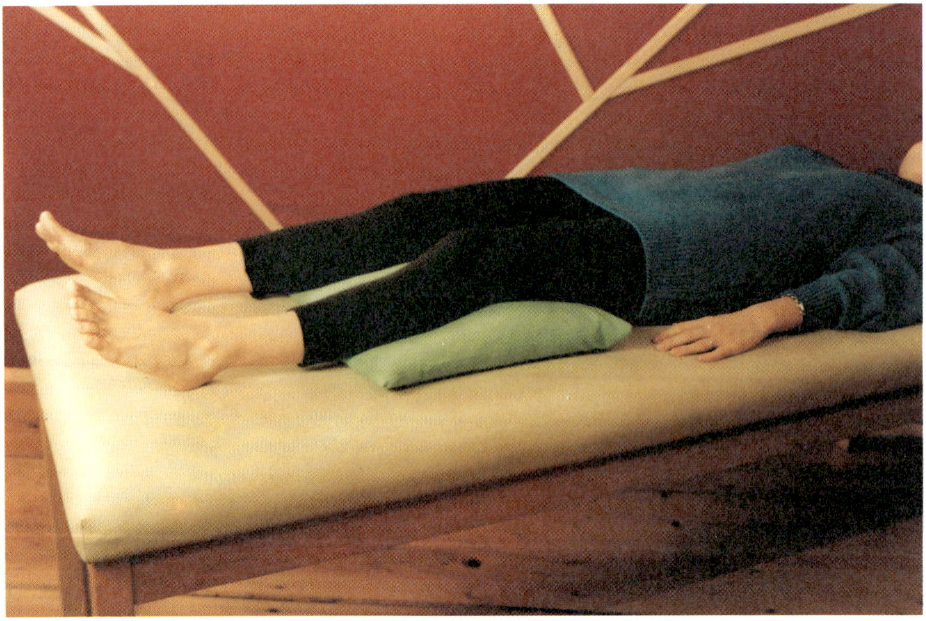

Jede Lagerung sollte auf den Behandler insofern abgestimmt sein, daß ein bequemer und leichter Zugang zu den Füßen gegeben ist und ohne wesentliche Anspannung oder Verkrampfung massiert werden kann.

Die Behandlung im Sitzen sollte an einem möglichst bequemen Stuhl mit versenkbarer Rückenlehne sowie mit einem angeschlossenen Fußteil erfolgen, um eine möglichst entspannte Haltung des Patienten zu gewährleisten. Es empfiehlt sich, die Füße in der entsprechenden, leicht für den Behandler zugänglichen Höhe zu lagern (unter Umständen könnte man die Füße am Fußteil mit einer Decke, einem Polster zusätzlich unterlegen).

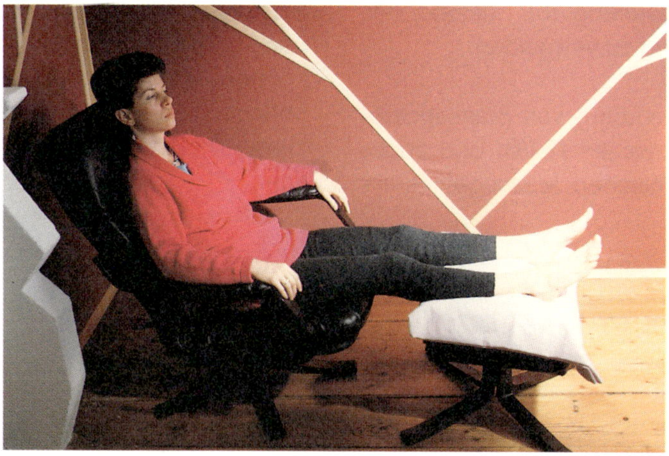

Die Massagehilfsmittel
Die Anwendung von Ölen oder von Puder ist nur in Ausnahmefällen empfehlenswert, da jede Erhöhung der Gleitfähigkeit das Tastvermögen wesentlich beeinträchtigt. Ebenso ist das Verschieben der Haut gegenüber dem Unterhautbindegewebe — ein ganz wichtiger Aspekt bei der Behandlung — nicht im selben Maße durchführbar. Sehr wohl vorstellbar ist jedoch die Anwendung von diversen Ölen am Schluß der Massage im Rahmen des Ausstreichens. Man verwendet hierzu hauptsächlich ätherische Öle, welche einen angenehmen Geruch verströmen und als Abschluß ein Gefühl des Wohlbehagens vermitteln.

Zusammenfassung der notwendigen Massagehilfsmittel:

- Massageliege bzw. Massagestuhl mit Fußteil
- Polster
- Decke
- diverse Handtücher
- ein bequemer Stuhl für den Ausführenden

Weitere Richtlinien

1. Die Füße sollten vor einer Massageanwendung warm sein.

Beachte: Keine Massageanwendung bei kalten Füßen. Auch der übrige Körper sollte während der Behandlung ausreichend bedeckt sein, um eine Unterkühlung im Zustand der Entspannung zu vermeiden.

2. Die Anwendung von *Massagestäben* bzw. *diversen Rollen* und anderen mechanischen Massagehilfsmitteln in der gezielten Therapie ist nicht empfehlenswert, da eine zu starke Anwendung am Fuß eventuell zu nachteiligen Wirkungen führen kann. (Zerschlagenheitsgefühl, Schwäche- und Erschöpfungsgefühl!)

3. Diverse Massageroller haben einen gewissen Trainingseffekt und können zur Hebung des Allgemeinbefindens beitragen, eine differenzierte Therapie ist damit nicht möglich.

Die einzelnen Zonen

Ihre Bedeutung und die richtige Massagetechnik

Beachte!
Alle Zonen finden sich generell auf beiden Füßen.
Ausnahme: wenn der rechte oder linke Fuß definitiv angeführt ist.

Wirbelsäule/Kopfbereich

Die Halswirbelsäule

Zonenverlauf:
Die Zone für die Halswirbelsäule erstreckt sich an der medialen Seite (Innenseite) des Fußes von der Spitze der großen Zehe bis zum Grundgelenk derselben.

Die häufigsten Störungen:
z. B. Zervikalsyndrom
Spondylose
Spondylarthrose
Bandscheibenvorfall

Massagetechnik:
Man drückt bzw. kreist mit dem Daumen der linken Hand quer zur Längsachse des Fußes (z. B. linker Fuß) und tastet sich mit langsamem Kreisen von C1 nach C7, wobei die rechte Hand den Fuß (Zehenballen und Zehen) von vorne her hält und stützt. Diesen Vorgang wiederholt man 4—6mal an beiden Füßen, wobei man am anderen Fuß die Handhaltung wechselt (linke Hand hält, rechter Daumen kreist).

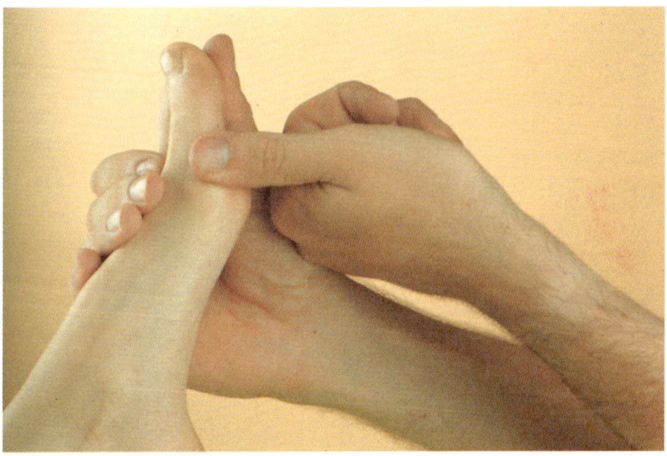

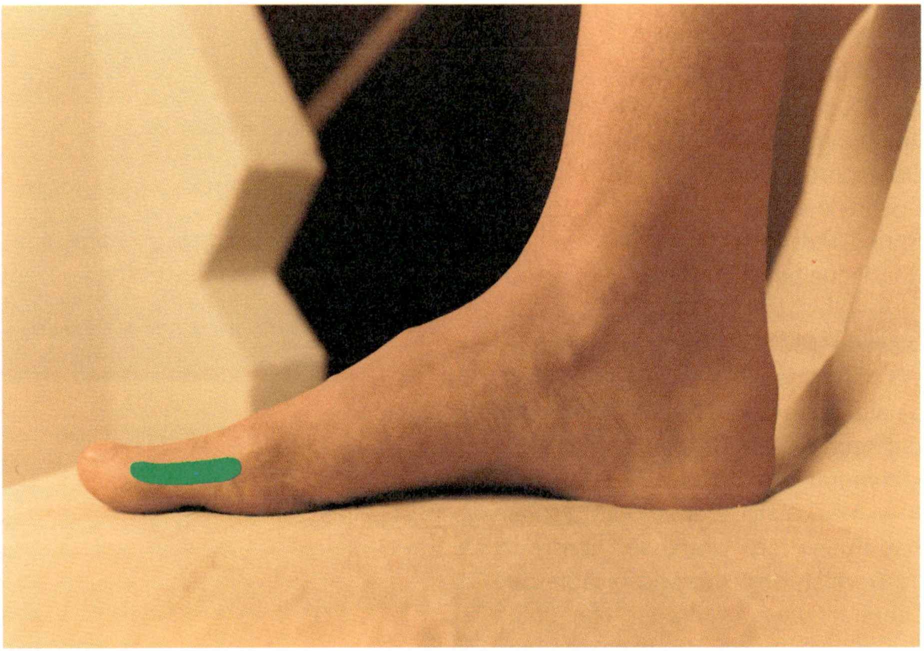

Die Brustwirbelsäule

Zonenverlauf:
Die Zone für die Brustwirbelsäule verläuft im Anschluß an die Halswirbelsäulenzone vor dem Grundgelenk der 1. Zehe und der medialen Kante des 1. Mittelfußknochens entlang bis ungefähr eine Daumenbreite vor einer senkrechten Linie, die man sich vor dem Knöchel abwärts verlaufend vorstellen kann.

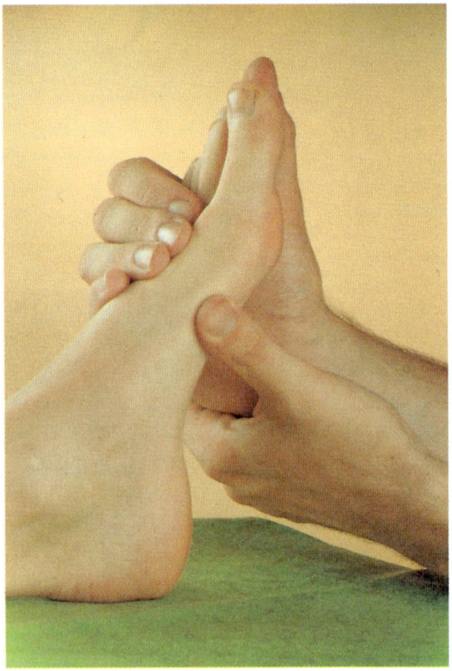

Die häufigsten Störungen:
z. B. diverse Wirbelsäulenverkrümmungen/Fehlhaltungsschäden
Osteoporose
Spondylose
Spondylarthrose
Bandscheibenvorfall/Wurzelirritation

Massagetechnik:
Wir halten den Fuß so, wie im Halswirbelsäulenbereich beschrieben, mit der rechten Hand von der Fußsohle kommend von vorne und setzen die Kreisbewegung quer zur Längsachse des Fußes fort, wobei wir aber jetzt im Bereich der Brustwirbelsäule den Daumen etwas schräger von unten (Fußsohle) kommend ansetzen und ihn genau entlang der Knochenkante (tastbar!) weiterführen.

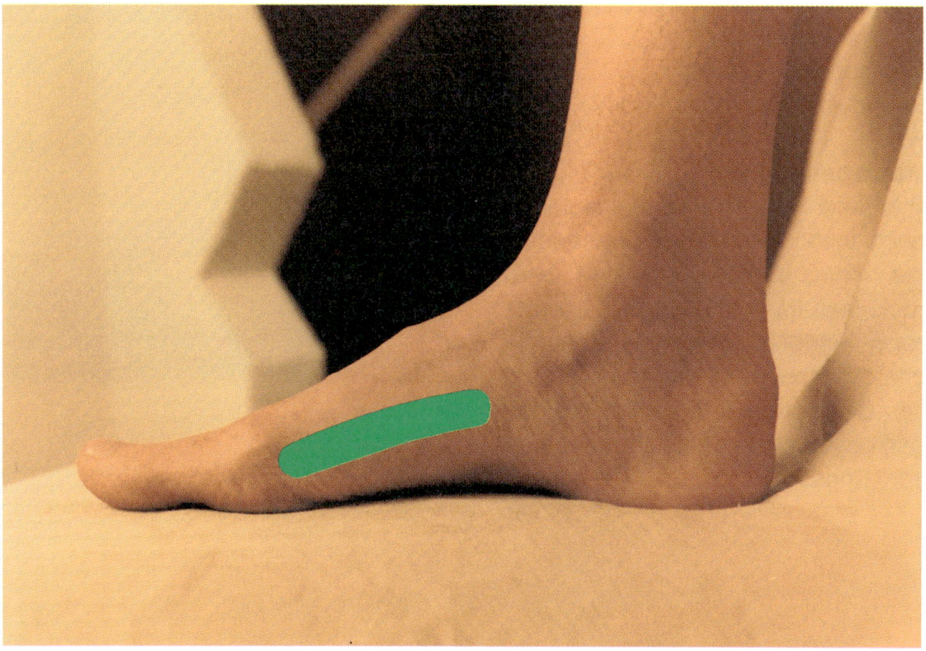

Die Lendenwirbelsäule

Zonenverlauf:
In der Fortsetzung der Brustwirbelsäulenzone geht die Zone für die Lendenwirbelsäule bis zu einer gedachten senkrechten Linie knapp hinter den Innenknöchel.

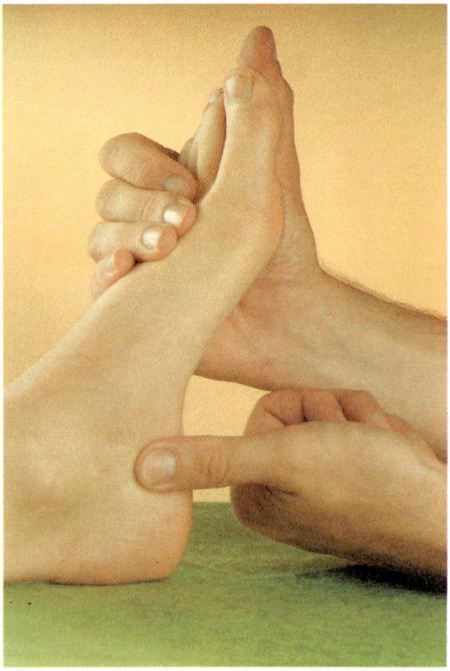

Die häufigsten Störungen:
z. B. Bandscheibenvorfall
Wurzelirritation (Lumbalgie/Ischalgie)
Morbus Bechterew
Osteoporose
Spondylose/Spondylarthrose

Massagetechnik:
Während im Brustwirbelsäulenbereich mehr von unten kommend an der Knochenkante massiert wird, rückt man im Lendenwirbelsäulenbereich wieder mehr an die Seitenfläche des Knochens und massiert diesen Bereich mit langsamen Kreisungen behutsam mit dem Daumen quer zur Längsachse.

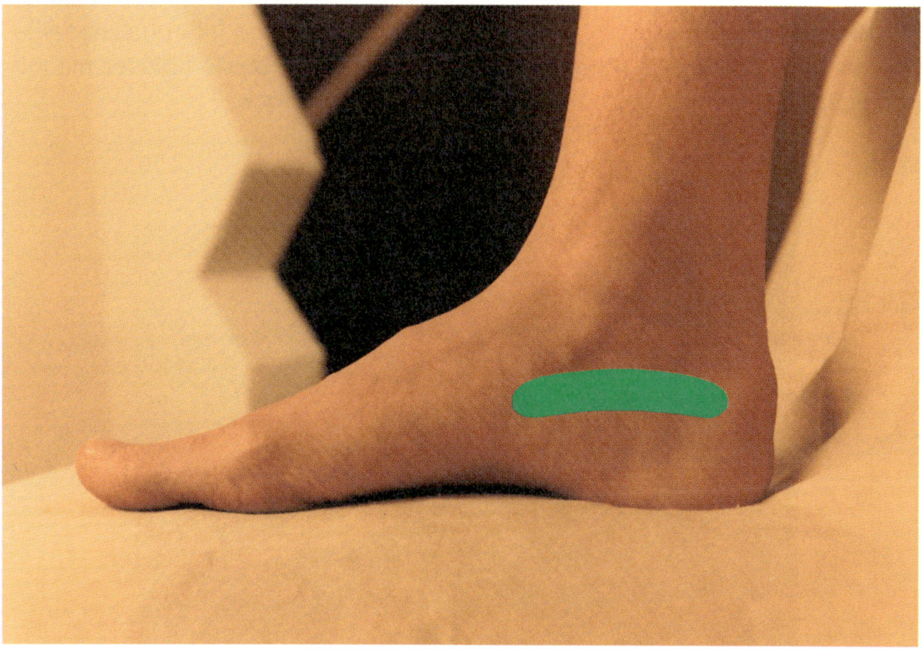

Der Kehlkopf

Zonenverlauf:
Ebenfalls im Halswirbelsäulenbereich, und zwar dort, wo zwischen Grundgelenk der Großzehe und dem ersten Interphalangealgelenk eine kleine Grube entsteht, etwas proximal der Zone für den Nasenrachenraum, befindet sich die Kehlkopfzone.

Organfunktion:
Sprach- und Lautbildung (Phonation)
Atemluftpassage

Die häufigsten Störungen:
z. B. entzündliche Erkrankungen, Raucherkatarrh etc.
Aphonie bzw. Dysphonie durch Überbeanspruchung der Stimmbänder

Massagetechnik:
Man setzt die Kuppe des Daumens quer zur Knochenachse an der Kehlkopfzone im Grübchen zwischen Grundgelenk und Interphalangealgelenk auf und massiert dieses mit mittelstarkem Druck.

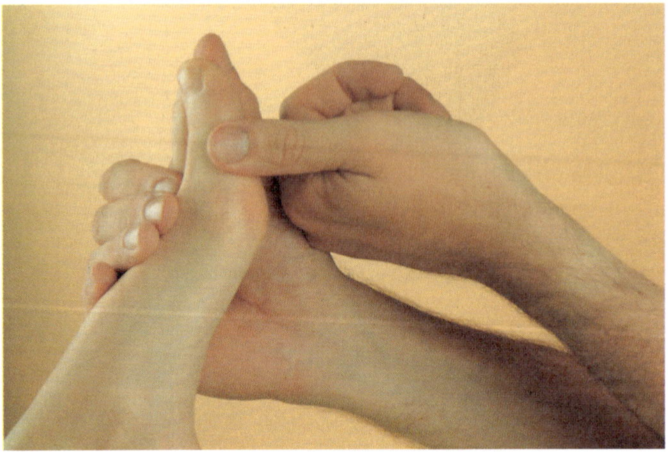

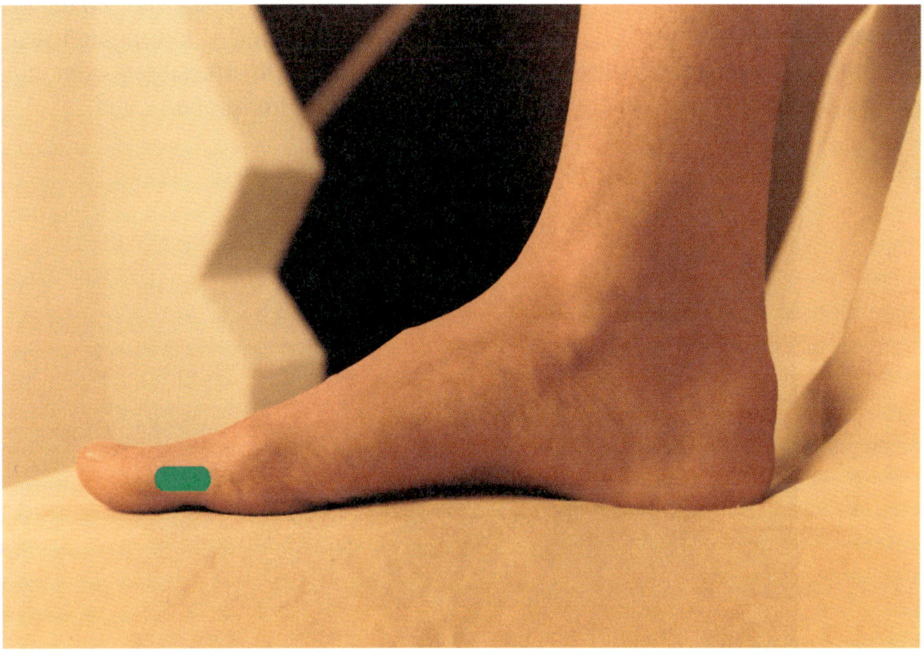

Der Nacken

Zonenverlauf:
Die Nackenzone befindet sich noch im Großzehenbereich, und zwar an der Fußsohle unterhalb der Schädelbasiszone — an der Unterseite des Grundgliedes des Grundphalangen, ungefähr in derselben Höhe wie die Kehlkopfzone an der Innenseite des Fußes.

Organfunktion:
Die kräftig ausgebildete Nackenmuskulatur und die Wirbelsäulengelenke ermöglichen die Beweglichkeit des Kopfes, die Nackenmuskulatur schützt gleichzeitig die empfindlichen Halsorgane und die Wirbelsäule von außen.

Massagetechnik:
Wir suchen mit dem Daumen die Vertiefung an der Fußsohle zwischen Grundgelenk und 1. Interphalangealgelenk auf und massieren quer zur Längsachse der großen Zehe.

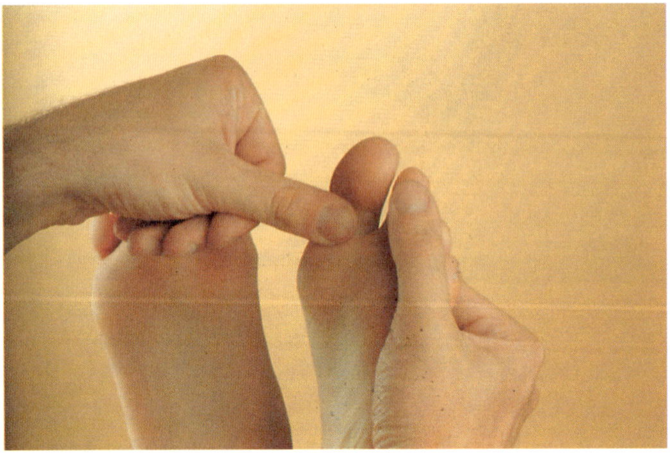

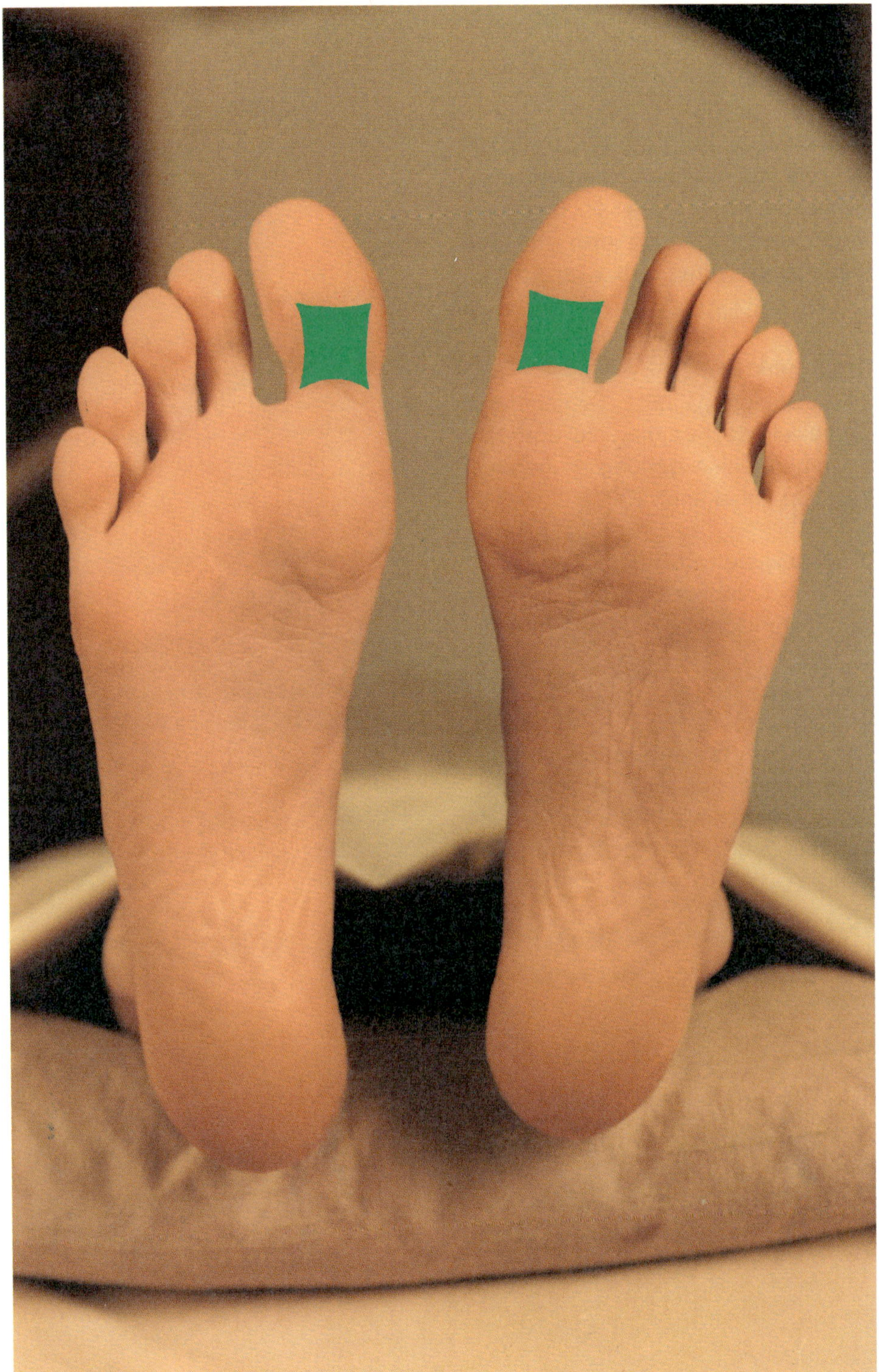

Die Siebbeinzellen

Zonenverlauf:
Die Zone für die Siebbeinzelle befindet sich seitlich an der Großzehe im Bereich der Halswirbelsäulenzone, etwas unterhalb des 1. Interphalangealgelenkes, also proximal der Schädelbasiszone, und zwar an beiden Zehen.

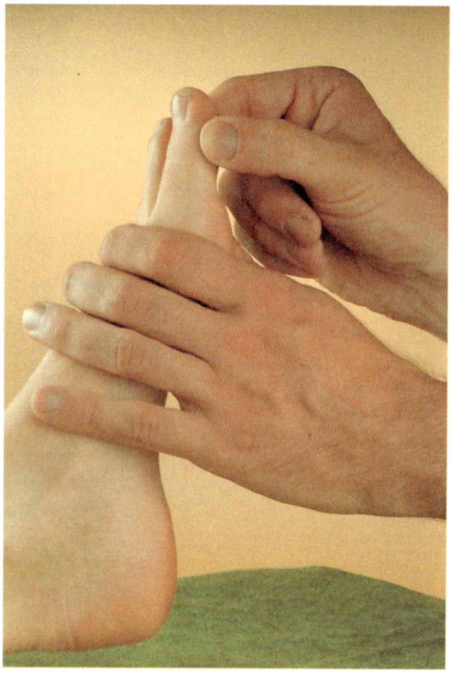

Organfunktion:
Pneumatisierte, mit Schleimhaut ausgekleidete Kammer, zu den Nasennebenhöhlen gehörig — genaue Funktion unbekannt.

Die häufigsten Störungen:
z. B. entzündliche Erkrankungen (akut/chronisch) der Nasennebenhöhlen.

Massagetechnik:
Wie bei der Halswirbelsäulenmassage wird quer zur Längsachse des Fußes massiert bei gleichzeitiger Fixation der Großzehe mit der anderen Hand.

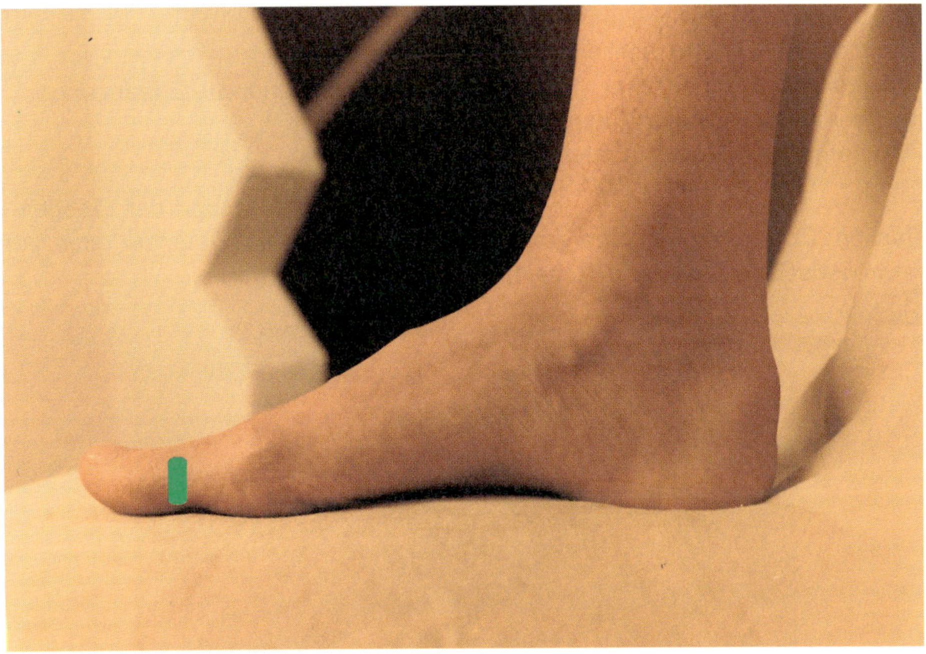

Der Nasenrachenraum

Zonenverlauf:
Die Zone für den Nasenrachenraum befindet sich unmittelbar angrenzend an die Zone für die Siebbeinzellen, unterhalb der Schädelbasiszone zwischen Siebbeinzellen und Kehlkopfzone an der Grundphalanx der Großzehe.

Organfunktion:
Nase: Filtrierung und Erwärmung der Atemluft durch die Schleimhäute, Rücktransport schädlicher Partikel und deren Ausscheidung durch das Flimmerepithel über die Nasenöffnung.

Rachen: Er bildet einen Übergangsraum zwischen Nase und Kehlkopf einerseits bzw. Mundhöhle und Speiseröhre andererseits. Erwärmung der Atemluft.

Die häufigsten Störungen:
z. B. *Nase:*
diverse entzündliche Erkrankungen/
allergische Erkrankungen
Polypen

Rachen:
diverse entzündliche Erkrankungen

Massagetechnik:
Wie bei der Massage der Siebbeinzellen mit dem Daumen quer zur Längsachse.

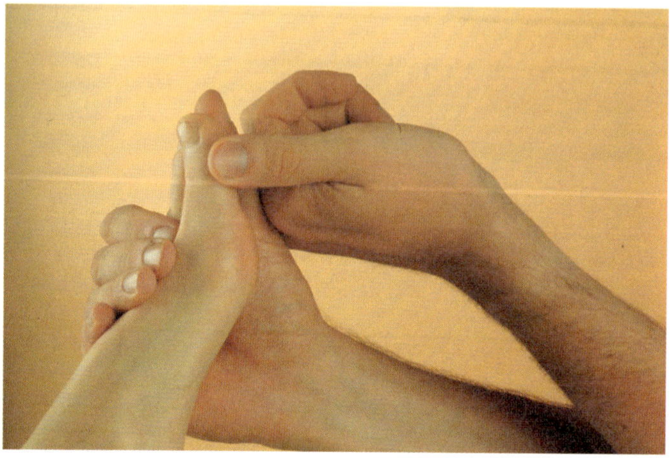

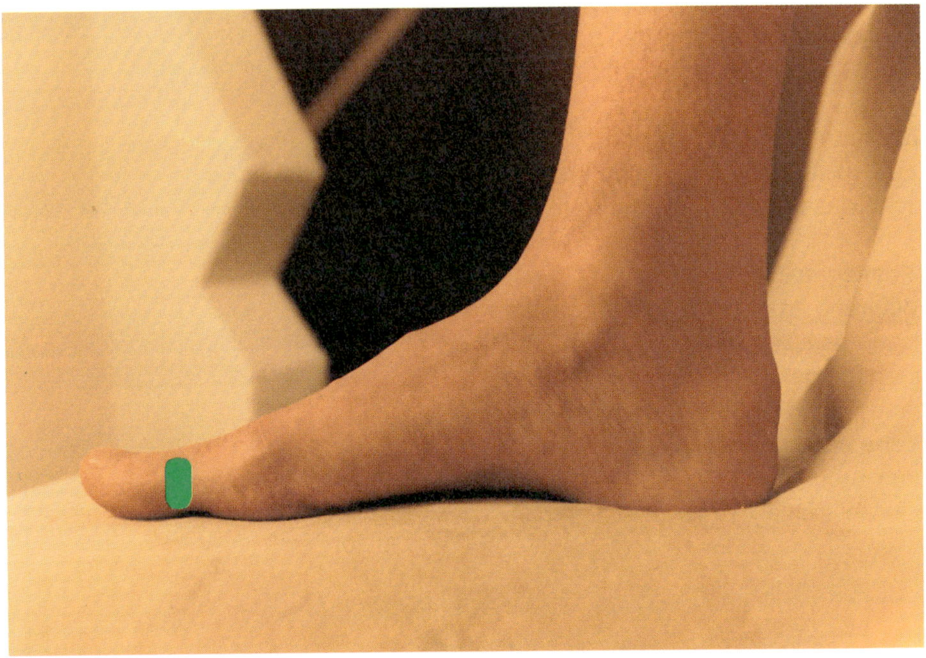

Die Stirnhöhlen

Zonenverlauf:
Die Zone für die Stirnhöhle findet man an der Spitze der 2. und 3. Zehe beiderseits, ähnlich der Scheitelzone an der Großzehe.

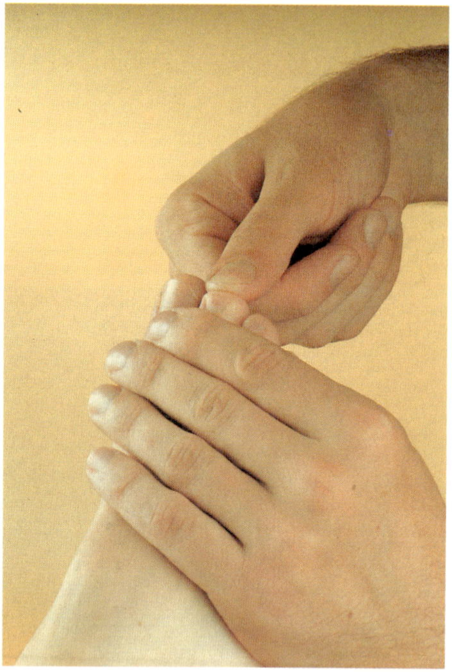

Organfunktion:
Die Stirnhöhle stellt eine der pneumatisierten, mit Schleimhaut ausgekleideten Kammern der Nasennebenhöhlen dar — ihre genaue Funktion ist noch nicht ganz erforscht.

Die häufigsten Störungen:
z. B. akute bzw. chronische entzündliche Nasennebenhöhlenerkrankung

Massagetechnik:
Während man z. B. mit der linken Hand den Zeh hält bzw. fixiert, setzt man mit der Kuppe des rechten Daumens an der Spitze der jeweiligen Zehe auf und verschiebt mit langsamer Kreisbewegung die Haut gegen die Unterlage.

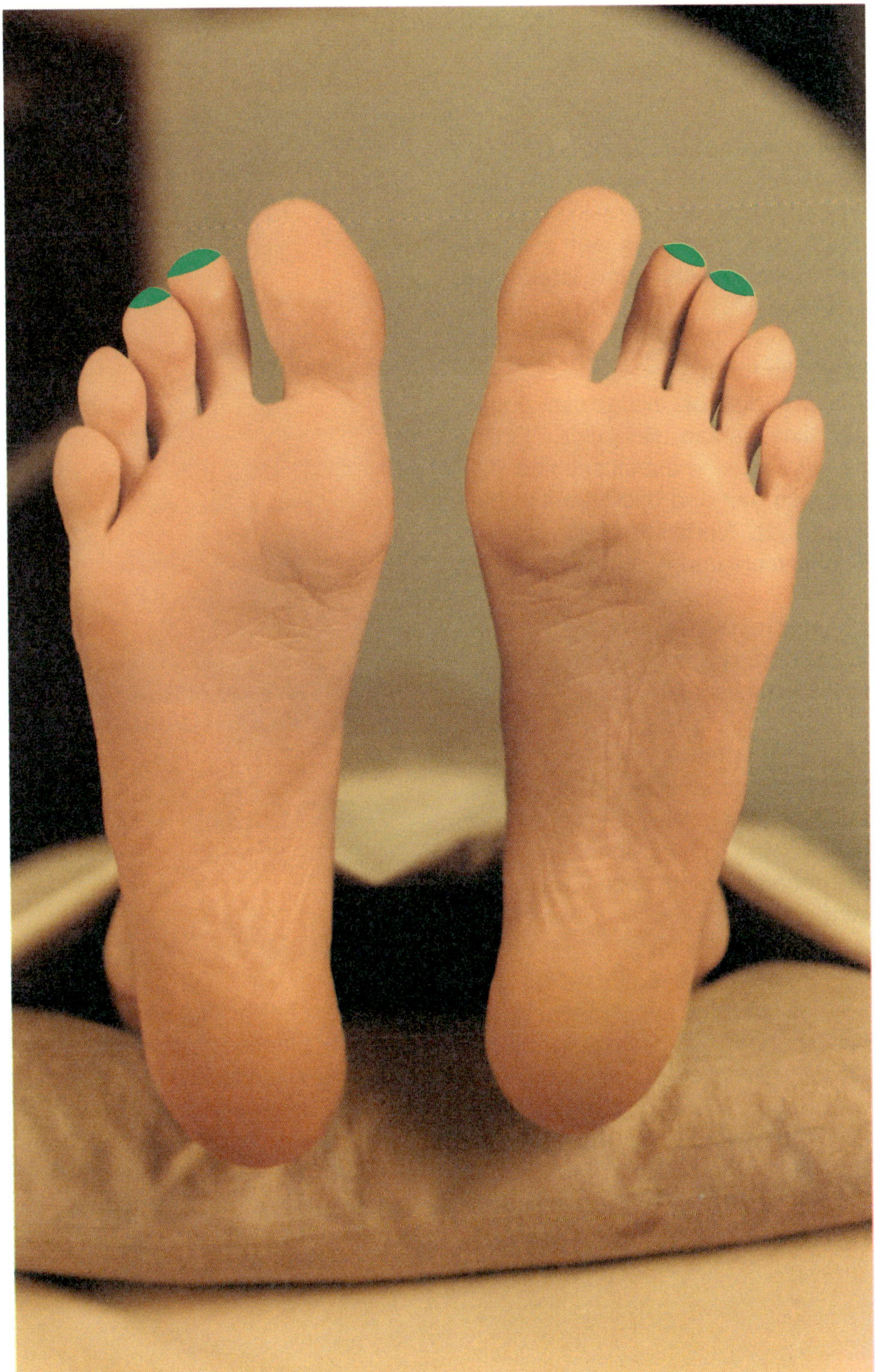

Die Schädelbasis

Zonenverlauf:
Die Zone für die Schädelbasis befindet sich an der Großzehe, und zwar genau im Bereich des 1. Interphalangealgelenkes derselben. Sie dehnt sich ringförmig auf alle vier Seiten, nach oben, unten, lateral und medial aus.

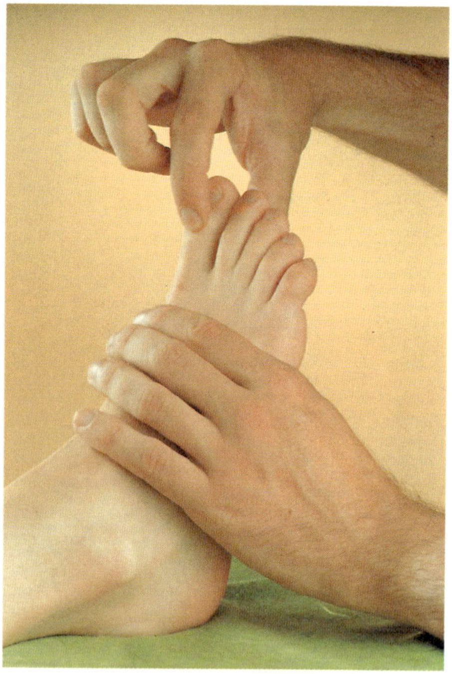

Organfunktion:
Die Schädelbasis bildet den Boden des knöchernen Schädels. Einige wichtige Nervenaustrittspunkte finden sich hier und das Foramen magnum, die Verbindungsöffnung für Rückenmark und Wirbelkanal.

Die häufigsten Störungen:
z. B. traumatische Verletzungen (Schädelbasisbruch etc.)

Massagetechnik:
Die linke Hand fixiert den rechten Fuß bzw. den großen Zeh am Grundgelenk. Mit Daumen und Zeigefinger der rechten Hand bilden wir einen zangenförmigen Griff, mit dessen Hilfe wir imstande sind, zwei Seiten (oben und unten bzw. rechts und links) gleichzeitig zu erfassen. Durch die kreisförmige Bewegung beider Finger gleichzeitig versuchen wir wiederum, die Haut gegen das Unterhautbindegewebe zu verschieben. So kreisen wir nun mit Daumen und Zeigefinger an der entsprechenden Zone gleichzeitig.

Am linken Fuß erfolgt dieselbe Technik mit umgekehrter Handhaltung (die rechte Hand hält den Fuß, die linke Hand massiert). Die Halteposition ist aber eine sehr variable und kann je nach Griffart und je nach Zonenverlauf individuell verschieden gehandhabt werden.

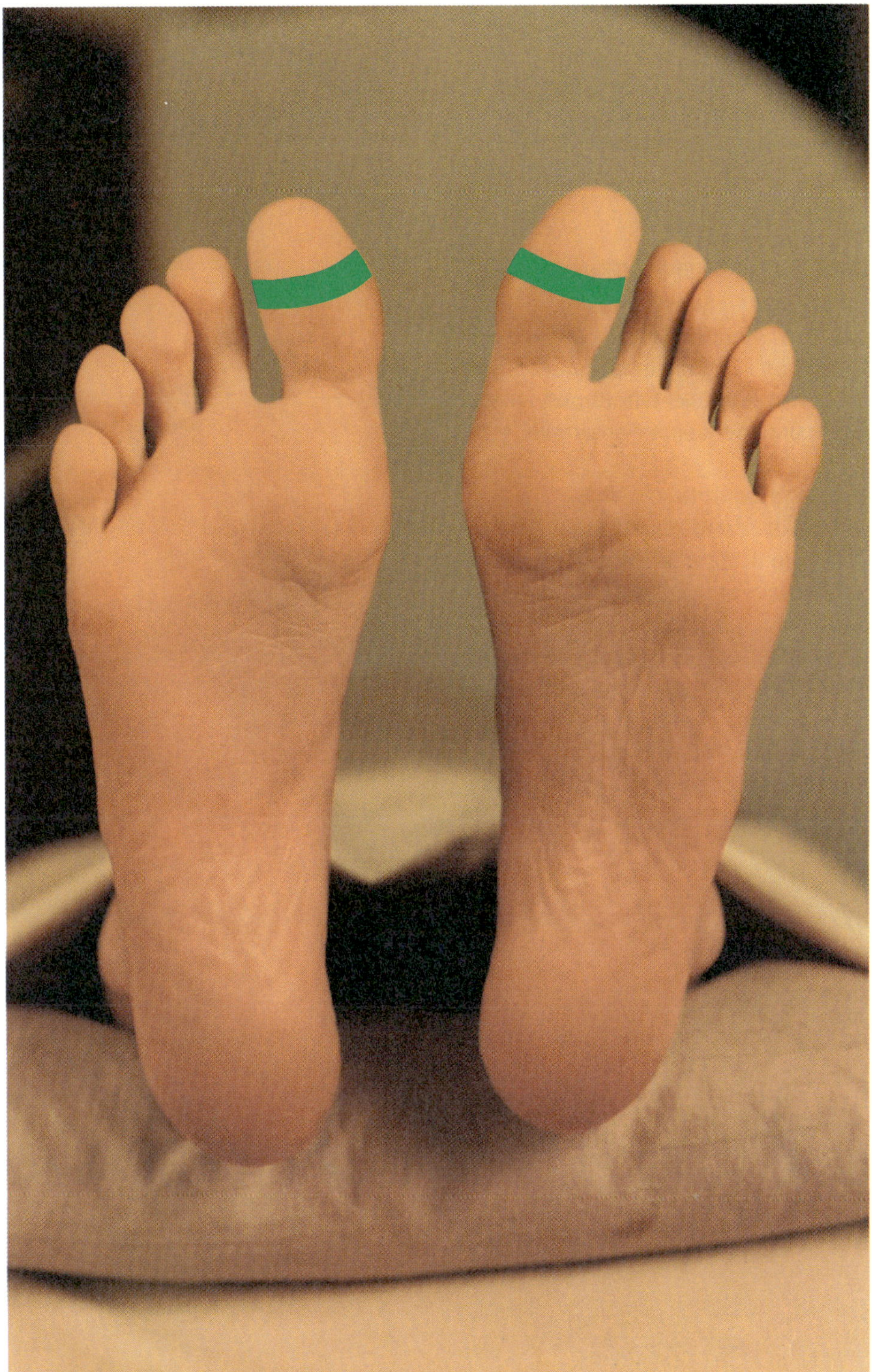

Der Scheitel

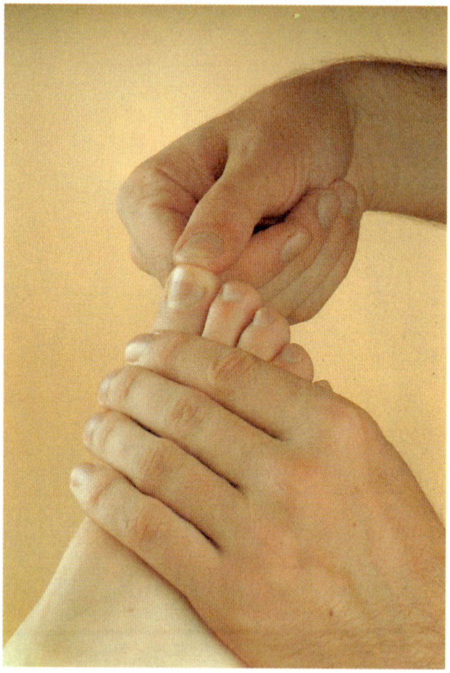

Zonenverlauf:
Die Scheitelzone findet man relativ leicht — sie liegt an beiden Füßen direkt an der Spitze der Großzehe.

Organfunktion:
Der Scheitel stellt die Trennlinie zwischen der rechten und linken knöchernen Schädelhälfte dar. Beim kindlichen Organismus findet man hier zwei wichtige Öffnungen — die große und die kleine Fontanelle.

Massagetechnik:
Die linke Hand fixiert den großen Zeh. Die Kuppe unseres Daumens setzen wir an der Zehenspitze auf und versuchen, an der Zone im rechten Winkel zur Zehe mit langsamer Kreisbewegung die Haut gegen die Unterlage zu verschieben. Dasselbe am anderen Fuß, nur mit umgekehrter Handhaltung.

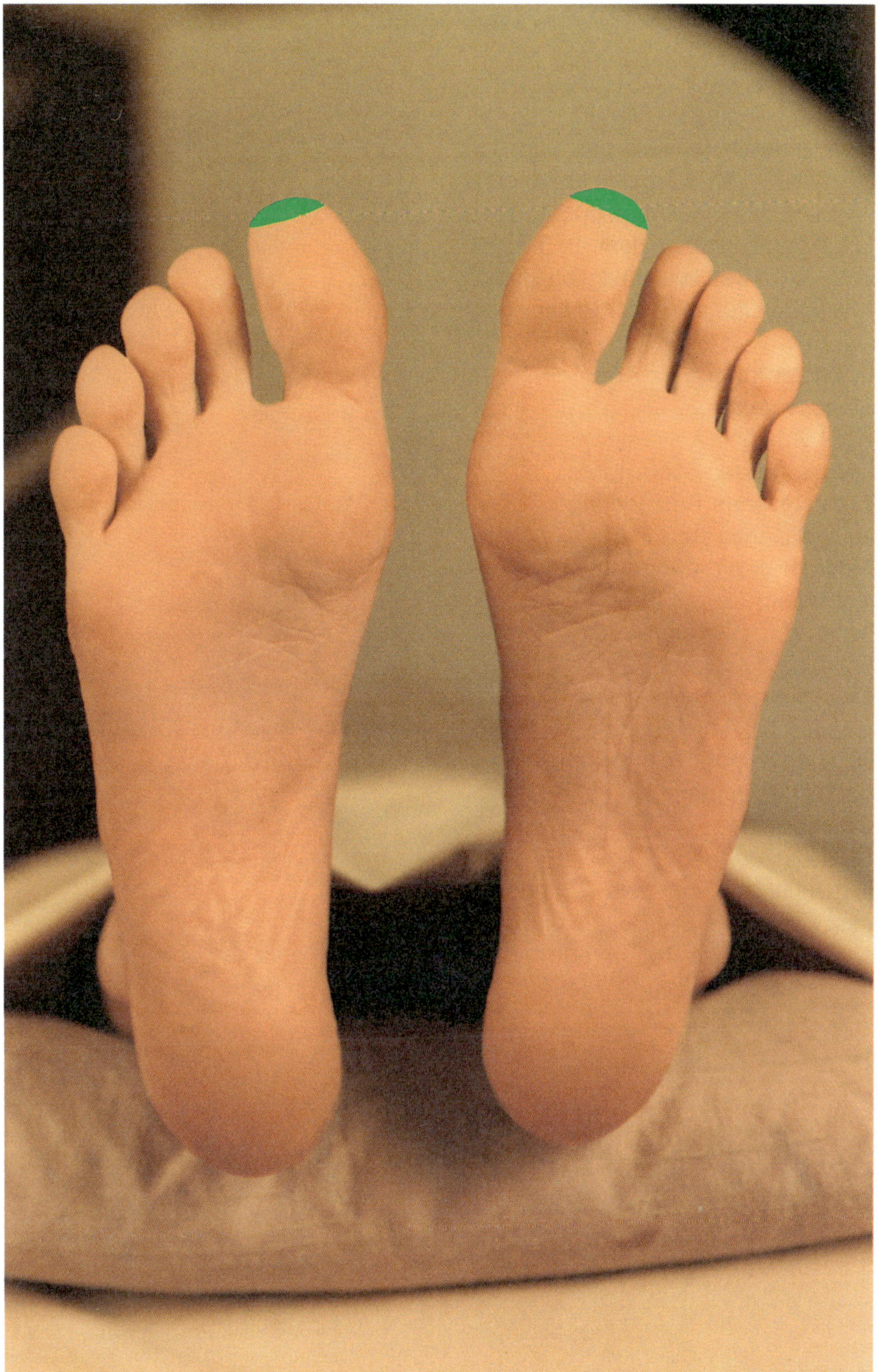

Die Augen

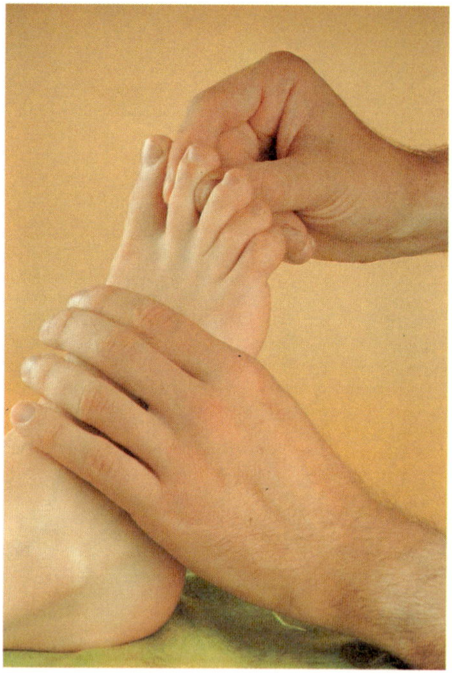

Zonenverlauf:
Die Augen sind im Vergleich zu einem anderen Sinnesorgan, nämlich den Ohren, im Körper mehr medial angelegt. Am Fuß entspricht diese Lokalisation daher dem 2. und 3. Zeh, und zwar im Mittelglied des 2. Phalangen auf allen vier Seiten.

Organfunktion:
Sinnesorgan

Die häufigsten Störungen:
z. B. diverse Entzündungen (Konjunktivitis/Iritis etc.)
Fehlsichtigkeit (Kurzsichtigkeit/Weitsichtigkeit)
Katarakt (Linsentrübung „grauer Star")
Glaukom („grüner Star")
diabetische Retinopathie
Ablatio retinae (Netzhautablösung, div. Verletzungen)

Massagetechnik:
Wir umfassen mit dem Zangengriff das Mittelglied der Zehen und kreisen zuerst oben und unten, danach an den Seitenflächen, während die andere Hand den Zeh hält und fixiert.

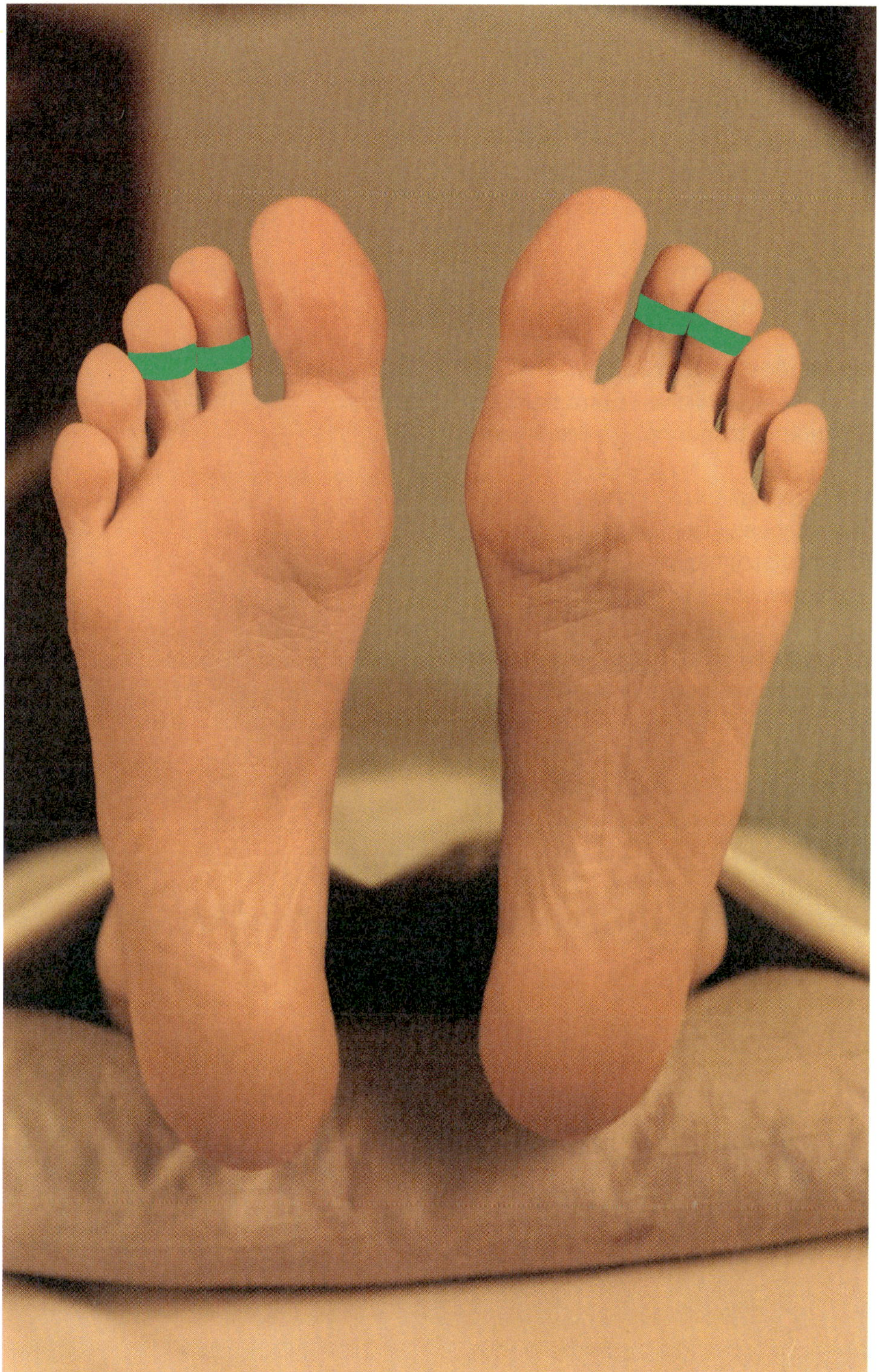

Die Ohren

Zonenverlauf:
Am Mittelglied des 4. und 5. Zehs, ähnlich der Zonen für die Augen (2., 3. Zehe), finden sich die Reflexzonen für die Ohren (auf allen vier Seiten).

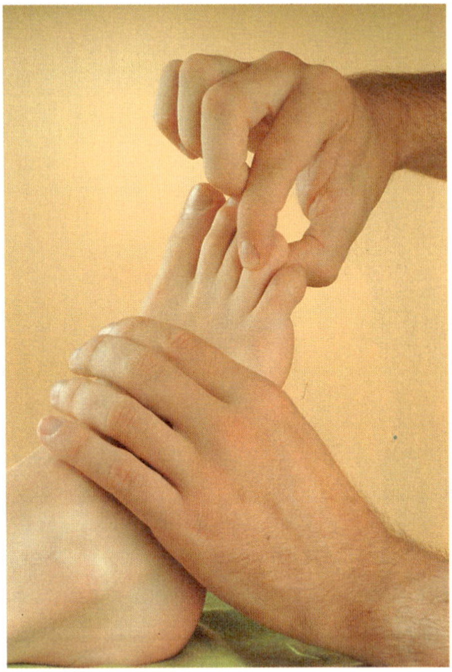

Organfunktion:
Sinnesorgan

Die häufigsten Störungen:
z. B. entzündliche Erkrankungen (Mittelohrentzündung, Mastoiditis etc.)
Schwerhörigkeit
Ohrensausen (Tinnitus)
Tubenkatarrh etc.
Gleichgewichtsstörungen

Massagetechnik:
Wiederum werden die Mittelphalangen mit dem Zangengriff massiert, wobei die fixierende Hand den entsprechenden Zeh an der Zehenspitze oder an der Zehenbasis fixiert.

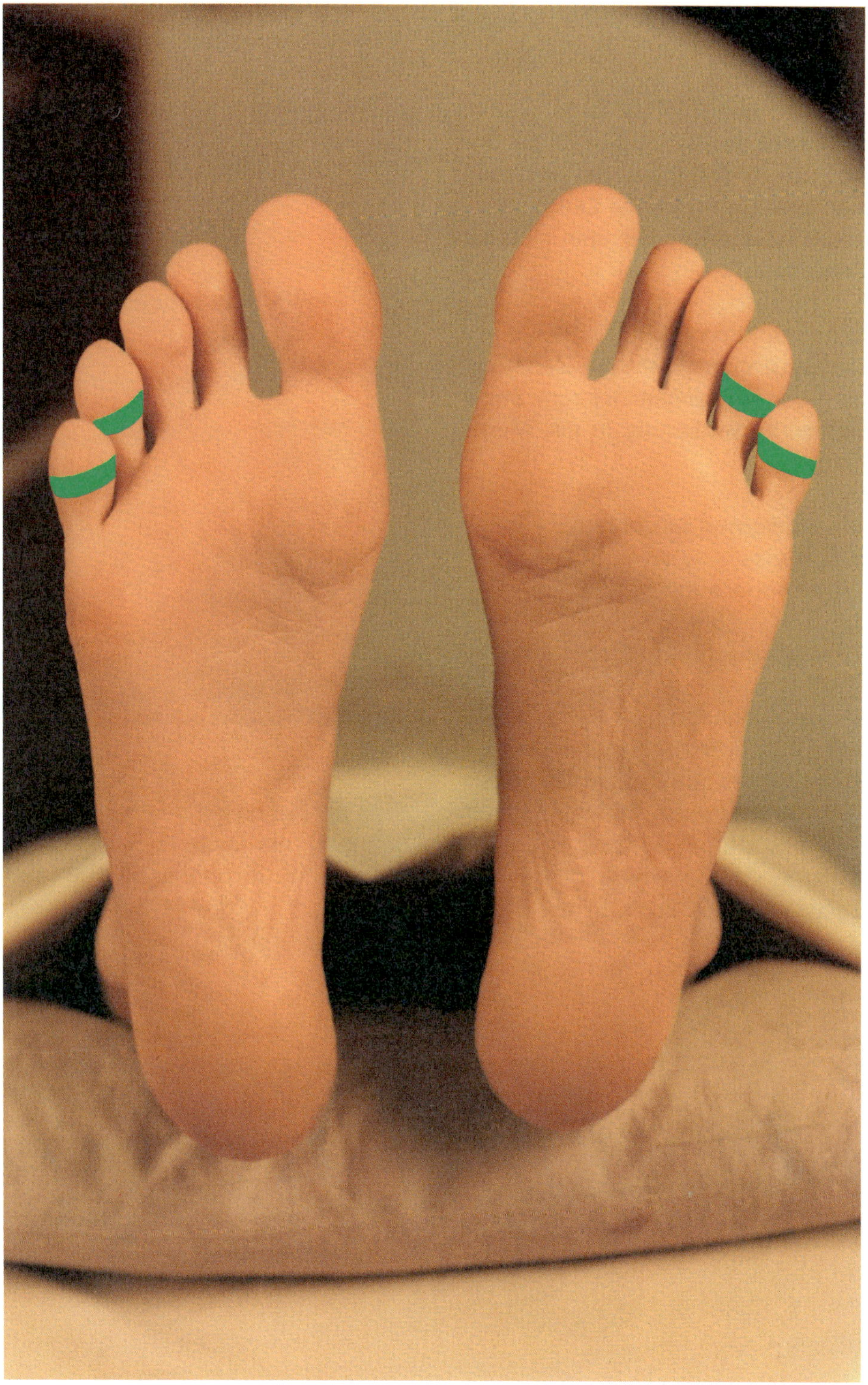

Die Zähne

Zonenverlauf:
Direkt an der Innenkante der Zehen auf beiden Seiten, im Bereich der Basis der Grundphalangen ziemlich weit unten, dort, wo die Zehen ineinander übergehen, befinden sich die Zahnzonen.

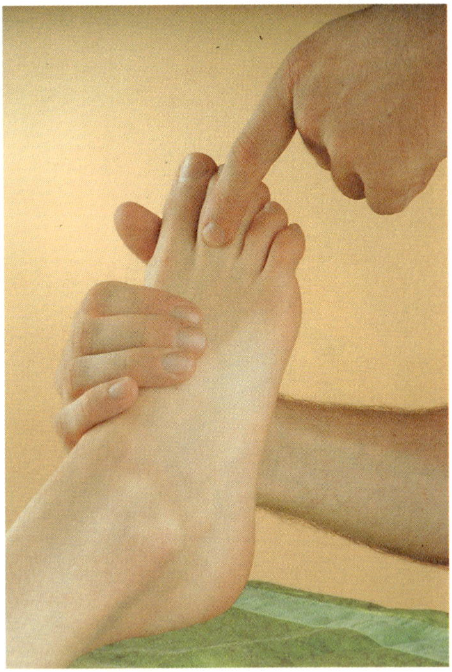

Organfunktion:
Der Kauapparat dient der Zerkleinerung der Nahrungsmittel zum Zwekke der Vorverdauung in der Mundhöhle.

Die häufigsten Störungen:
z. B. Karies
Wurzelerkrankungen
Zahnfehlstellungen
Zahnfleischschwund (Parodontose)

Massagetechnik:
Mit der Kuppe des Zeigefingers werden die einzelnen Zahnzonen behandelt, wechselweise mit der rechten und linken Hand (die Zone an der Außenseite der Zehen mit dem linken Zeigefinger, die Zone an der Innenseite der Zehen mit dem rechten Zeigefinger, am anderen Fuß umgekehrt) — die andere Hand fixiert den Fuß.

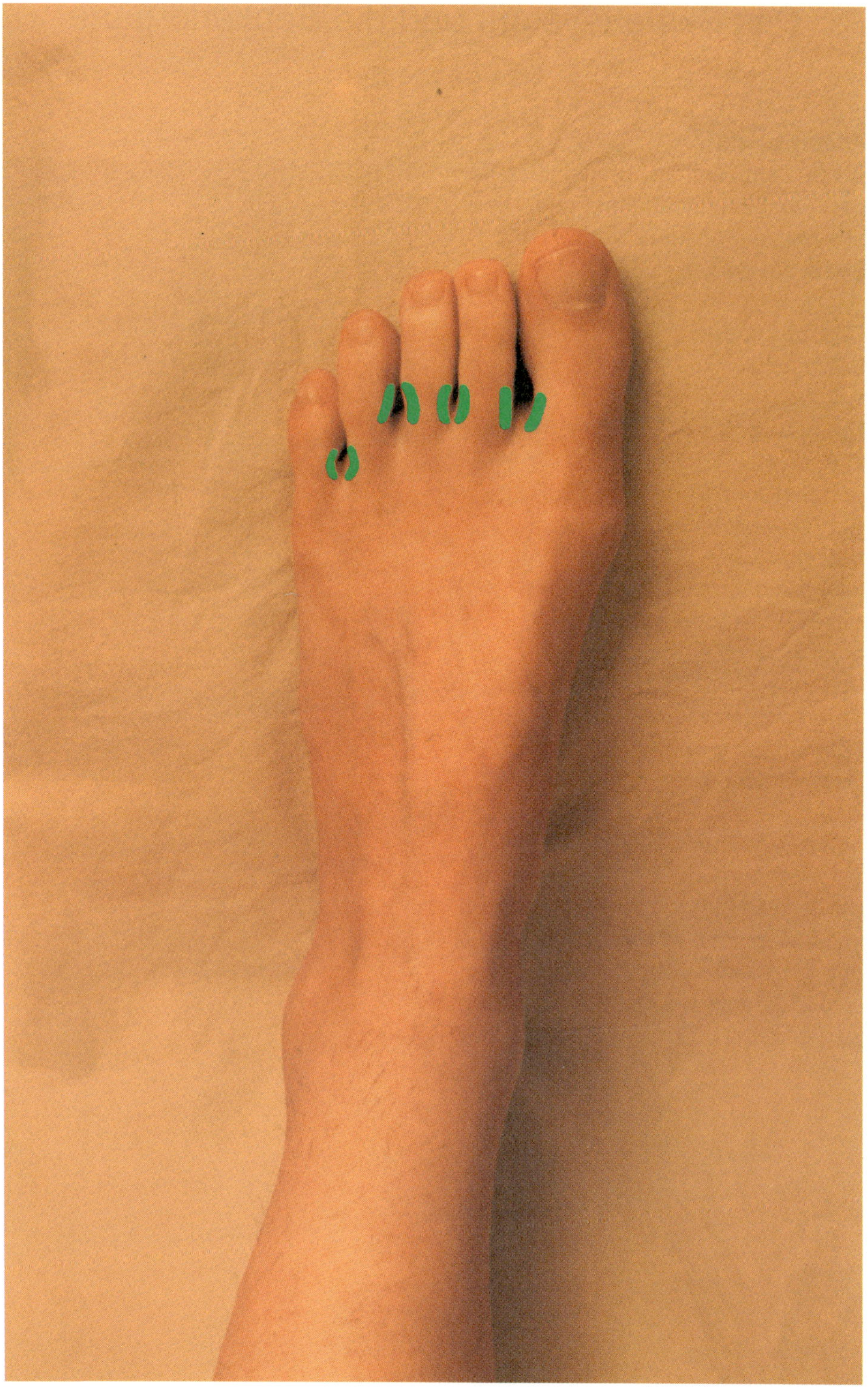

Das Skelettsystem und die Beckenorgane

Das ganze Bein

Zonenverlauf:
Diese Zone verläuft unmittelbar vor der Fersenauftrittsfläche quer über die ganze Fußsohle vom 1. bis 5. Strahl auf beiden Füßen.

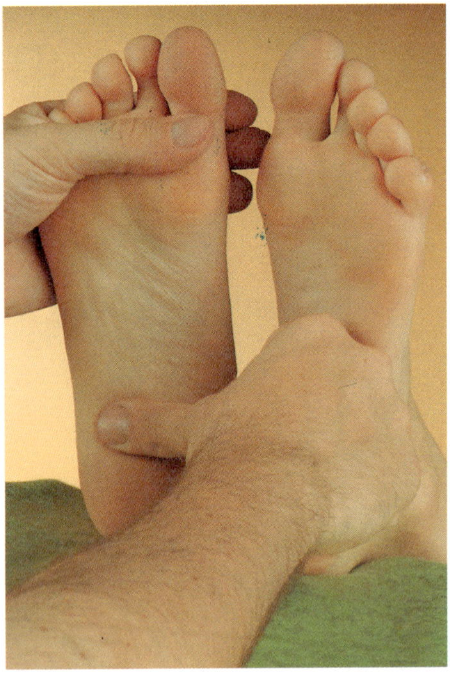

Organfunktion:
Bewegung

Die häufigsten Störungen:
z. B. diverse Verletzungen
rheumatische Erkrankungen
Abnützungserscheinungen
neuralgieforme Beschwerden
(Ischialgie/Lumbalgie etc.)
Muskelschwäche/Atrophie
Muskelkrämpfe
Venenbeschwerden (Varicosis, Thrombophlebitis, Ödeme)
Lähmungen (peripher/zentral)
Durchblutungsstörungen

Massagetechnik:
Massiert wird quer zur Längsachse am rechten Fuß mit der rechten Hand von außen nach innen, am linken Fuß mit der linken Hand, um unnötigen Hautwiderstand durch Faltenbildung zu vermeiden.

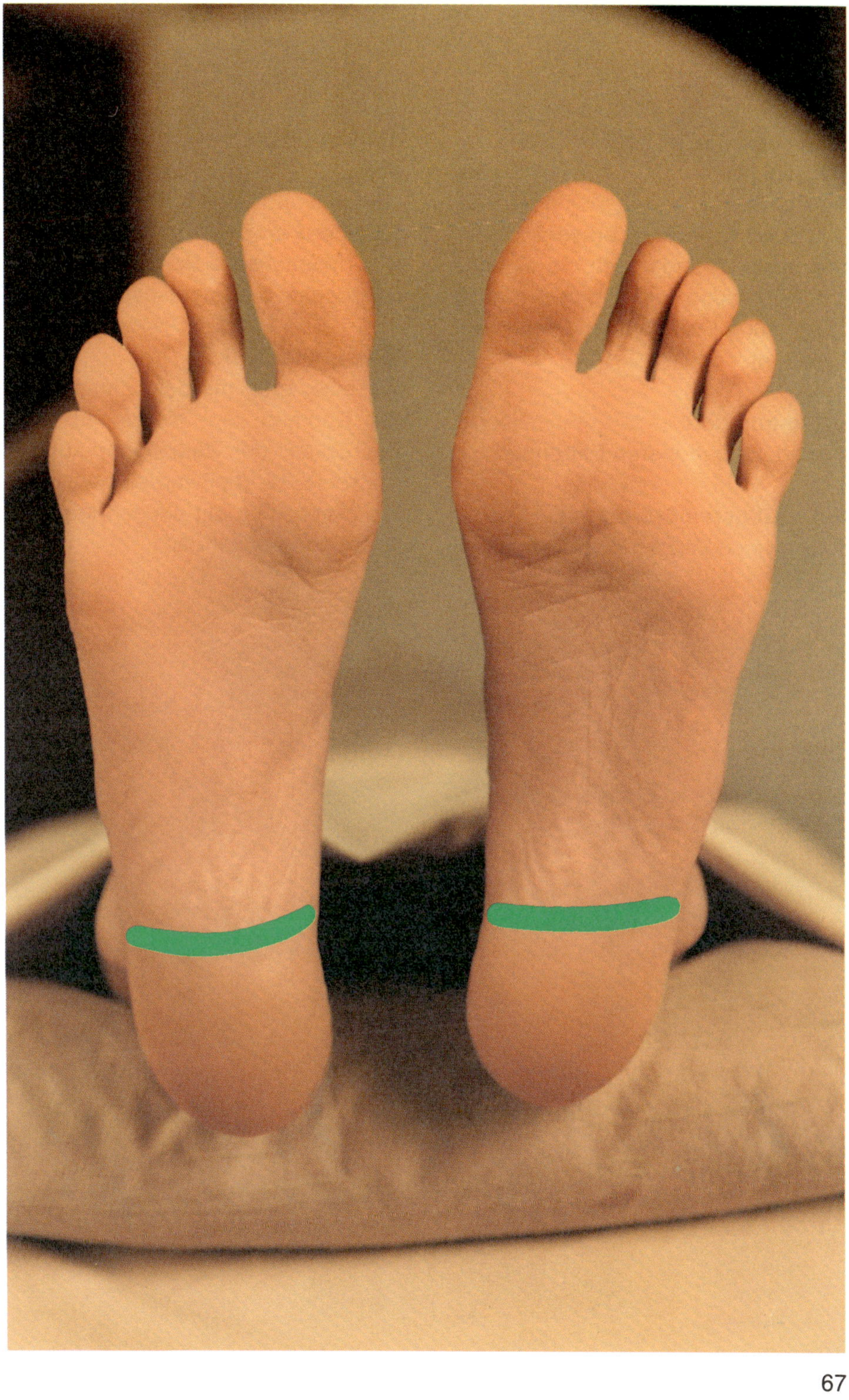

Die Schulter/Das Schultergelenk

Zonenverlauf:
Die Schulterzone liegt an der Außenseite des Fußes im Bereich des Grundgelenkes der kleinen Zehe. Dieses Gelenk ist als kleine Vorwölbung von außen gut erkennbar. Am Fußrücken befindet sich die eigentliche Hauptzone, welche jedoch auch in Richtung Fußsohle ausstrahlt (Nebenzone).

Organfunktion:
Bewegung der oberen Extremität

Die häufigsten Störungen:
z. B. diverse Verletzungen (Knochenbruch, Prellungen, Stauchungen, Luxation)
Abnützungserscheinungen (Arthrose)
neuralgieforme Beschwerden (z. B. Schulter-Arm-Syndrom)
Div. rheumatische Beschwerden (Periarthropathia humeroscapularis etc.)

Massagetechnik:
Wir massieren mit dem Zangengriff, der Daumen liegt hierbei auf dem Fußrücken, der Zeigefinger auf der Fußsohle. Hierbei werden beide Seiten gleichzeitig mit einigen kräftigen Kreisungen behandelt.

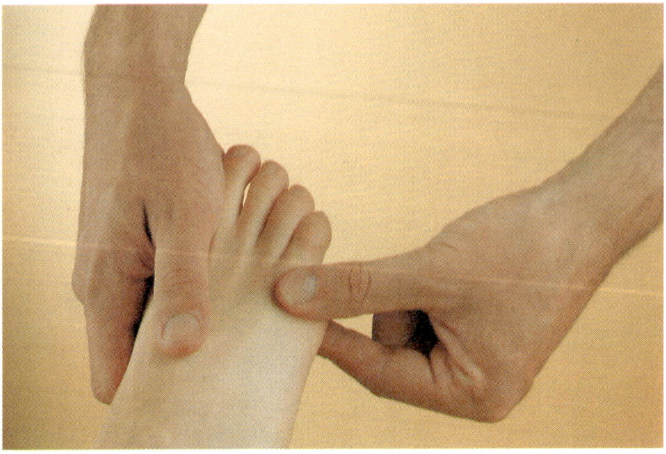

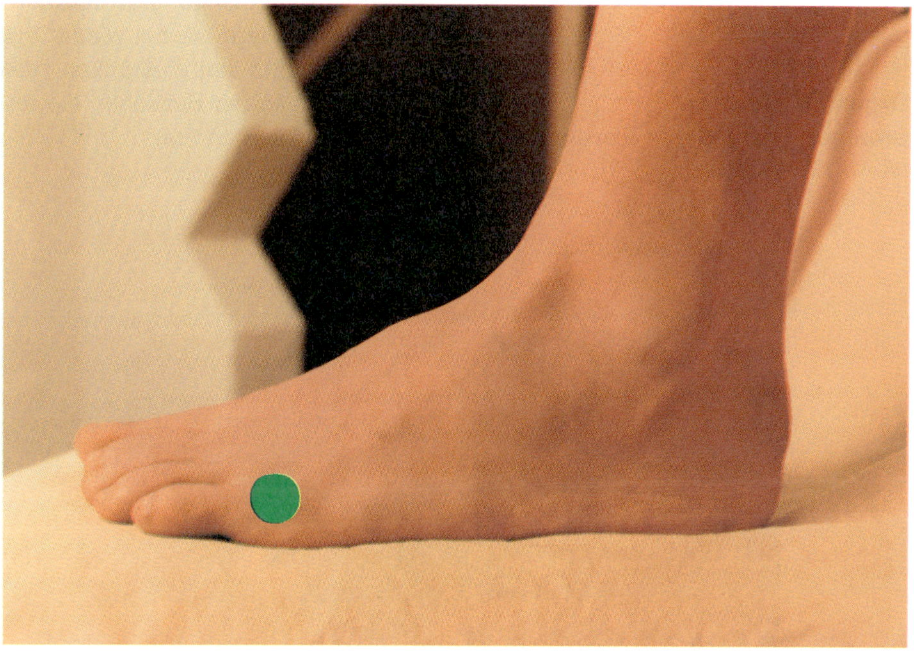

Die Hüfte/Das Hüftgelenk

Zonenverlauf:
Die Zone für das Hüftgelenk findet man am besten, indem man entlang der Außenseite des Fußes im Anschluß an die Schulterzone den nächst größeren hervorstehenden Knochenvorsprung aufsucht. Dieser befindet sich, anatomisch gesehen, an der Basis des Metatarsalknochens 5 und ist auch von außen meist gut zu erkennen.

Organfunktion:
Bewegung der unteren Extremität

Die häufigsten Störungen:
z. B. diverse Verletzungen (Knochenbruch, Stauchung, Prellung etc.)
ischialgieforme Beschwerden
Abnützungserscheinungen (Koxarthrose)

Massagetechnik:
Wiederum wird wie bei der Schulterzone mit dem Zangengriff massiert, der Daumen liegt hierbei wieder auf der Hauptzone am Fußrücken, der Zeigefinger an der Fußsohle, die andere Hand hält den Fuß.

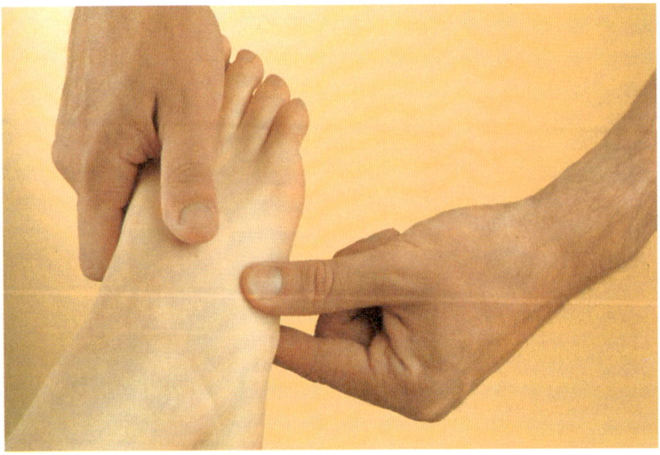

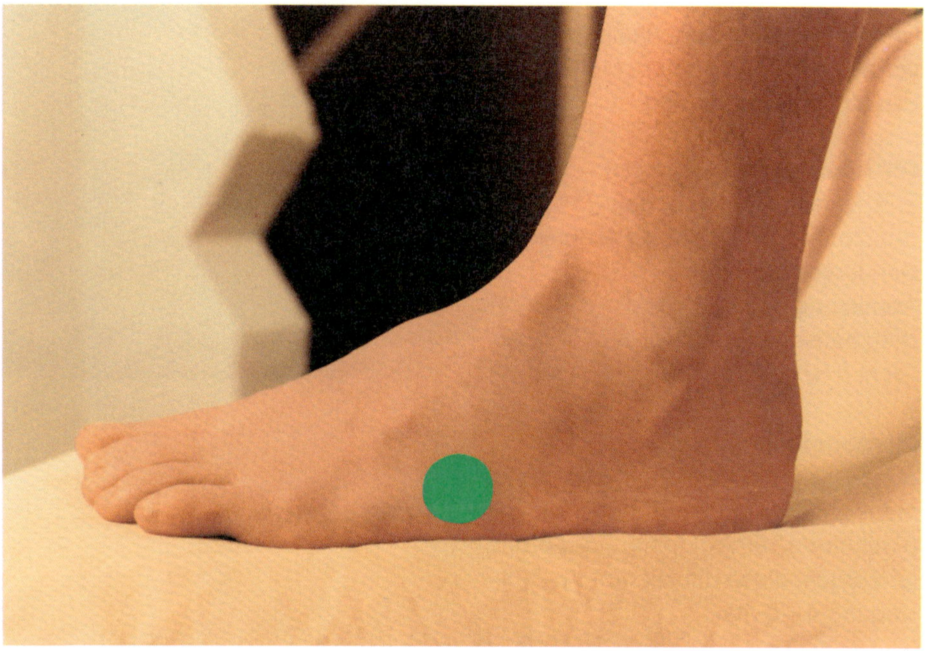

Das Knie/Das Kniegelenk

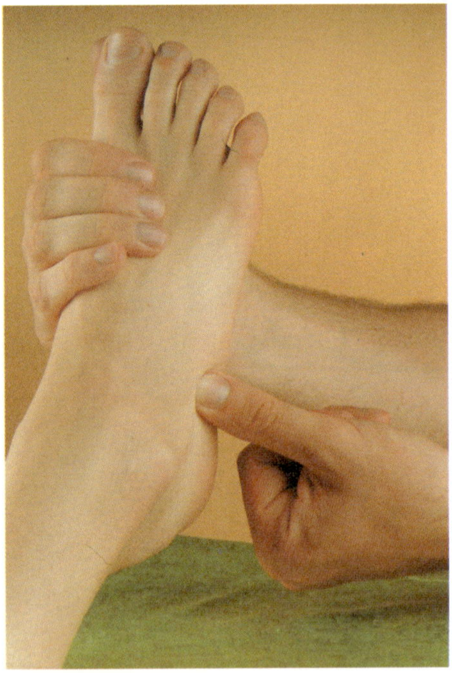

Zonenverlauf:
Direkt hinter der Hüftgelenkzone, in einer deutlich tastbaren kleinen Vertiefung, liegt die Zone für das Knie bzw. das Kniegelenk (hinter dem Metatarsalknochen im Bereich des Würfelbeines).

Organfunktion:
Es ermöglicht die erweiterte Beweglichkeit des Unterschenkels, welches vor allem für das Laufen, Gehen, Sitzen etc. von Bedeutung ist.

Die häufigsten Störungen:
z. B. diverse Verletzungen (Prellung, Stauchung, Bruch etc.) / Meniskus-, Bänderverletzungen
Abnützung (Gonarthrose)
rheumatische Beschwerden
Gicht (Hyperurikämie)

Massagetechnik:
Mit der Kuppe des Daumens tastet man hinter der Hüftgelenkzone (Grübchen) eine kleine Vertiefung und drückt diese mit leichter Kreisbewegung 4—6 mal.

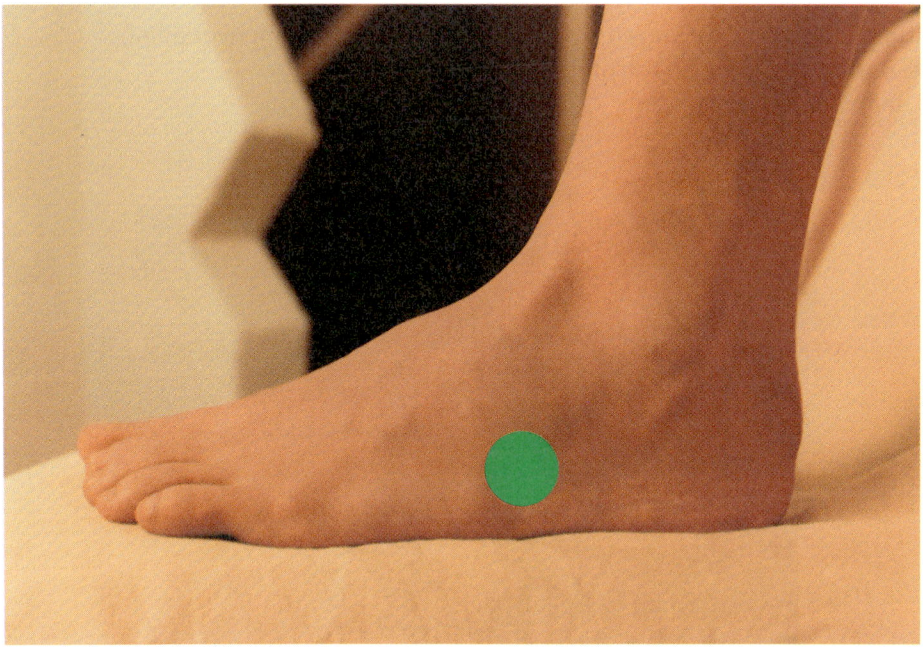

Der ganze Arm

Zonenverlauf:
Die Zone verläuft quer über den Fußrücken, sie beginnt an der Schulterzone an der Außenkante des Fußes, zieht bis zur gegenüberliegenden Seite und endet im Bereich des Grundgelenks der großen Zehe.

Organfunktion: Bewegung

Die häufigsten Störungen:
z. B. rheumatische Erkrankungen
Lähmungserscheinungen
neuralgiforme Beschwerden
entzündliche Erkrankungen (Sehnenscheidenentzündung/Gelenkentzündung etc.)
diverse Verletzungen

Massagetechnik:
Diese Zone wird quer zur Längsachse des Fußes mit der Daumenkuppe massiert.
(Vorsicht, Sehnenverläufe!)

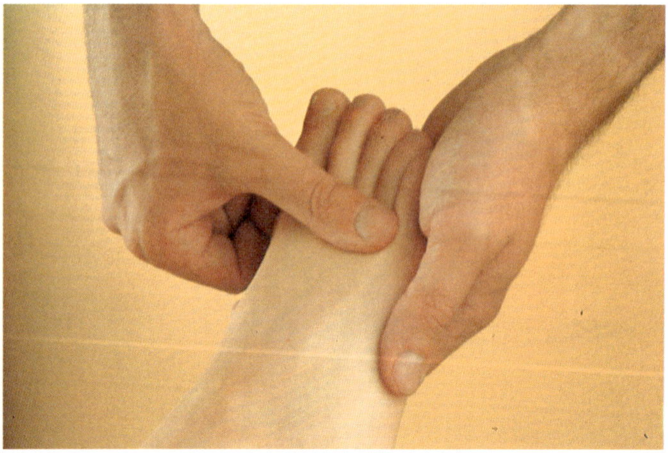

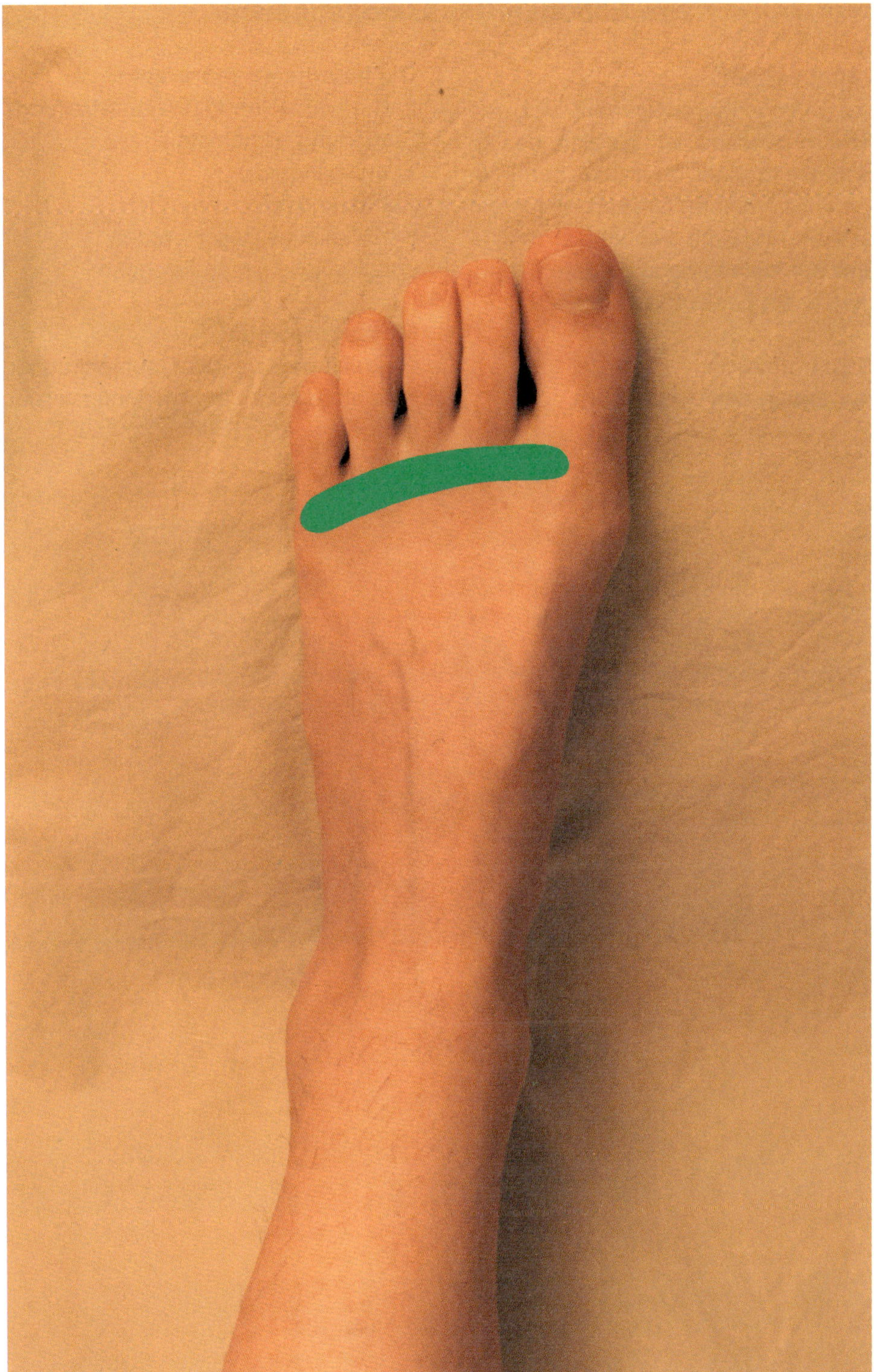

Der Ellbogen/Das Ellbogengelenk

Zonenverlauf:
Die Ellbogenzone befindet sich auf dem Fußrücken im Bereich des 3. Strahles in einer quer über den Fußrücken ziehenden Linie (Zone für den ganzen Arm), die sich vom Grundgelenk der kleinen Zehe bis zum Grundgelenk der Großzehe erstreckt.

Organfunktion:
Bewegung des Unterarmes

Die häufigsten Störungen:
z. B. diverse Verletzungen (Prellung, Stauchung, Bruch etc.)
Tennisellbogen
Abnützungserscheinungen
rheumatische Beschwerden
entzündliche Veränderungen

Massagetechnik:
Gekreist wird mit der Daumenkuppe. Hier muß besonders vorsichtig vorgegangen werden (Sehnenverlauf!).

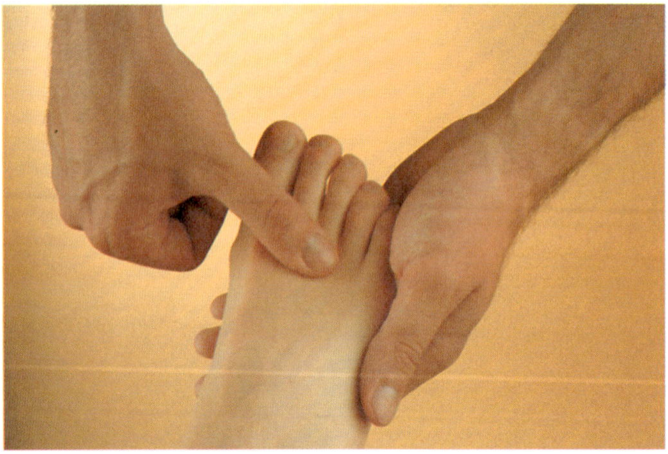

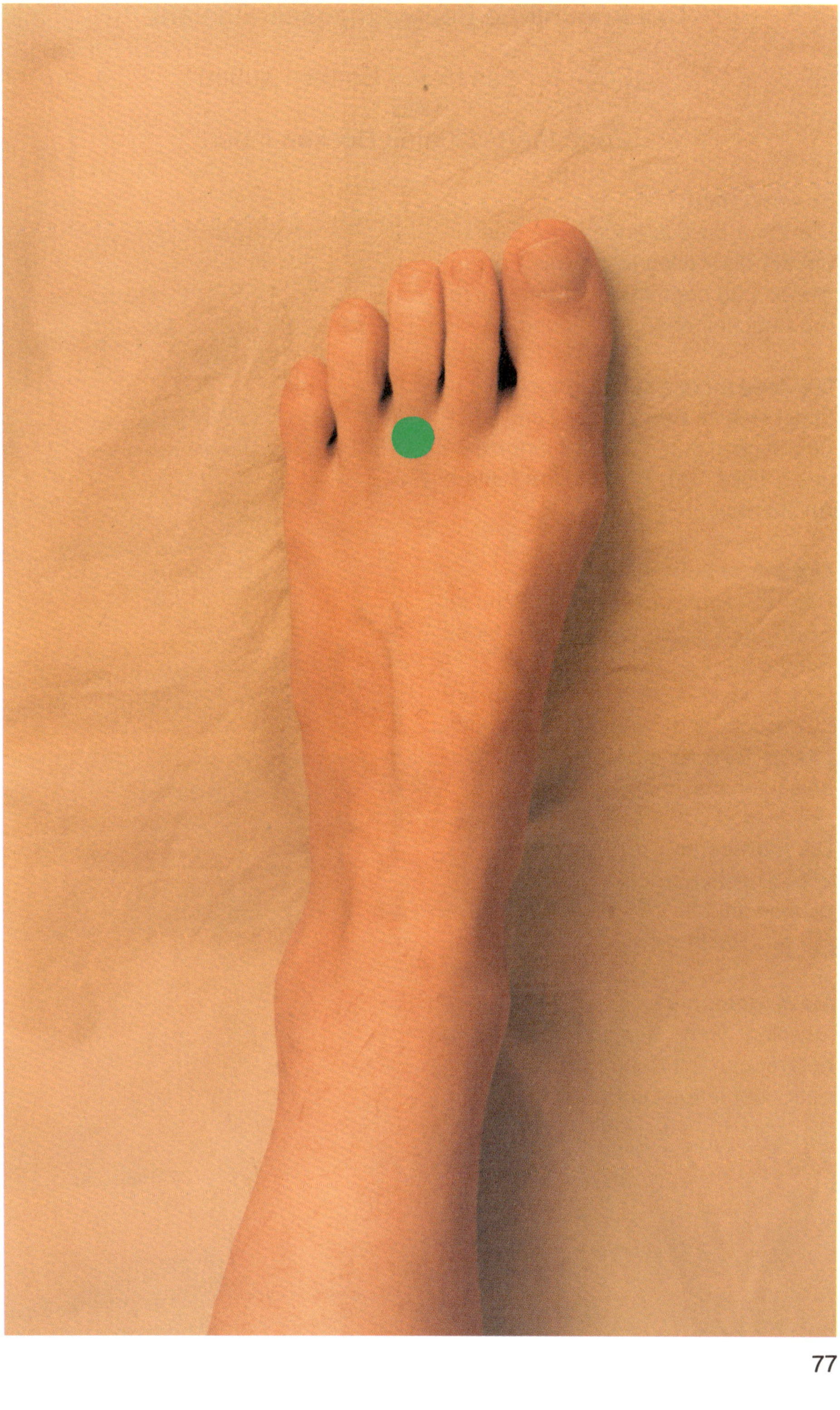

Das knöcherne Becken/Ileosakralgelenk

„Zone für das kleine Becken außen“ und „Zone für das kleine Becken innen“

Zonenverlauf:
Die Zone für das knöcherne Becken umfaßt die Außenfläche des Fersenbeines und beginnt hinter dem äußeren Knöchel (obere Abbildung).

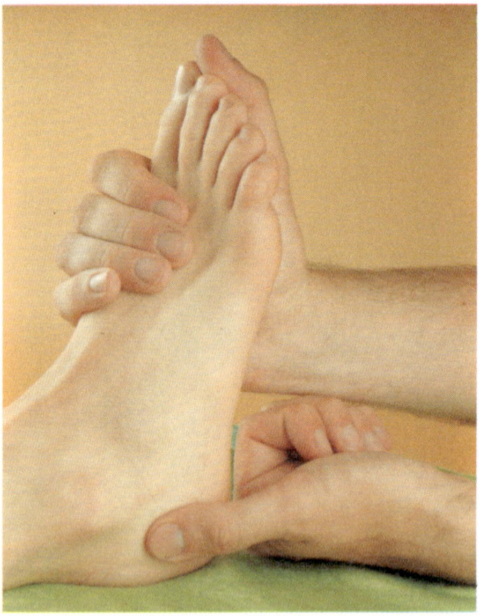

Die Zone für das Ileosakralgelenk befindet sich im Bereich der Zone „Kleines Becken innen“ an der Innenseite des Fußes am Fersenbein (untere Abbildung).

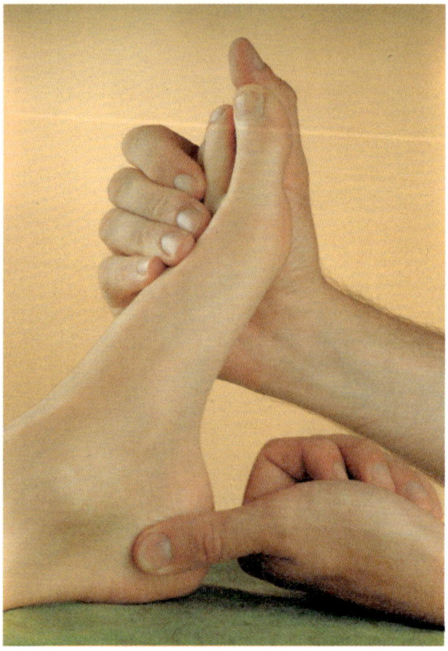

Organfunktion:
Der *Beckenknochen* hat Schutz-, Stütz- und Haltefunktion. Er bietet Schutz für diverse Innenorgane.
Das *Ileosakralgelenk* ist nahezu unbeweglich und verbindet das knöcherne Becken mit dem letzten Wirbelsäulenabschnitt (Os sacrum).

Die häufigsten Störungen:
z. B. Knochenbruch
diverse andere Verletzungen
Morbus Bechterew

Massagetechnik:
Massiert wird ziemlich großflächig mit der ganzen Kuppe des Daumens quer oder längs zur Fußachse.

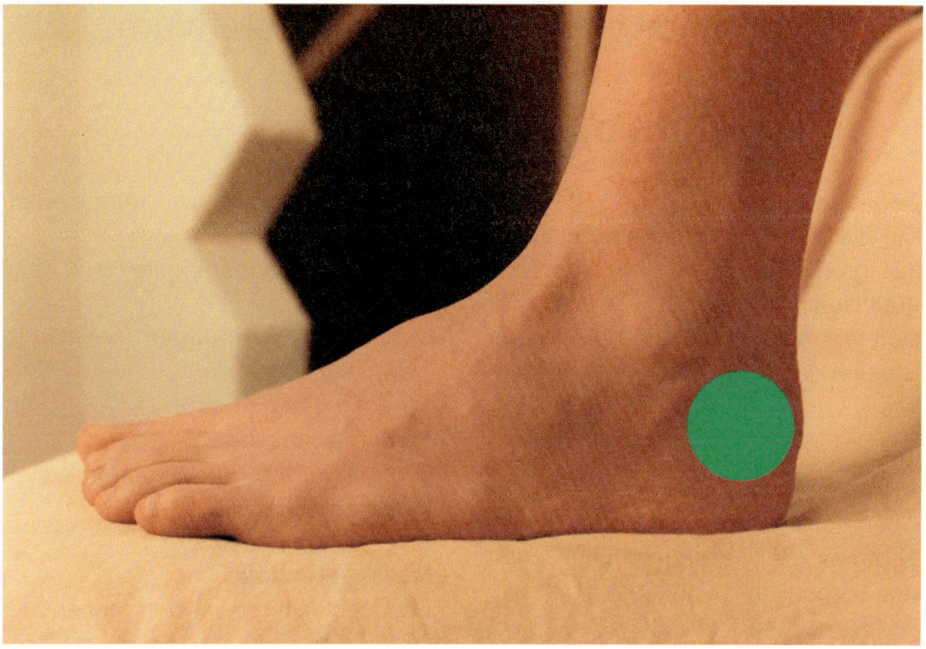

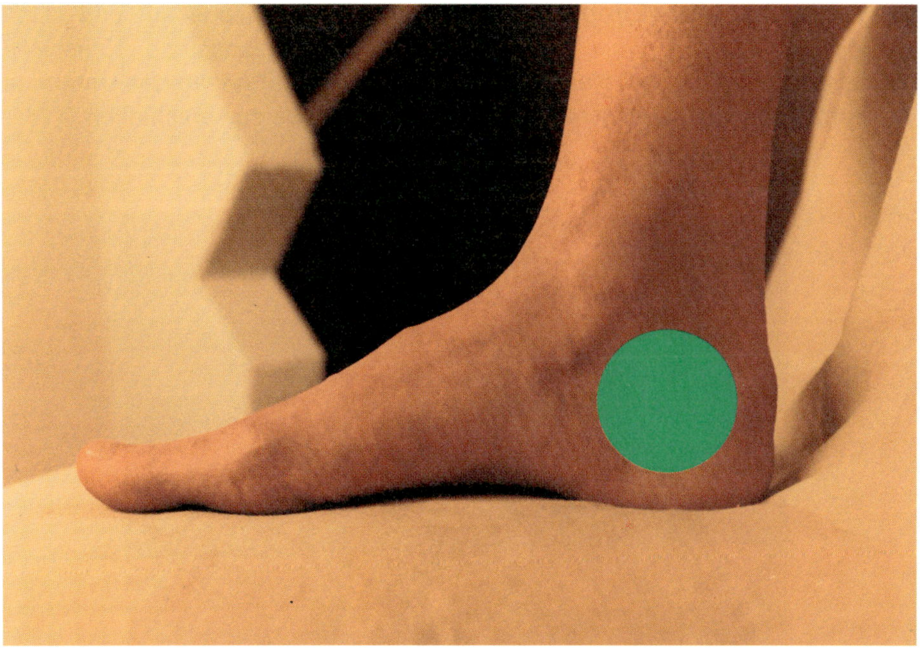

Übergeordnete Zentren, Vegetativum, Hormondrüsen

Das Gehirn/Beruhigungszone

Zonenverlauf:
Die Zone befindet sich am Endglied der großen Zehe (Kuppe), ziemlich großflächig angelegt. Sie erstreckt sich von der Zehenspitze bis in den Bereich des 1. Interphalangealgelenkes.

Organfunktion:
Übergeordnete Regelinstanz
Zentrum aller geistigen, seelischen und körperlichen Funktionen

Die häufigsten Störungen:
z. B. diverse seelische Störungen (Ängste/Depressionen/Erregungszustände)
Schlafstörungen/Unruhe, Nervosität
Konzentrations-/Gedächtnisstörung
Migräne/Kopfschmerz verschiedenster Genese
Entzündungen/meningale Reizzustände
Durchblutungsstörungen
Tia/Insult/Apoplexie
Paresen (Lähmungen)
Tumorerkrankungen
Diverse andere Erkrankungen:
Siehe auch Fachliteratur

Massagetechnik:
Zunächst fixieren wir den großen Zeh (z. B. linker Fuß) mit der linken Hand, setzen mit der Daumenkuppe der rechten Hand längs zur Knochenachse an der Zone auf und versuchen durch langsame Kreisbewegung die Haut gegen das Unterhautbindegewebe zu verschieben.

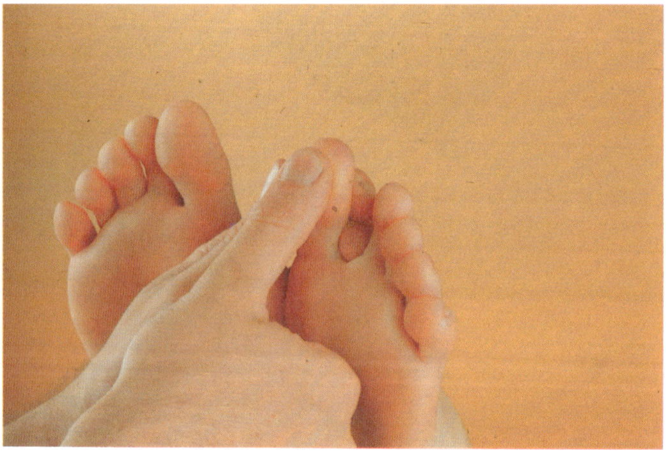

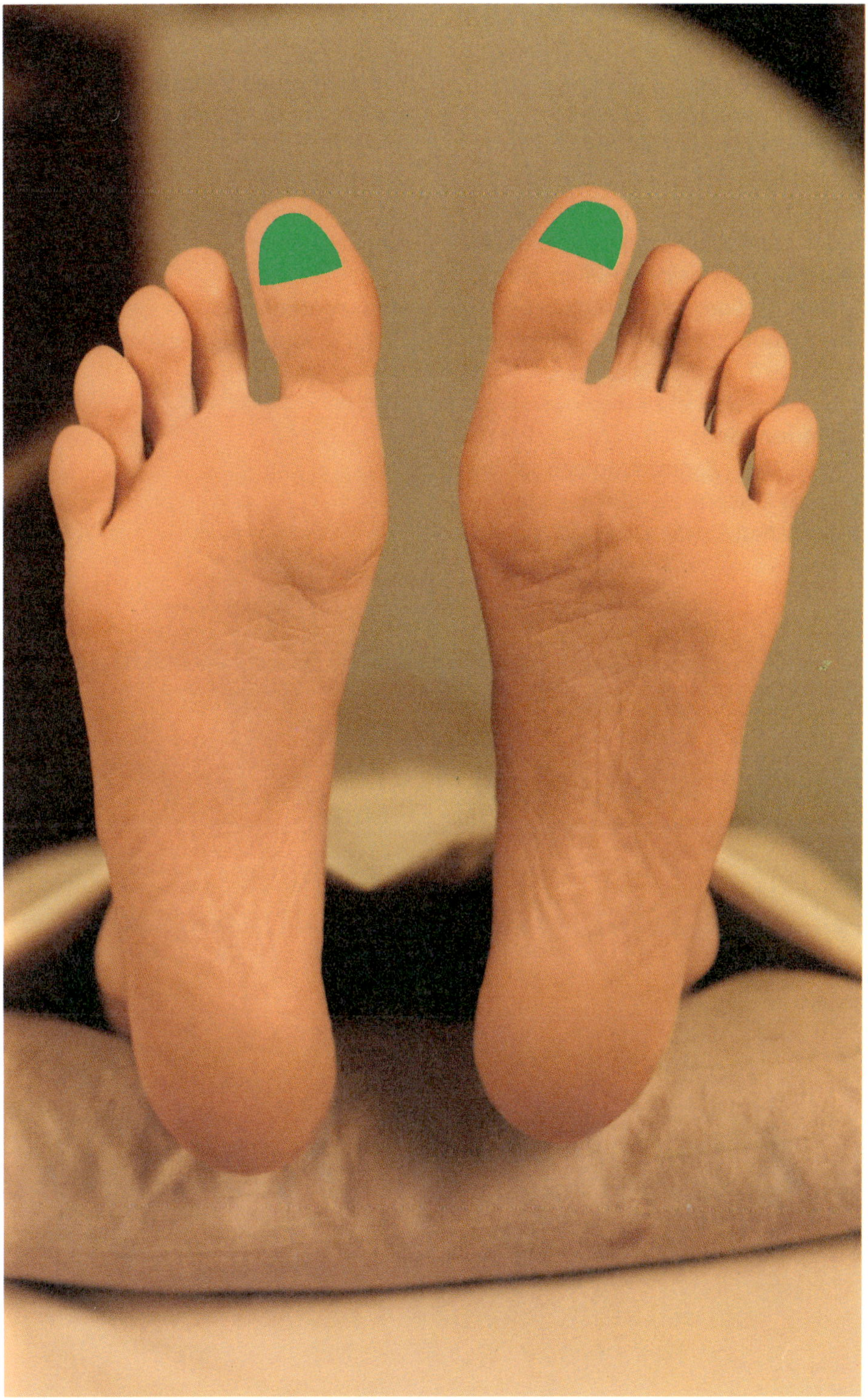

Der Solarplexus

Zonenverlauf:
Dieses vegetative Zentrum spielt eine wichtige Funktion bei vielen Erkrankungen. Es ist im Organismus in der Höhe des Übergangs vom Mittel- in den Oberbauch angelegt. Dementsprechend an beiden Füßen die Zonenlokalisation: im Anschluß an die Magenzone zur Fußmitte hin im Bereich des 2. und 3. Strahles.

Organfunktion:
Vegetatives Zentrum/entsendet vegetative Fasern zu den meisten Innenorganen

Die häufigsten Störungen:
z. B. diverse psychosomatische Erkrankungen (z. B. Gastritis, Magengeschwür)
vegetative Schwäche- und Erschöpfungszustände

Massagetechnik:
Siehe Magen/Bauchspeicheldrüse

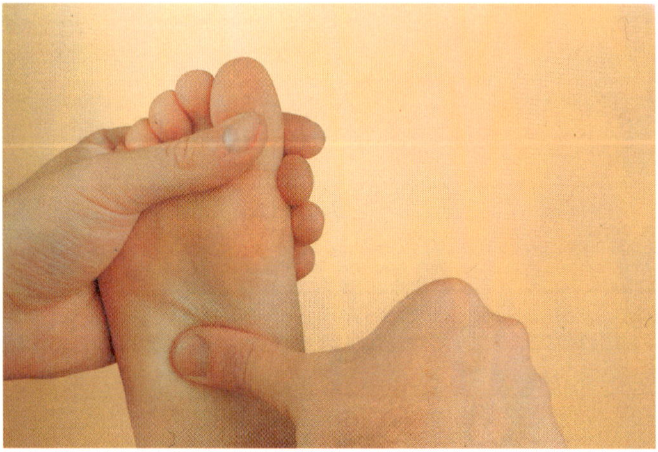

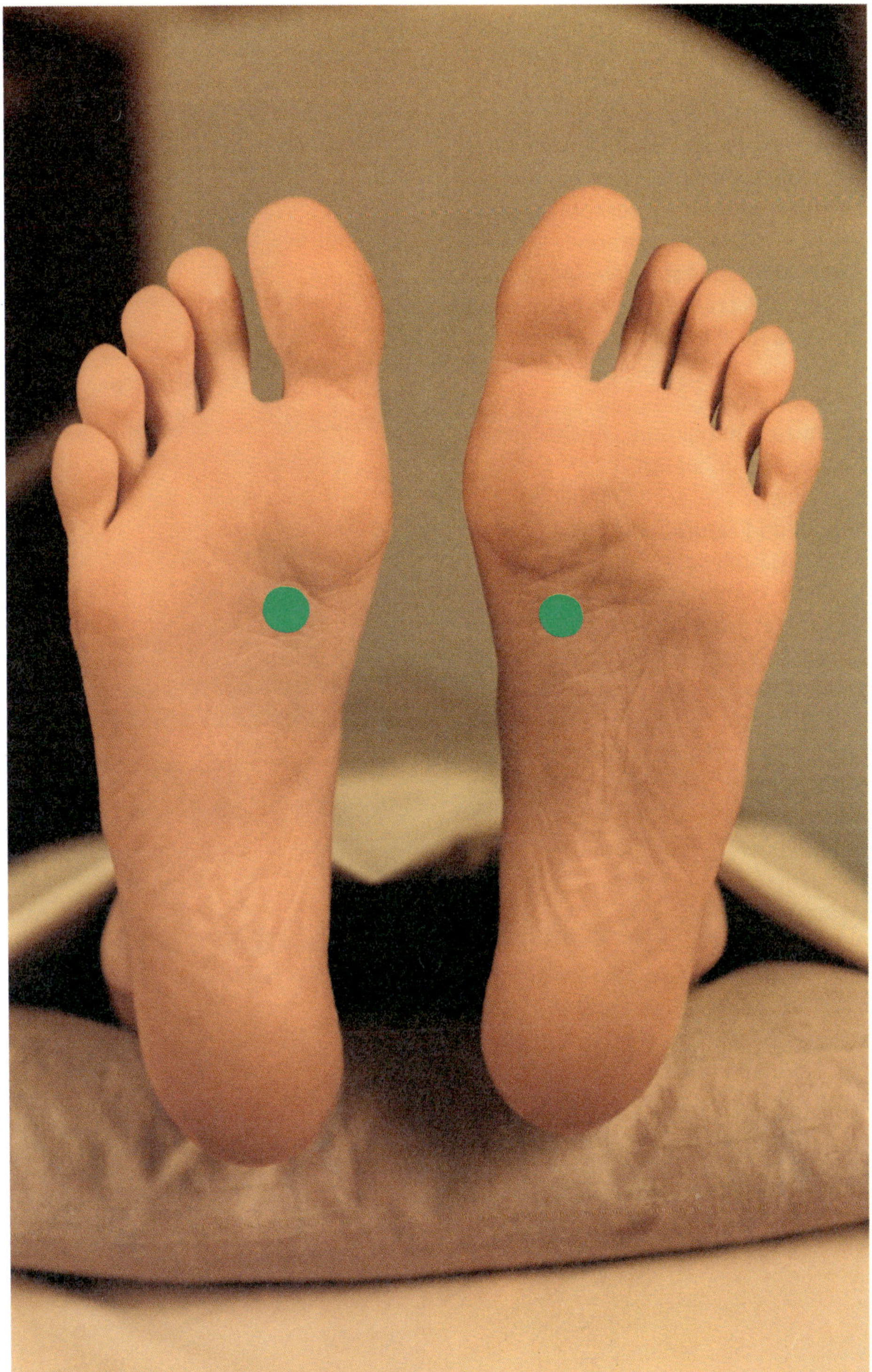

Die Epiphyse/Hypophyse

Zonenverlauf:

Die Zonen für Epiphyse und Hypophyse befinden sich unmittelbar oberhalb (Epiphyse) bzw. unterhalb (Hypophyse) des 1. Interphalangealgelenks (Schädelbasiszone) an der inneren Seitenfläche des Fußes. Diese Zone ist praktisch ein Teilbereich der Zone für die Halswirbelsäule.

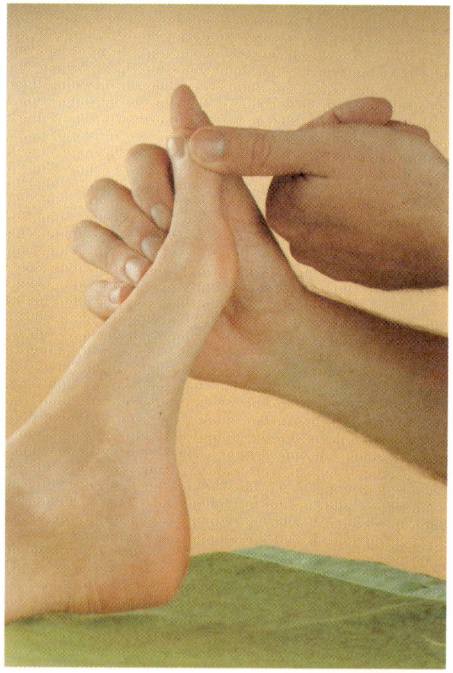

Organfunktion:

Epiphyse: endokrine Funktion — weitgehend ungeklärt

Hypophyse: u. a. Einteilung in Adeno- und Neurohypophyse:

Adenohypophyse:
reguliert durch Ausschüttung übergeordneter Hormone die Aktivität der anderen Drüsen (Schilddrüse, Keimdrüsen/Nebenniere, Brustdrüse)

Neurohypophyse: Speicherung und Freisetzung der im Hypothalamus produzierten Hormone Oxytocin (Laktation) und Vasopressin (Vasokonstriktion/Wasserretention)

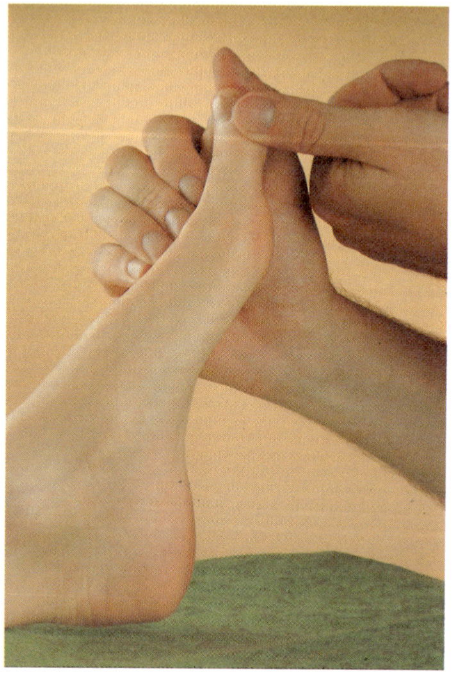

Massagetechnik:

Aufgrund der geringfügigen Ausdehnung dieser beiden Zonen können die Punkte entweder quer zur Knochenachse oder längs der Achse mit der Daumenkuppe bzw. Spitze gedrückt werden.

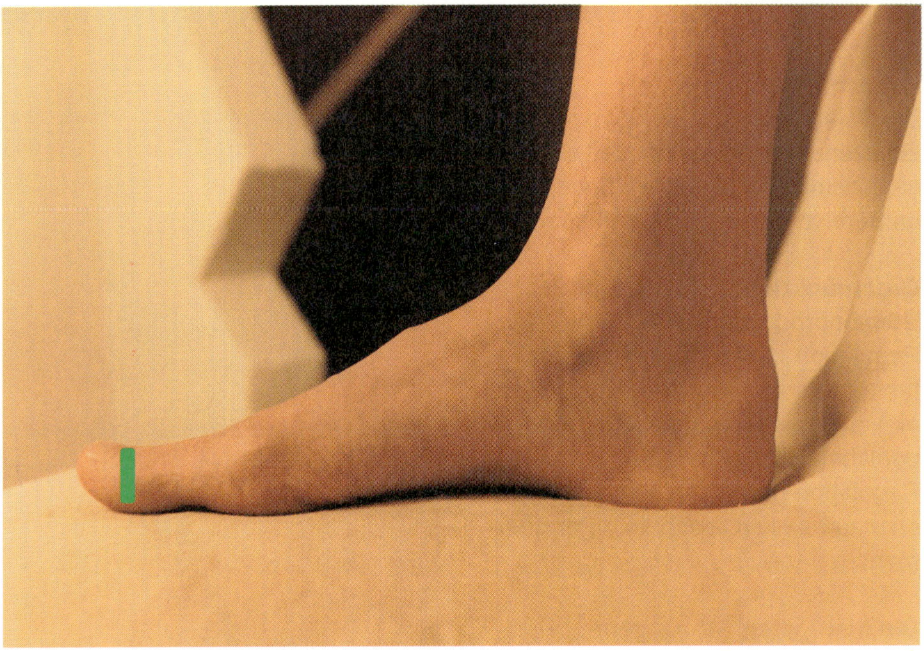

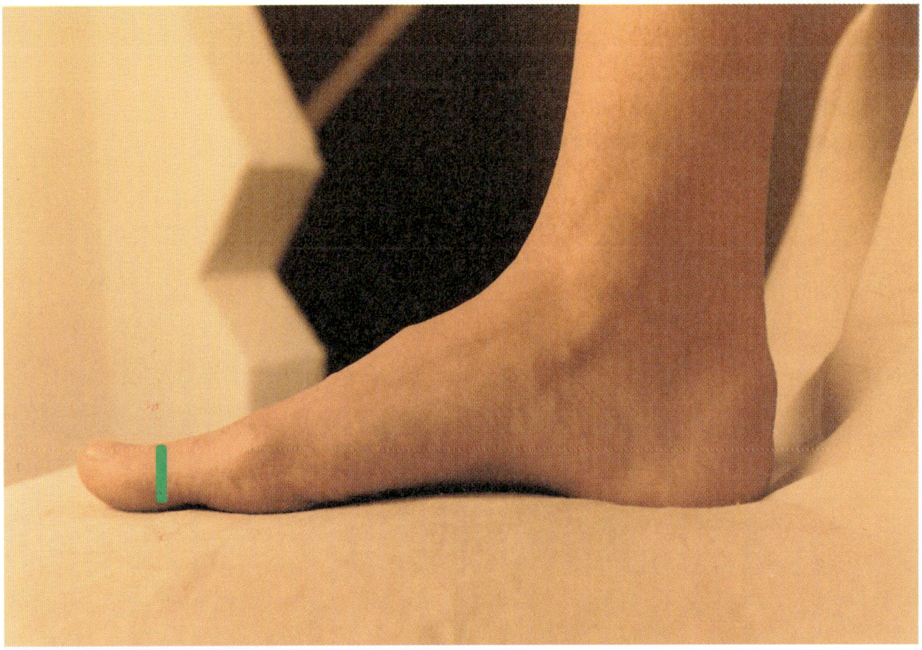

Die Schilddrüse

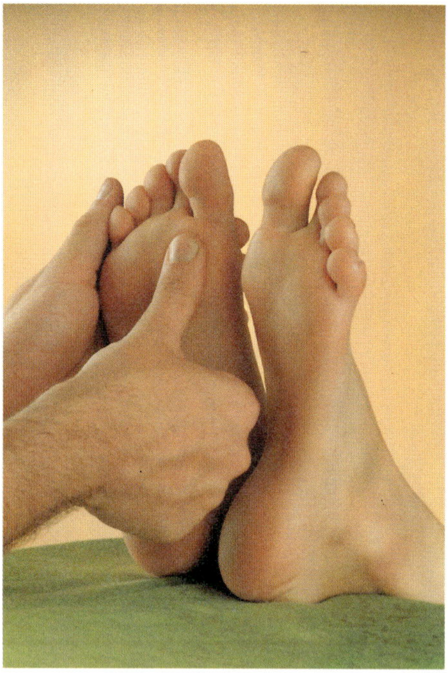

Zonenverlauf:
Die Schilddrüsenzone liegt direkt am Großzehenballen. Es handelt sich um eine ziemlich große, kreisrunde Zone im Bereich des ersten Strahles.

Organfunktion:
Hormonproduktion: T3/T4
Regulation des Stoffwechselgeschehens generell (Thyroxin, Trijodthyronin), allgemein der geistigen und körperlichen Entwicklung
Regulation des Wachstums/des Knochenaufbaus (Calcitonin, Parathormon)

Die häufigsten Störungen:
z. B. entzündliche Erkrankungen
Hypertrophie (Struma/„Kropf")
Über- bzw. Unterfunktion
Tumorerkrankungen

Massagetechnik:
Die linke Hand hält den rechten Fuß, die rechte Hand kreist mit längs- oder quergerichtetem Daumen an der gut erkennbaren Zone. Am anderen Fuß wechselt die Handhaltung.

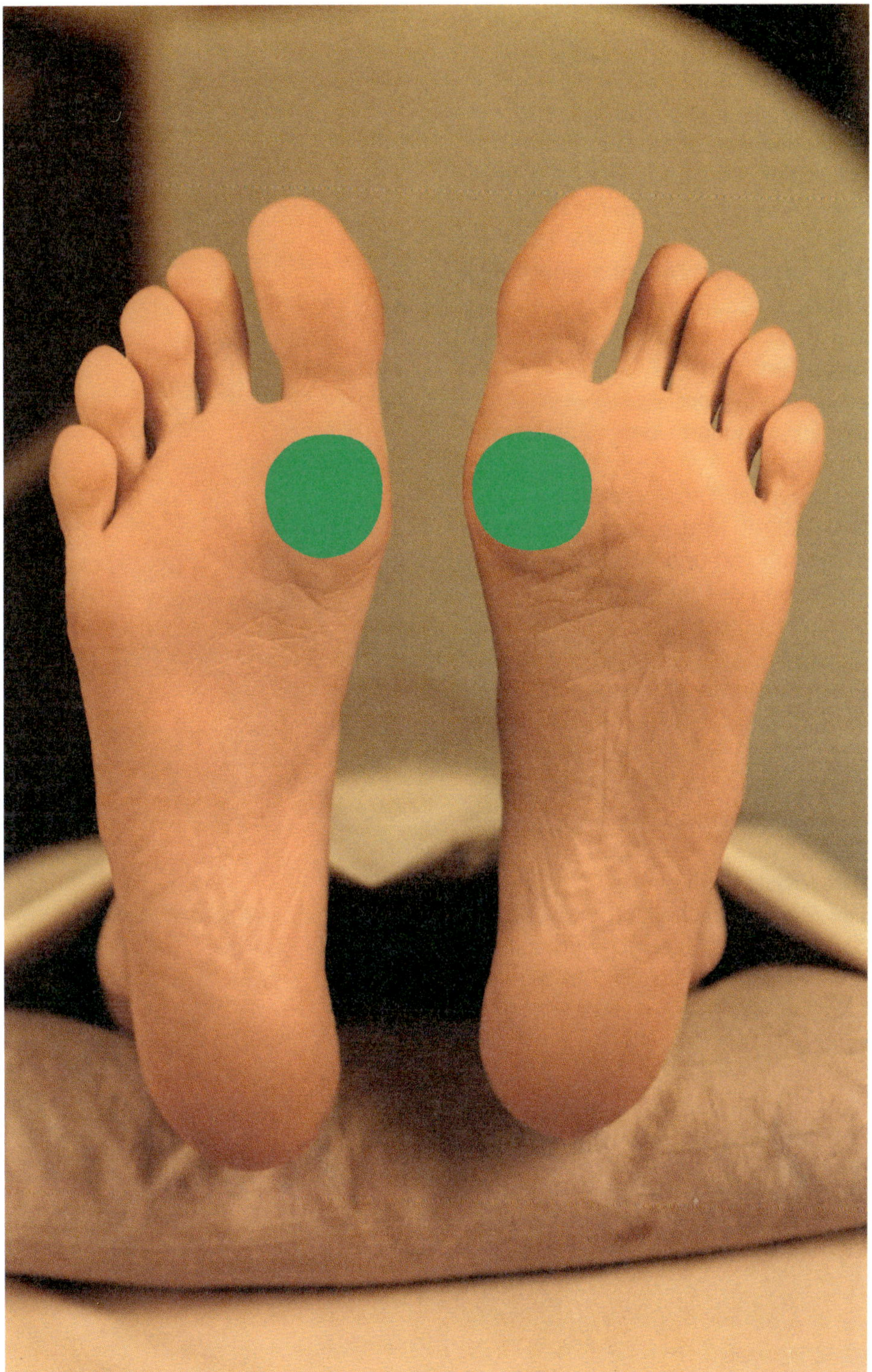

Die Bauchspeicheldrüse

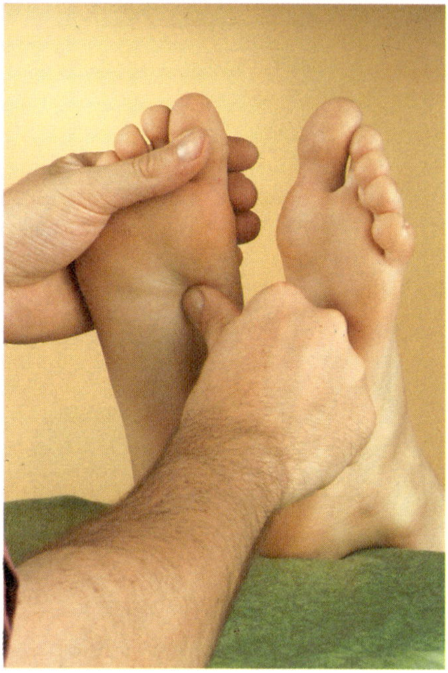

Zonenverlauf:
Es handelt sich im Prinzip um dieselbe Zone, wie beim Duodenum beschrieben, nur am *linken* Fuß, queroval verlaufend im Bereich des 2. und 3. Strahles, ca. 1—2 Daumen breit unter der Zehenballenauftrittsfläche.

Organfunktion:
Insulinproduktion:
Insulin reguliert den Zuckerstoffwechsel
Verdauungsfermentproduktion:
Das Sekret wird in das Duodenum ausgeschüttet und fördert die Weiterverdauung des im Magen vorverdauten Speisebreis.

Die häufigsten Störungen:
z. B. Pankreatitis (akute/chronische Entzündung — oft bei Alkoholabusus)
Diabetes mellitus (Typ I/Typ II)

Massagetechnik:
Die Massagetechnik ist dieselbe wie beim Magen. Massiert wird mit der linken Hand am linken Fuß quer zur Längsachse — die andere Hand hält den Fuß.

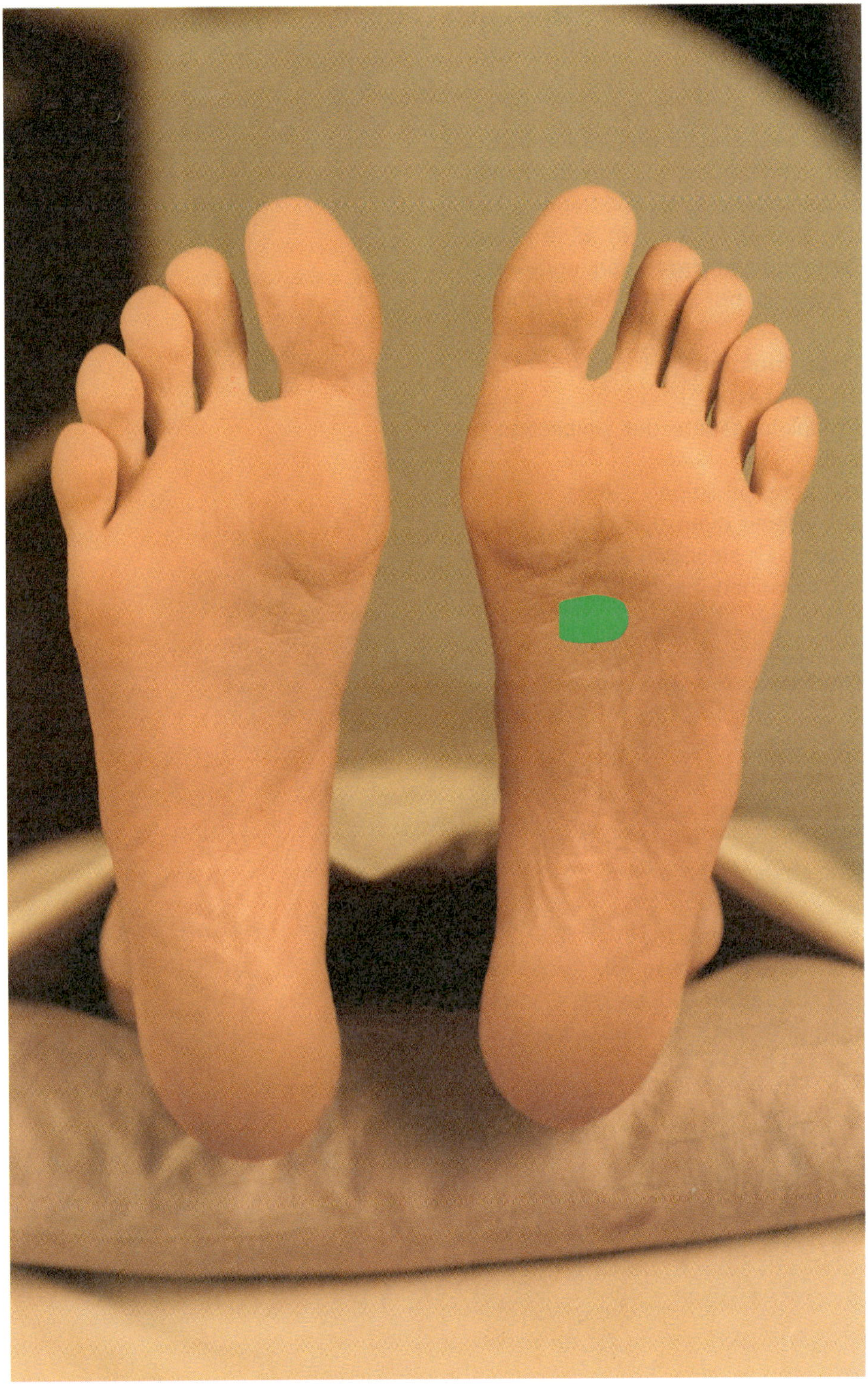

Eierstöcke/Eileiter

Zonenverlauf:

Diese Zonen befinden sich im Bereich der Zone für das kleine Becken außen an der Außenseite des Fersenbeines (siehe auch knöchernes Bekken, Seite 78/79 oben). Eine nähere Differenzierung der dort angelegten Organe ist nur sehr schwer möglich.

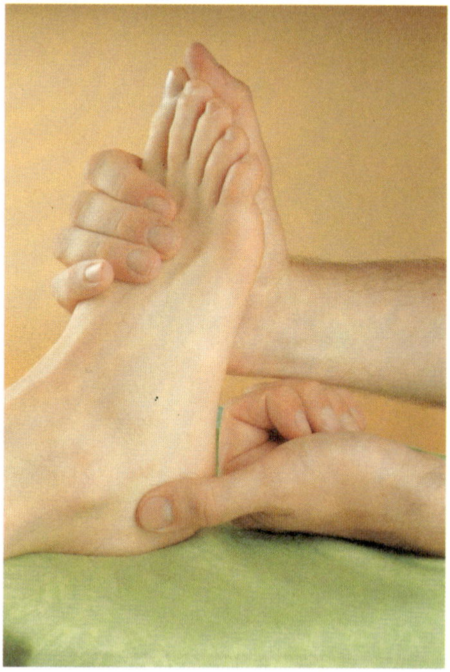

Organfunktion:

Eierstöcke:

Produktionsstätte der weiblichen Eizelle

Hormonproduktion

Der *Eileiter* dient dem Transport der Eizelle. Er stellt den Verbindungskanal zwischen Eierstock und Gebärmutter dar.

Die häufigsten Störungen:

z. B. entzündliche Erkrankungen (akute/chron. Adnexitis)

Zysten/Tumore

Endometriose

diverse hormonelle Störungen

Zyklusbeschwerden

Massagetechnik:

Massiert wird ziemlich großflächig mit der ganzen Kuppe des Daumens quer oder längs zur Fußachse.

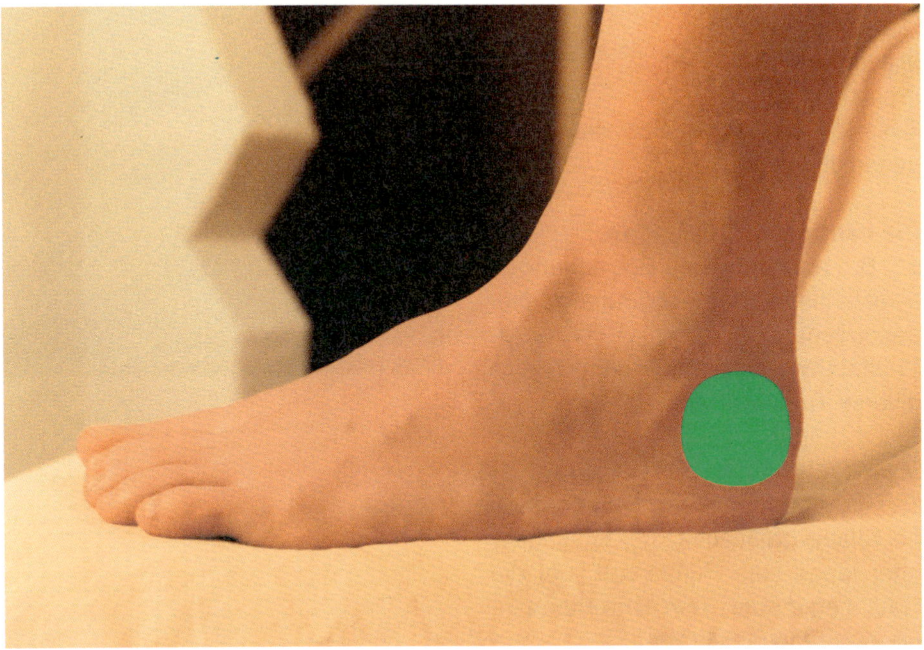

Hoden/Prostata

Zonenverlauf:
Diese Zonen befinden sich im Bereich der Zone für das kleine Becken innen an der inneren Seitenfläche des Calcaneus.

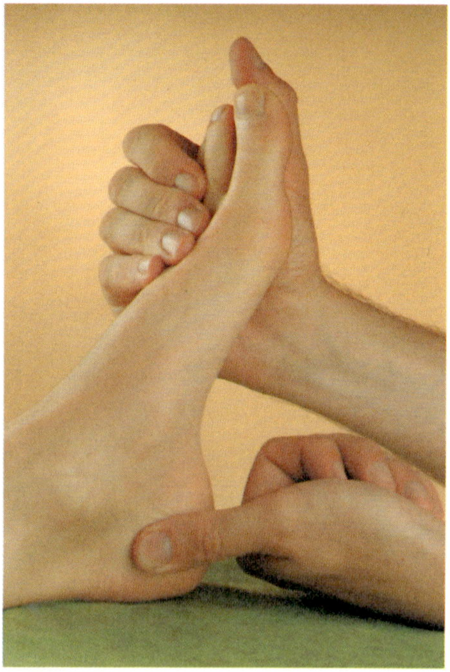

Organfunktion:
Hoden:
Produktion der Samenfäden (Sperma)
Hormonproduktion
(Androgene/Östrogen)
Prostata:
Sekretbildung/ermöglicht die Spermienmotilität

Die häufigsten Störungen:
z. B. entzündliche Erkrankungen (Prostatitis, Hodenentzündung, Nebenhodenentzündung)
Prostatahypertrophie (Adenom)
diverse Tumorerkrankungen

Massagetechnik:
Es wird mit der ganzen Daumenkuppe relativ großflächig gekreist, quer oder längs zum Fußverlauf, gut die Haut gegenüber dem Unterhautbindegewebe verschieben!

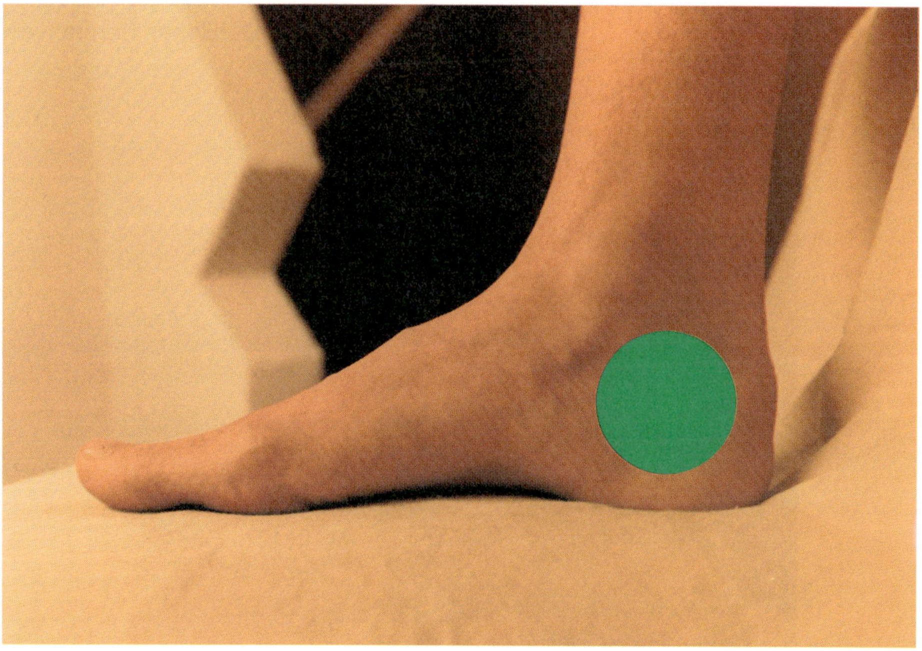

Die Brustdrüse

Zonenverlauf:
Am Fußrücken befindet sich die Zone der Brustdrüse im Bereich der Basen der Metatarsalknochen 2 bis 4. Es ist eine kreisrunde große Zone, proximal der Zone für den Ellbogen und den ganzen Arm.

Organfunktion:
Besteht aus Drüsengewebe/Drüsengängen/Fettgewebe
Geschlechtsmerkmal
Stillfunktion (Produktion der Muttermilch) und Sekretion

Die häufigsten Störungen:
z. B. Mastopathie
Mastitis (Entzündungen)
Zysten
diverse Störungen der Stillfunktion
diverse Tumore

Massagetechnik:
Massiert wird mit dem Daumen quer zur Fußachse (mit mäßigem Druck — Vorsicht: oberflächlicher Sehnenverlauf).

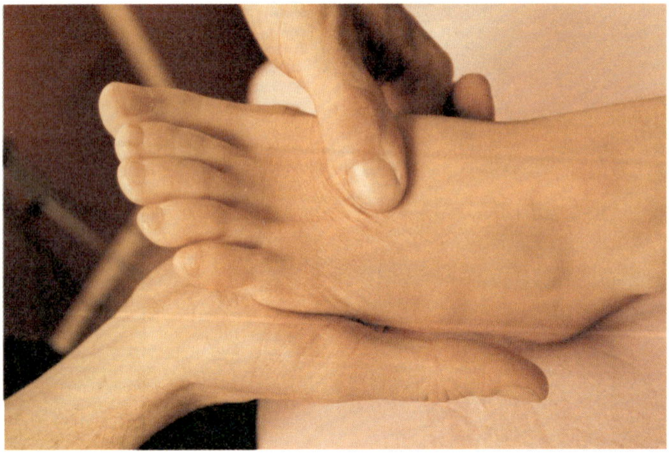

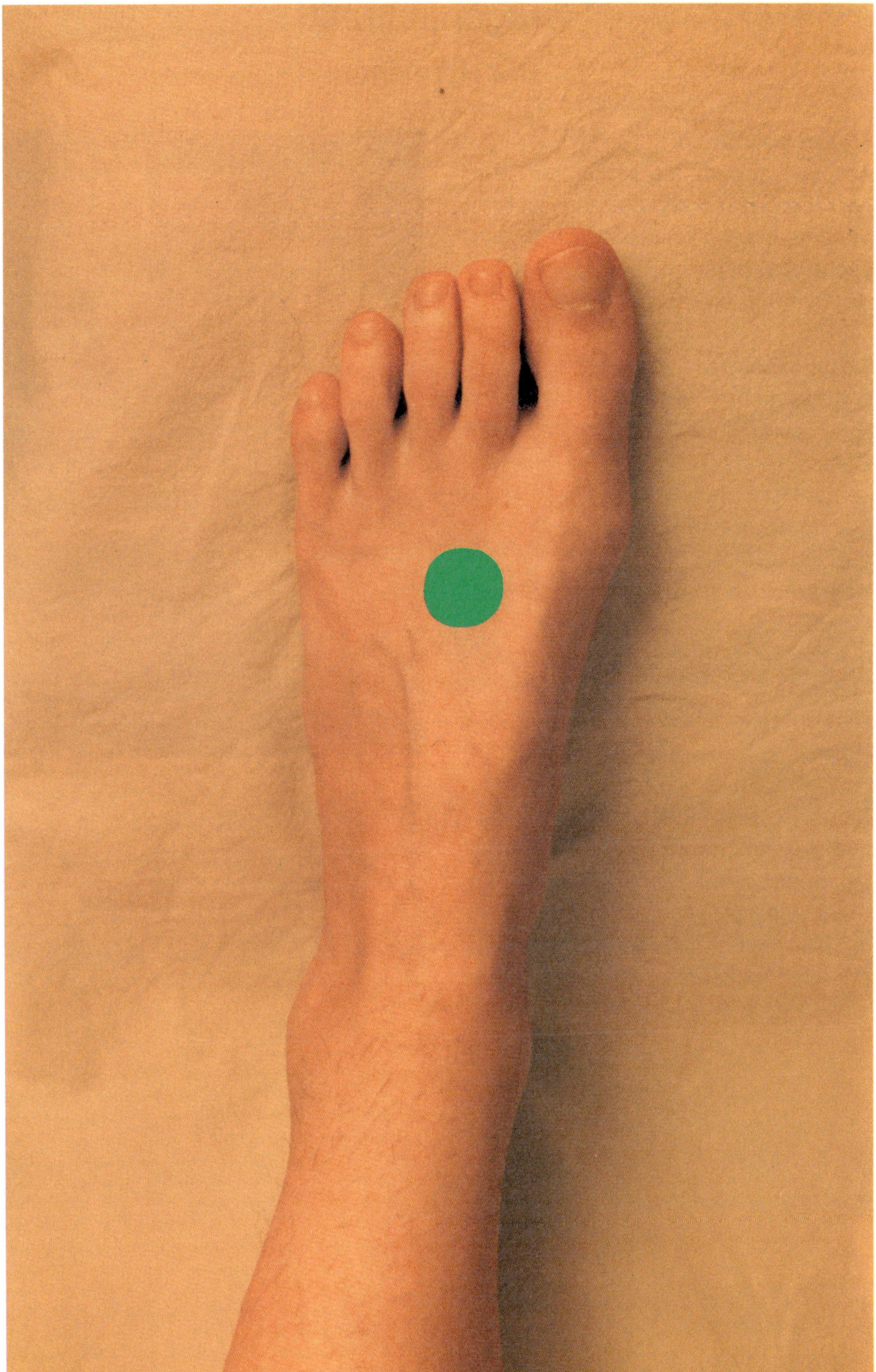

Urogenitaltrakt

Der Harnleiter

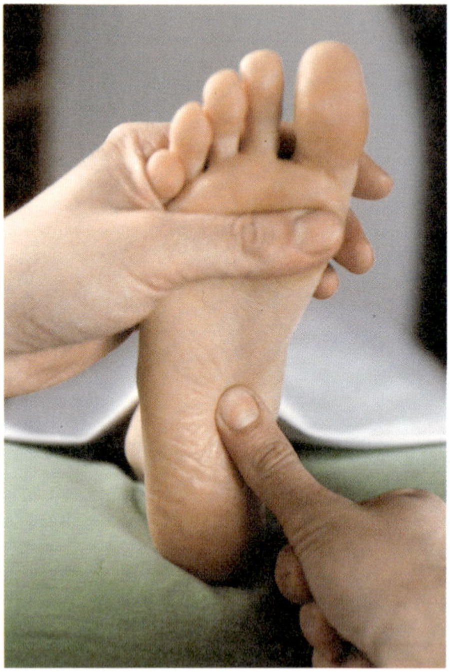

Zonenverlauf:
Am Fuß ziehen die Harnleiter, von der Nierenzone ausgehend, schräg nach unten und an die innere Seitenfläche des Fersenbeines, an welcher sich die Blasenzone befindet.

Organfunktion:
Die Harnleiter leiten den Harn von der Produktionsstätte (Niere) zum Speicherplatz (Blase).

Die häufigsten Störungen:
z. B. Steinleiden
Koliken (durch abgehende Steine/Grieß)
diverse entzündliche Erkrankungen
Mißbildungen
Hydroureter (durch Rückstau des Harnes, z. B. beim Prostata-Adenom)

Massagetechnik:
Die Harnleiterzone wird gemäß ihres Verlaufes mit längsgerichteten Daumen von der Nierenzone abwärts massiert. Die Massage wird dann an der Seitenfläche des Fersenbeines innen beendet (Blase).

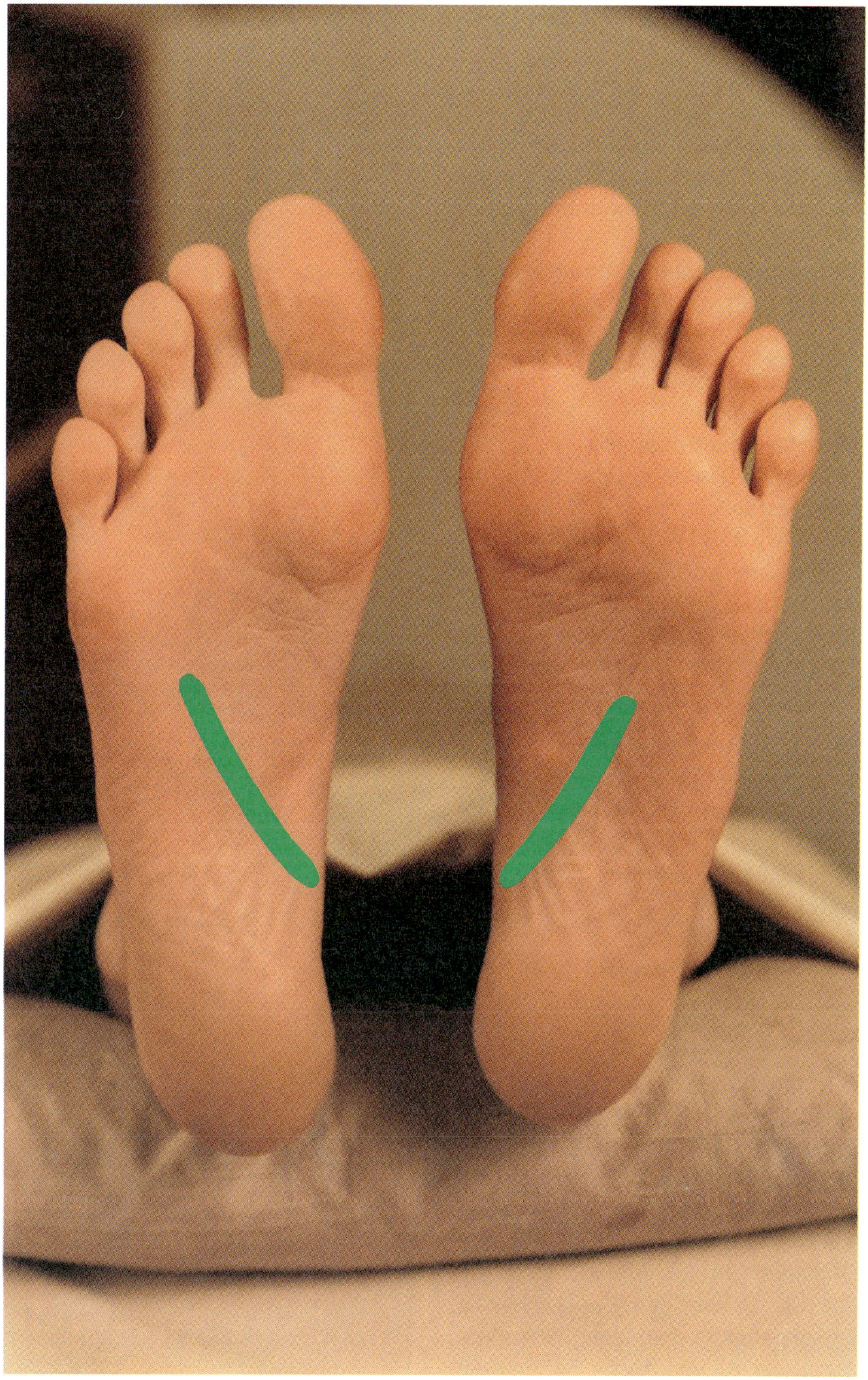

Die Niere/Die Nebenniere

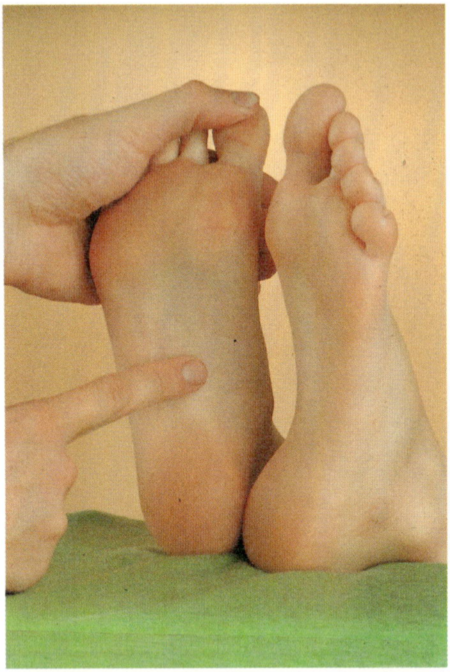

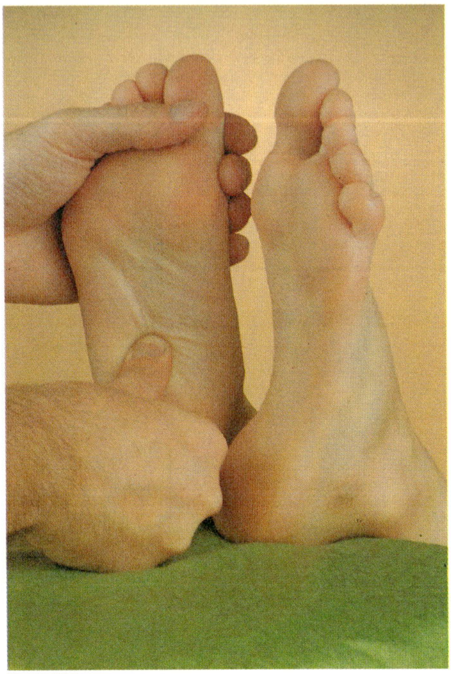

Zonenverlauf:
Die Zone für Niere und Nebenniere befindet sich an beiden Füßen in der Mitte des Fußgewölbes (Strahl 3 bis 4), seitlich der Großzehenbeugesehne.
(Beugesehne tasten! Siehe Beschreibung unten!)

Organfunktion:
Niere: Filtration
Ausscheidung/Entgiftung
Nebenniere: Hormonproduktion:
Mark: Katecholamine
(Adrenalin z. B.)
Rinde: Mineralocorticoide
(Kortisol z. B.)
Glucocorticoide (Aldosteron z. B.)
Sexualhormone (Testosteron z. B.)

Die häufigsten Störungen:
Entzündliche Erkrankungen:
Glomerulonephritis, Pyelitis (eitrige Entzündung des Nierenbeckens) etc.
chronische Insuffizienz (Schrumpfniere)
diverse Anomalien:
Zystenniere/Wanderniere
Nierensteine
diverse Tumore

Massagetechnik:
Am Beispiel des rechten Fußes:
Man hält den rechten Fuß im Bereich der Zehen mit der linken Hand dermaßen, daß mit dem Daumen die Großzehe zurückgebeugt wird, so daß die Sehne des Beugemuskels gut zu sehen und zu tasten ist (obere Abb.). Lateral von dieser Sehne geht

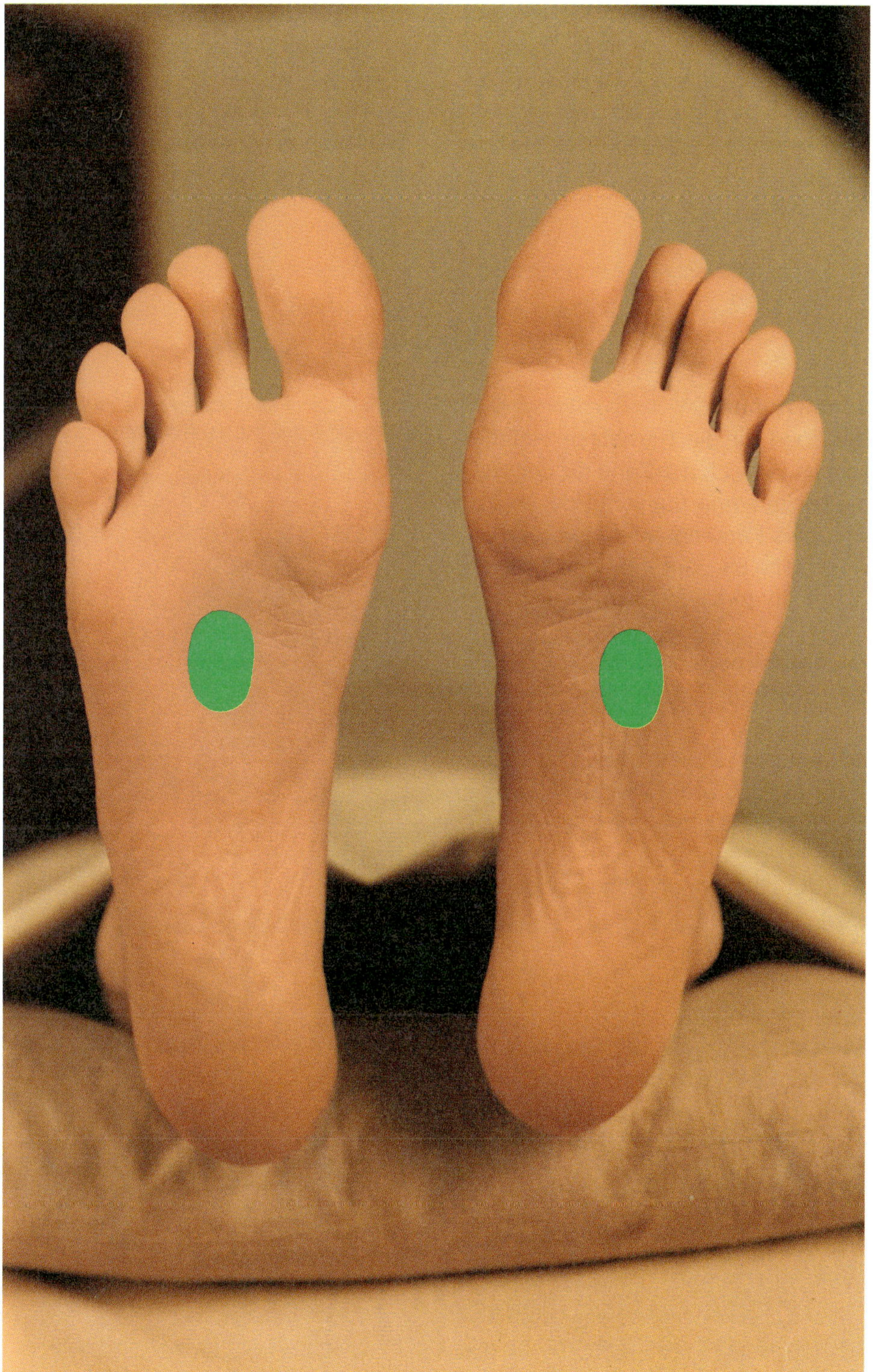

man mit dem Daumen der rechten Hand ungefähr in die Mitte des Fußgewölbes zwischen 2. und 3. Strahl auf die Zone ein (S. 98 unten). Massiert wird mit längsgerichtetem Daumen (Vorsicht, nicht auf der Sehne selbst — die Sehne wird während der Massage wieder losgelassen, und die linke Hand nimmt wieder eine reine Halteposition ein).

Die Harnblase

Zonenverlauf:
Die Zone für die Harnblase befindet sich im Bereich der Zone für das kleine Becken innen, also an der Innenseite des Fersenbeines, und zwar etwas mehr im vorderen und unteren Abschnitt derselben.

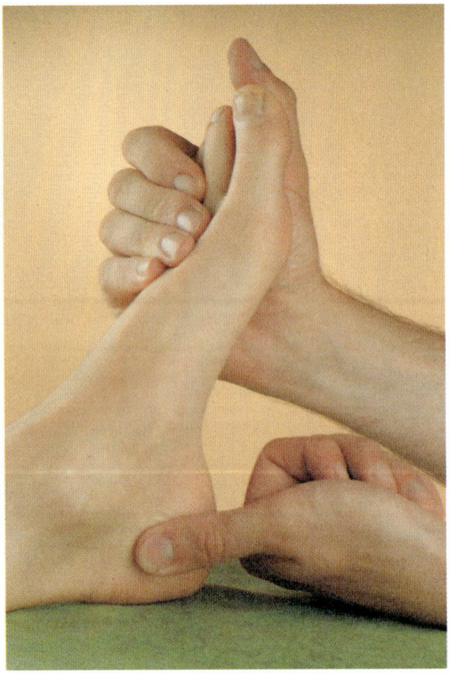

Organfunktion:
Sammelstelle für den Harn

Die häufigsten Störungen:
z. B. nervöse Störungen etc.
Reizblase/Entzündungen
Harninkontinenz
(z. B. Blasenschließmuskelschwäche)
Tumorerkrankungen

Massagetechnik:
Massiert wird mit dem Daumen wie bei den Beckenzonen.

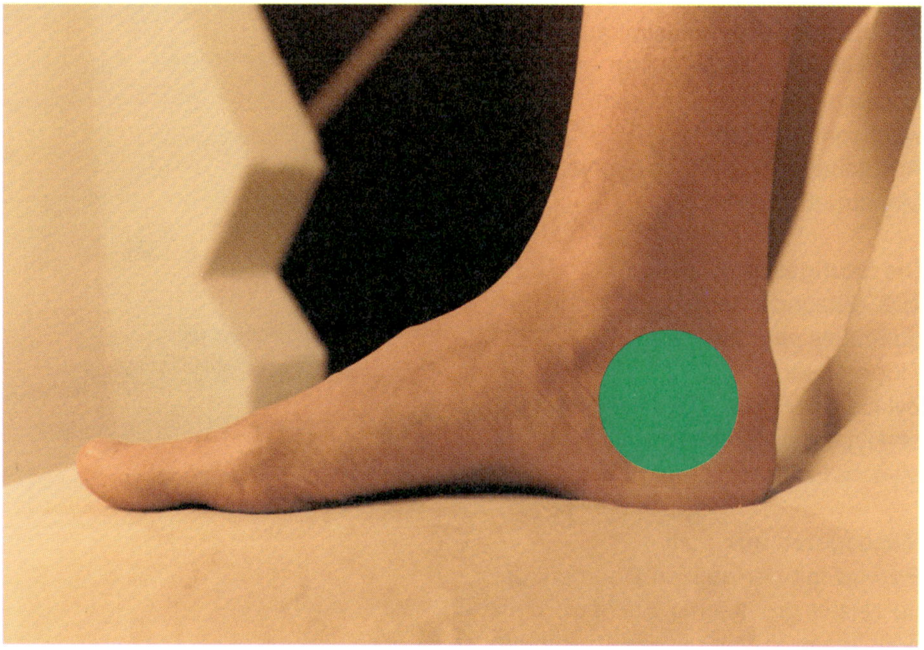

Gebärmutter

„Zone für das kleine Becken innen"

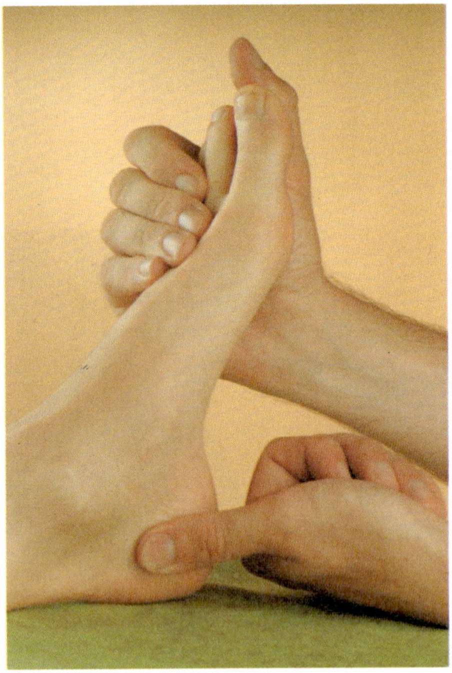

Zonenverlauf:
Befindet sich im Bereich der Zone für das kleine Becken innen an der Seitenfläche des Calcaneus hinter dem Innenknöchel.

Organfunktion:
Geburtshöhle
Die Gebärmutterschleimhaut dient der Nidation (Einnistung) der befruchteten Eizelle und dem Heranwachsen der Frucht.
Ausstoßung der Schleimhaut im Menstruationszyklus

Die häufigsten Störungen:
z. B. entzündliche Erkrankungen (Endometritis etc.)
Fluor (Ausfluß)
Zyklusstörungen (Dysmenorrhö/Hypo-Hypermenorrhö etc.)
Myome/Polypen/Tumore

Massagetechnik:
Es wird mit der ganzen Daumenkuppe relativ großflächig gekreist, quer oder längs zum Fußverlauf; gut die Haut gegenüber dem Unterhautbindegewebe verschieben!

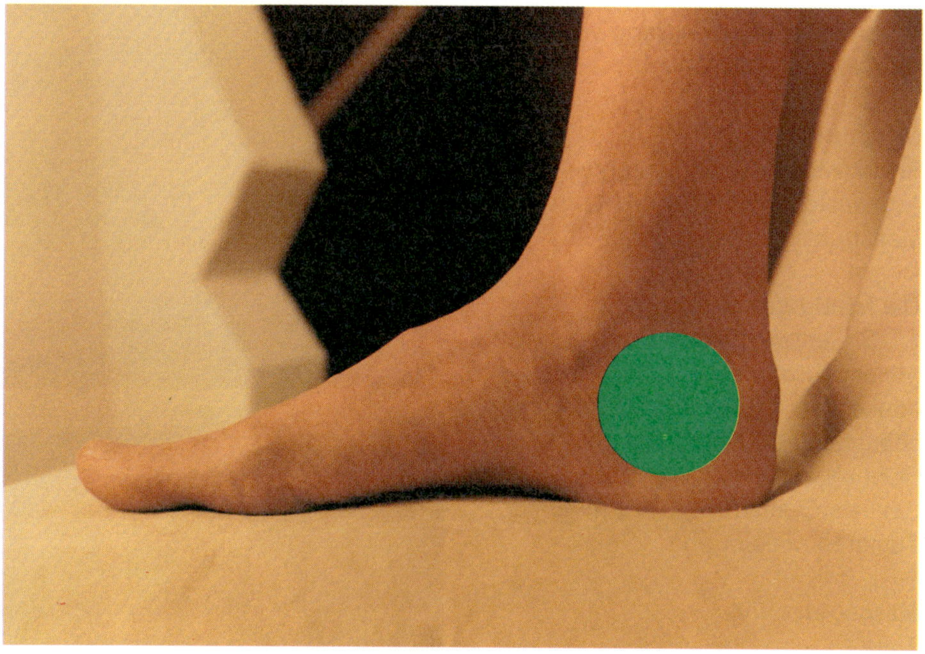

Äußeres Genitale
Vagina/Vulva/Penis/Urethra

Zonenverlauf:

Zone 1: (Abb. oben)
Diese Zone befindet sich im Bereich der Zone für das kleine Becken innen (siehe Seite 31).

Zone 2: (Abb. unten und S. 105)
Eine weitere Zone für das äußere Genitale befindet sich an der Fußsohle im Bereich der Fersenauftrittsfläche, in der Mitte, am Übergang vom mittleren in das letzte Drittel.

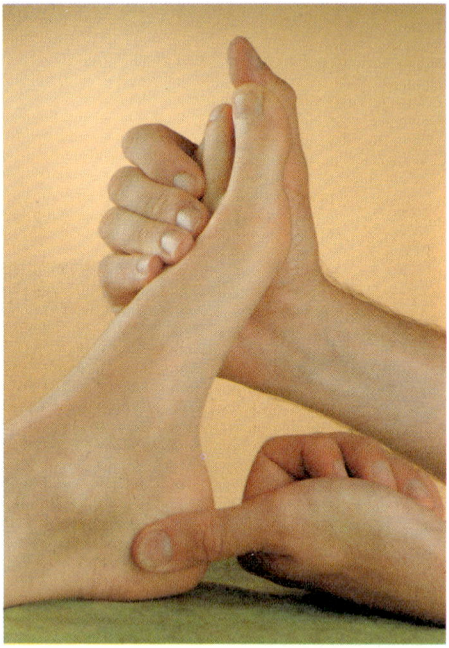

Organfunktion:
Sexualverkehr/Fortpflanzung
Ausscheidung (Harn: Urethra — Menstruationsblut: Vagina)

Die häufigsten Störungen:
z. B. entzündliche Erkrankungen (Kolpitis/Urethritis/Balanitis etc.)
Infektionen (Soor/Gonokokken/Trichomonaden/Chlamydien etc.)
Fluor (Ausflußbeschwerden)
Sexualstörungen
Tumorerkrankungen

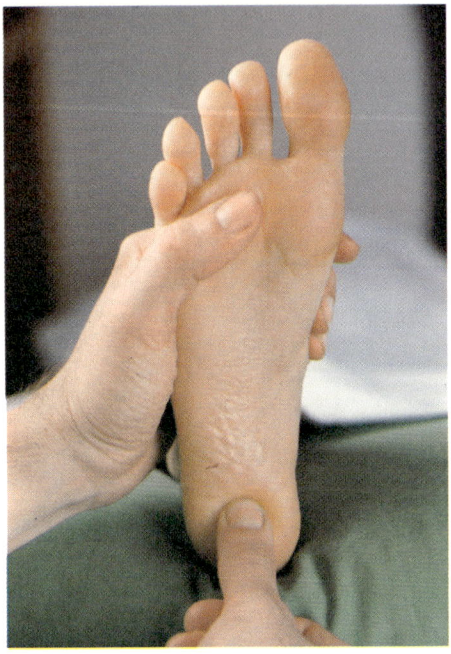

Massagetechnik:

Zone 1:
Es wird mit der ganzen Daumenkuppe relativ großflächig gekreist, quer oder längs zum Fußverlauf, gut die Haut gegenüber dem Unterhautbindegewebe verschieben!

Zone 2:
Mit der Kuppe des Daumens in Längsrichtung mit stärkerem Druck (viel Bindegewebe und Fettgewebe).

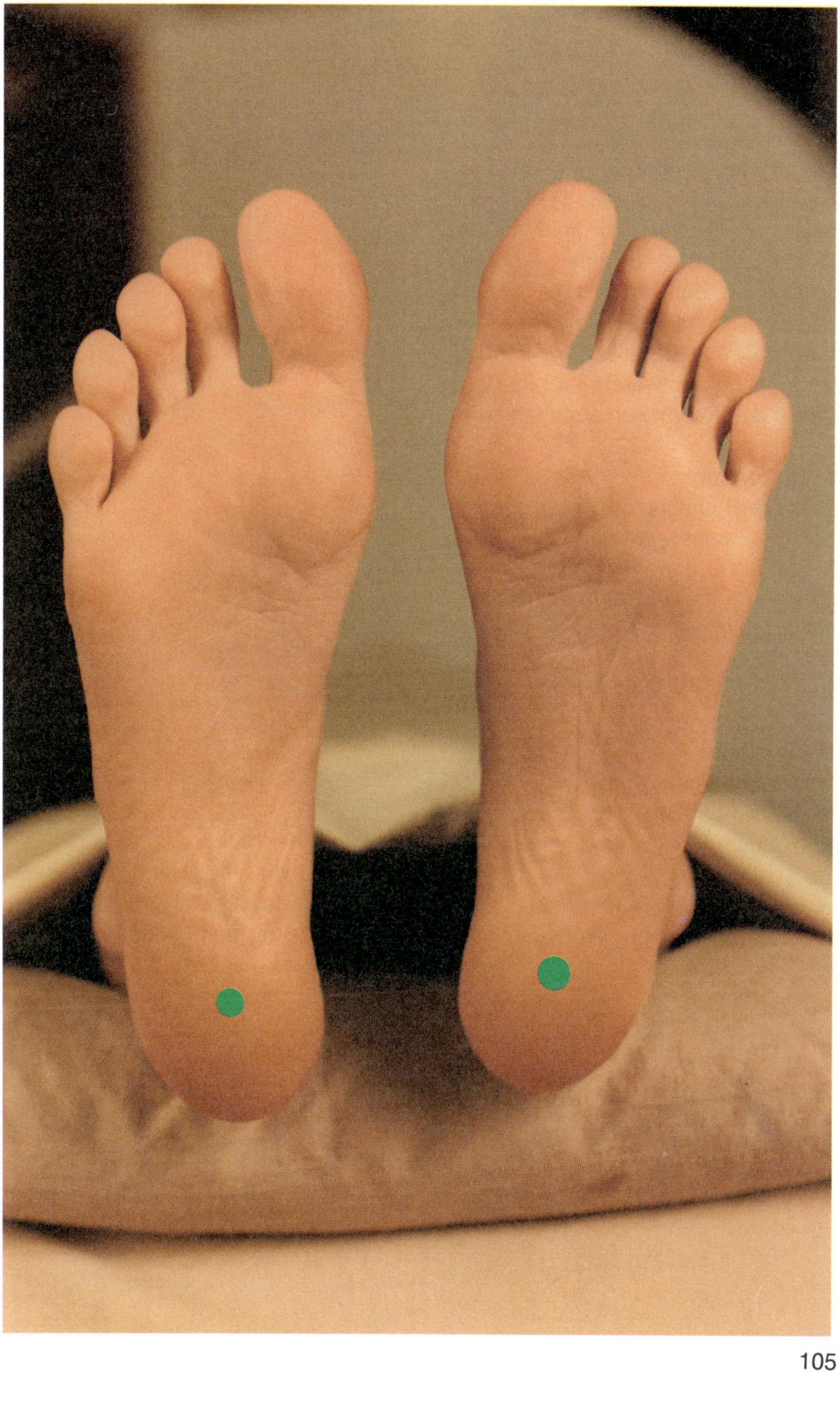

Herz/Kreislauf, Lunge/Atmung

Herz/Kreislauf

Zonenverlauf:
Da das Herz im Körper eher links gelagert ist, finden wir die Reflexzone dafür am Fuß auch *nur links,* im Bereich des 2. bis 3. Strahles, dicht unterhalb der Ballenauftrittsfläche, am oberen Rand des Fußgewölbes. Die gestörte, schmerzhafte Zone kann allerdings bei schwereren Erkrankungen in den Fußrücken ausstrahlen!

Organfunktion:
Zentrale Pumpstation/Motor des Lebens — befördert sauerstoffreiches Blut in die Organe und in die Körperperipherie, sauerstoffarmes, CO_2-reiches Blut in den Lungenkreislauf.

Die häufigsten Störungen:
z. B. Angina pectoris
Herzinfarkt
chronische Insuffizienz
Kardiomyopathie
Entzündungen (Endo-/Myo-/Perikarditis)
Herzrhythmusstörungen
Herzneurose/nervöse Herzbeschwerden

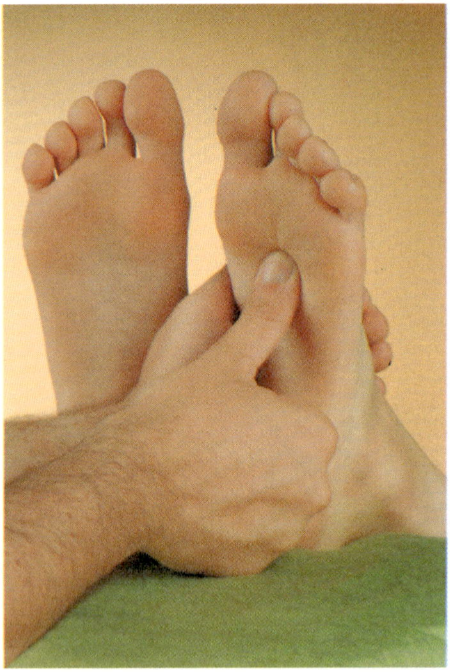

Massagetechnik:
Während die eine Hand den linken Fuß hält, wird die Herzzone längs zur Fußachse mit dem Daumen der anderen Hand massiert.

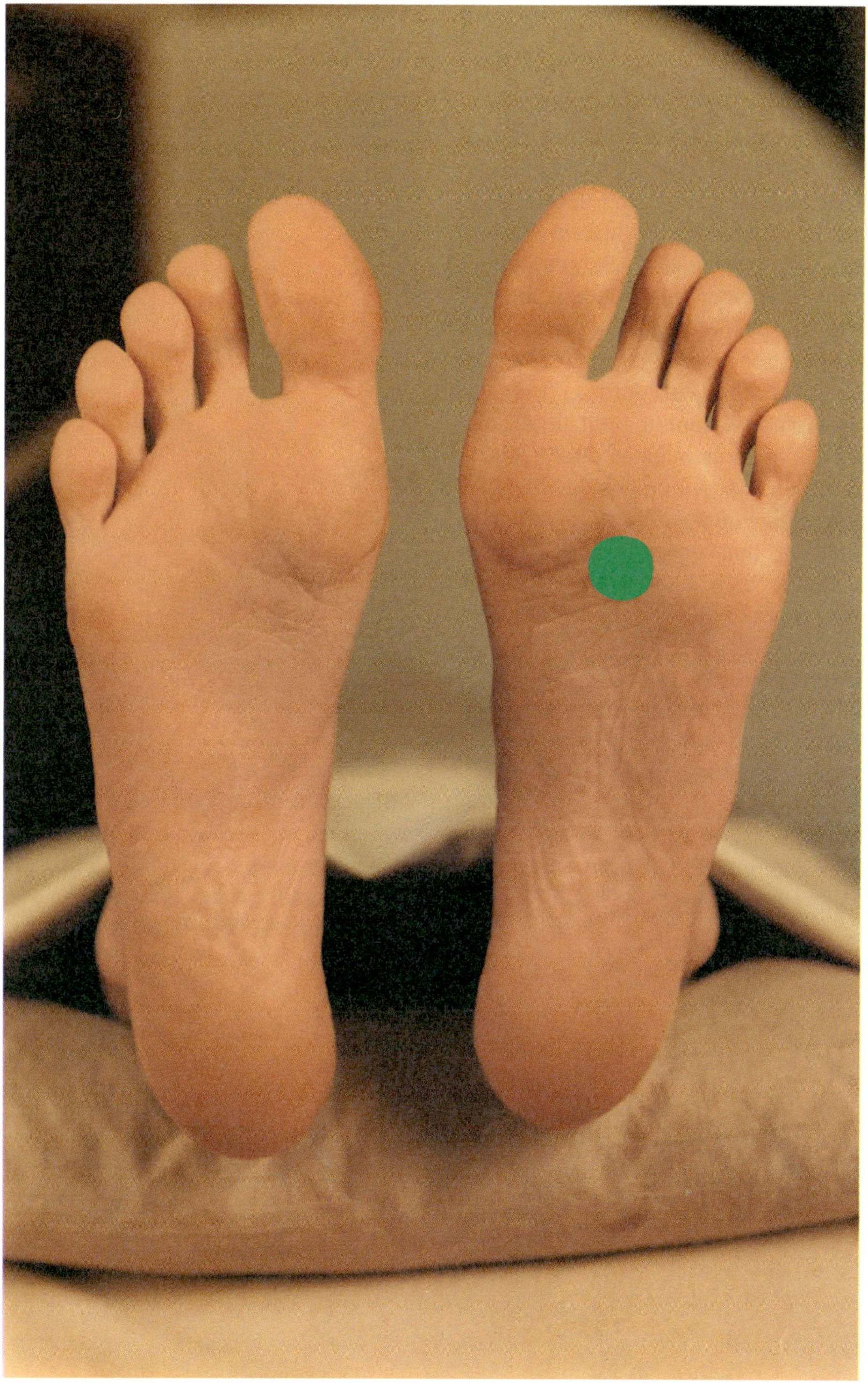

Das Zwerchfell

Zonenverlauf:
Es handelt sich um einen schmalen Streifen (wie auch im Körper direkt unterhalb der Zehenballenauftrittsfläche) am Übergang zum Fußgewölbe. Die Zone beginnt am linken Fuß etwas unterhalb der Schulterzone, zieht quer über das Fußgewölbe etwas unterhalb des Herz-Kreislaufpunktes zur Innenseite, setzt sich auf dem anderen Fuß fort — beginnt etwa einen Daumen breit unterhalb der Schilddrüsenzone direkt oberhalb des Magenpunktes, zieht quer über das Fußgewölbe zum äußeren Fußrand hin, oberhalb des Leber-Gallenpunktes bis zur Außenkante des rechten Fußes.

Organfunktion:
Hilft bei der Atembewegung mit.
Trennt den Bauchraum von den Organen des Brustkorbes.

Die häufigsten Störungen:
z. B. Zwerchfellhochstand
Zwerchfellähmung
Hernie
Muskulöse Verkrampfung

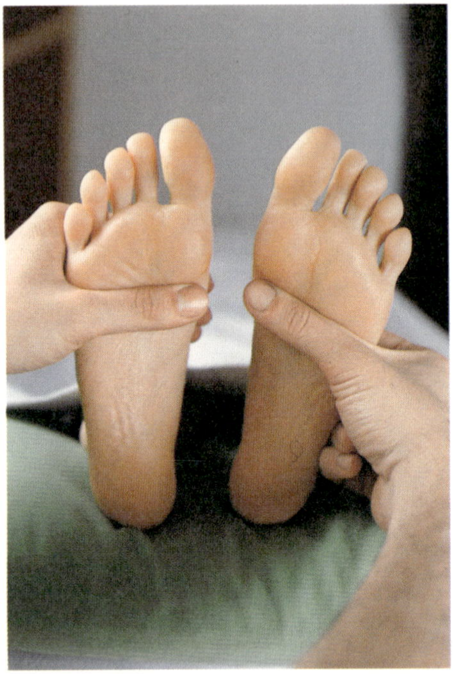

Massagetechnik:
Massiert wird im Zuge des Streifenverlaufes, am rechten Fuß im Bereich des 5. Strahles beginnend, quer zum Fußgewölbe bis zur Innenseite, danach wechselt man auf den anderen Fuß.

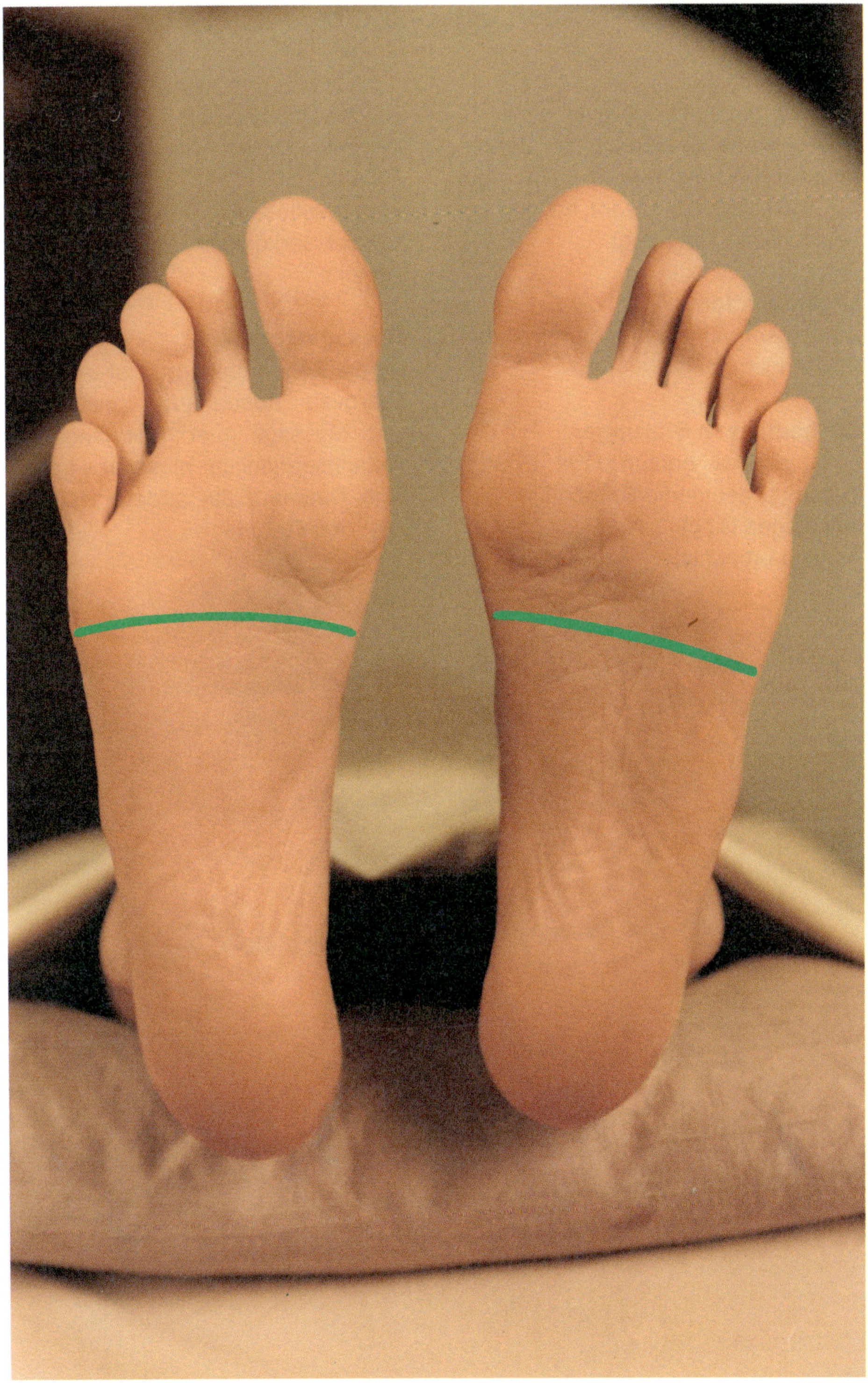

Die Lunge/Atmung

Zonenverlauf:
Die Lungenzone erstreckt sich auf der Fußsohle im Bereich der Zehenballenauftrittsfläche vom 2. bis zum 4. Strahl. Sie ist wie im Körper auf beiden Seiten angelegt.

Organfunktion:
Atmungsorgan (Sauerstoffaufnahme/ CO_2-Abgabe)

Die häufigsten Störungen:
z. B. diverse entzündliche Erkrankungen (Pneumonie/Bronchitis)
Infektionen (Tbc)
Asthma bronchiale
Lungenemphysem
Zystenlunge
Atelektasen
Bronchiektasen
Fibrose/Sarkoidose
Tumore

Massagetechnik:
Da die Zone relativ groß ist und eine querovale Ausdehnung besitzt, ist eine Massage quer oder längs zur Fußachse möglich. Massiert wird mit dem Daumen, die andere Hand fixiert den Fuß.

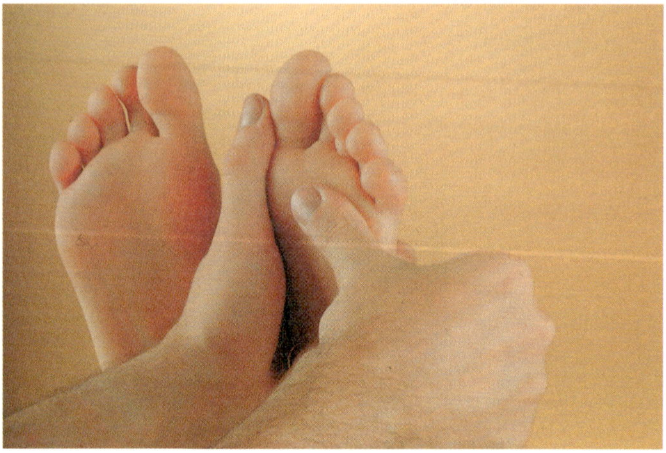

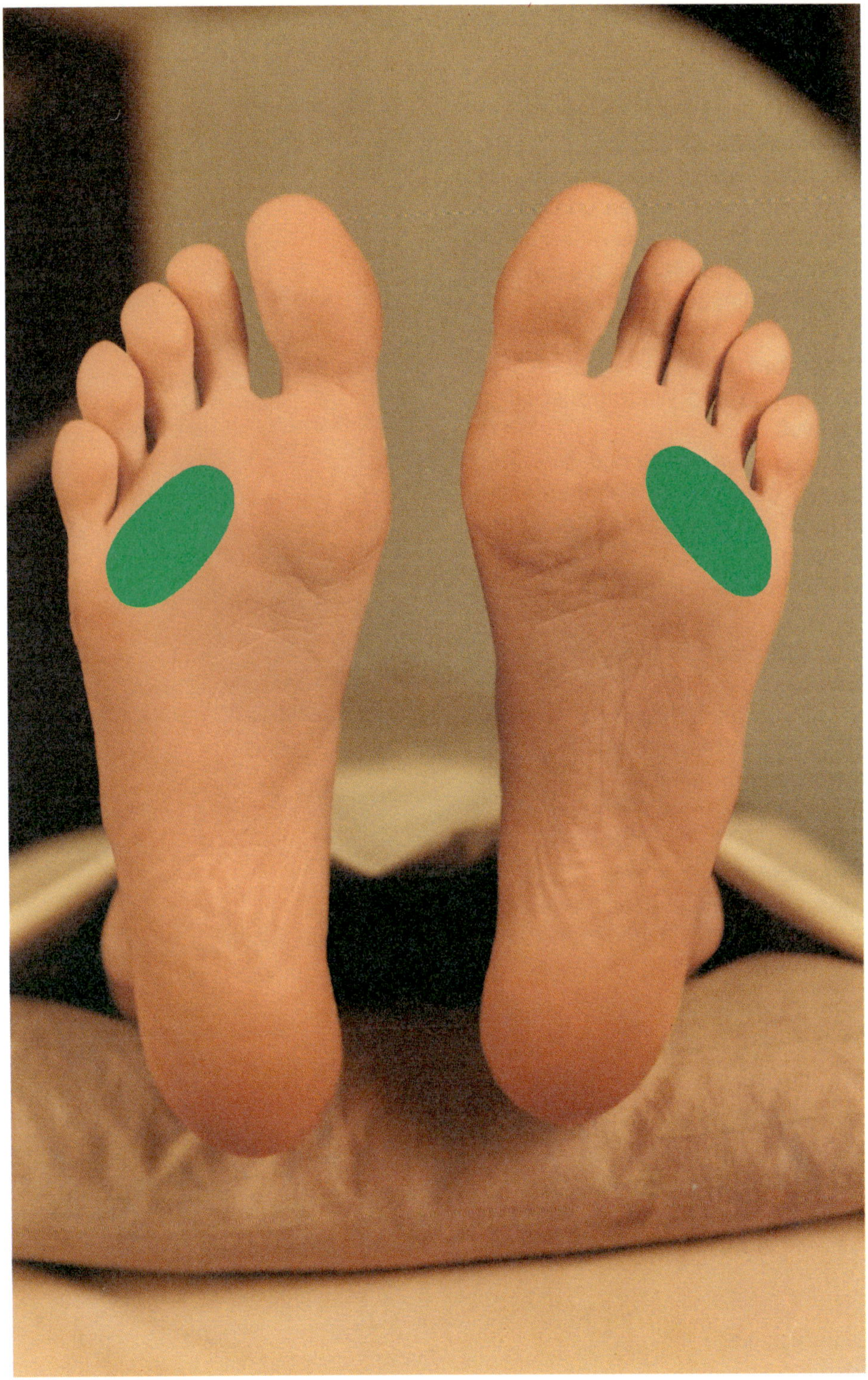

Die Bronchien/Lungenstiel

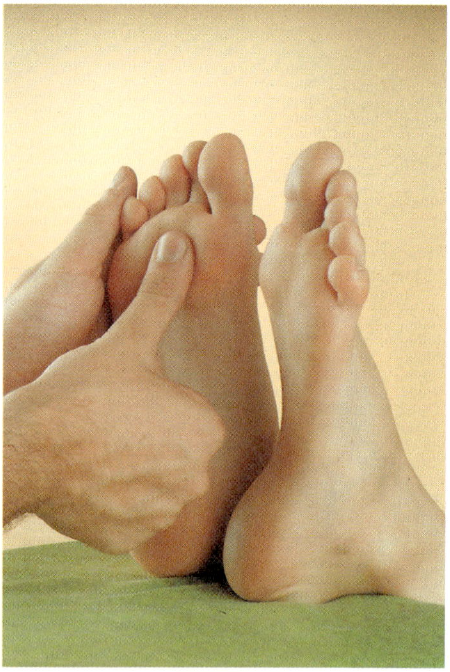

Zonenverlauf:
Die Zone findet sich im Bereich der Zehenballenauftrittsfläche medial (der Mitte zu) der Lungenzone, zwischen Großzehenballen und den Zehenballen des 2. Zehs — erkennbar an einer kleinen Rinne, die zwischen beiden Ballen abwärts zieht.

Organfunktion:
Erwärmung und Weitertransport der Atemluft
Rücktransport von Schad- bzw. Reizstoffen über das Schleimhautepithel in Richtung Mundhöhle (Sekret bzw. Sputum)
Produktion von Bronchialschleim

Die häufigsten Störungen:
z. B. Entzündung
Bronchitis (akut/chronisch)
Spasmus: Asthma bronchiale, spastische Bronchitis
Erweiterung: Bronchiektasen

Massagetechnik:
Diese schmale, längsverlaufende Zone wird auch mit längsgerichtetem Daumen massiert.

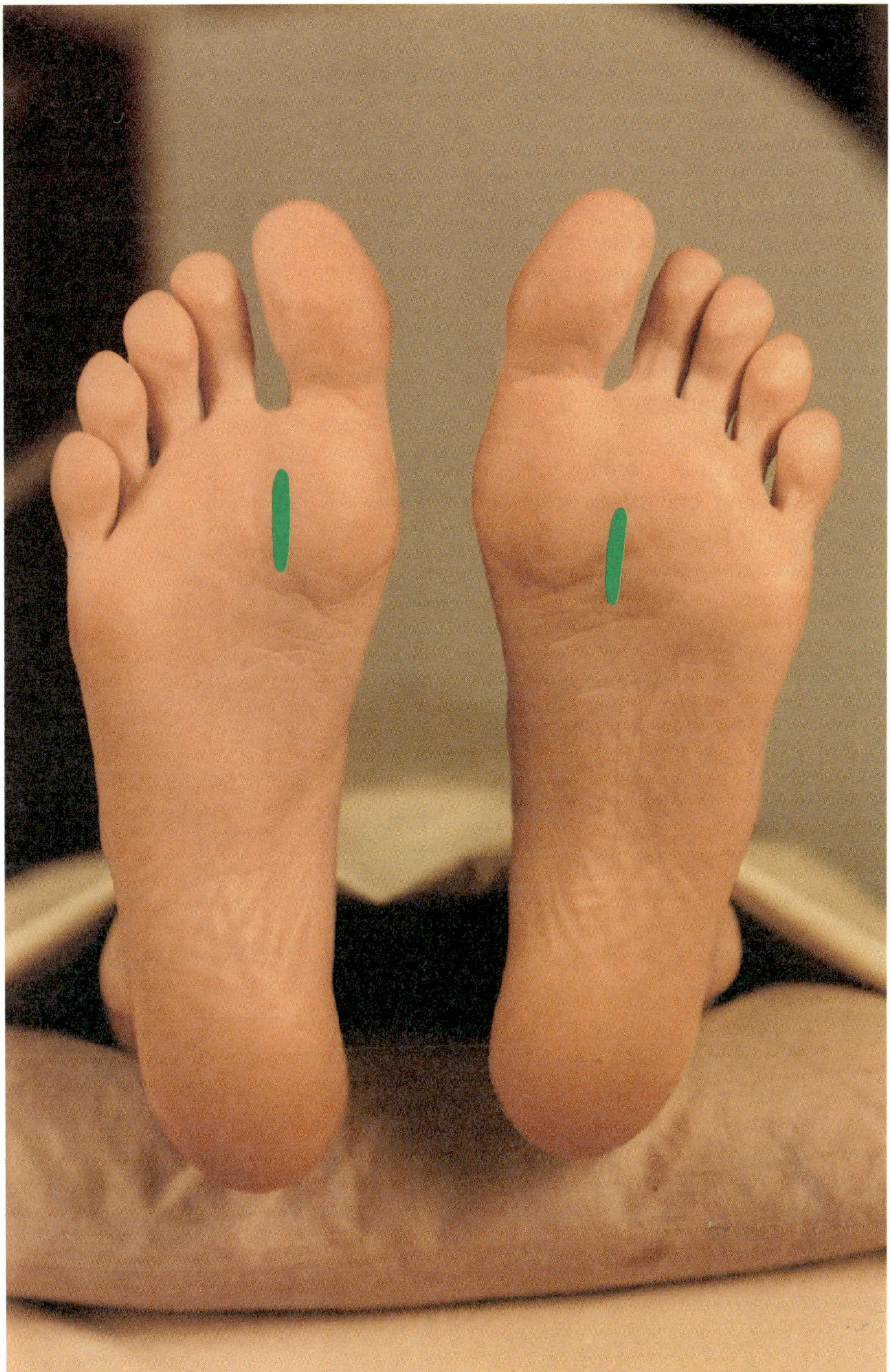

Verdauungsorgane

Die Leber/Gallenblase

Zonenverlauf:
Die Zone für Leber und Galle befindet sich am rechten Fuß (im Körper ist das Organ auch rechts unter dem rechten Rippenbogen angelegt), und zwar im Bereich des 3. bis 5. Strahles, etwas unterhalb der Zehenballenauftrittsfläche (anatomisch gesehen an der Unterseite des 3. bis 5. Metatarsalknochens). Es ist eine Zone, etwa so groß wie eine mittlere Münze, welche bei entsprechender Störung auch auf den Fußrücken und in die benachbarten Zonen überstrahlen kann.

Organfunktion:
Leber:
Entgiftung/Ausscheidung (Stoffwechselendprodukte/Toxine)
Speicherung (Glykogen/Eiweiß/Vitamine)
Bildung und Ausscheidung der Gallenflüssigkeit
Gallenblase:
Speichert die Gallenflüssigkeit, welche für die Fettverdauung eine große Rolle spielt

Die häufigsten Störungen:
z. B. *Leber:*
Fettleber
akute/chronische Entzündungen (Hepatitis)
Leberzirrhose/Tumorerkrankungen
Gallenblase:
Entzündungen (Cholezystitis, Cholangitis etc.)
Steinleiden (Koliken etc.)
Dyskinesien
Tumore

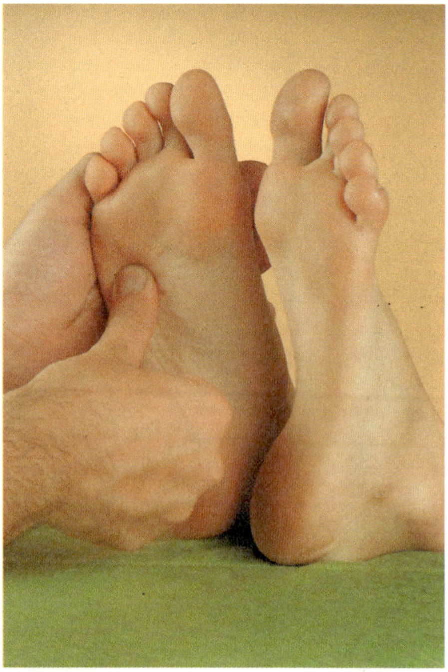

Massagetechnik:
Diese Zone wird aufgrund ihrer relativ geringen Ausdehnung am besten mit längs gerichteten Daumen massiert (mit etwas stärkerem Druck und etwas in die Tiefe gehend). Die linke Hand hält von außen den rechten Fuß.

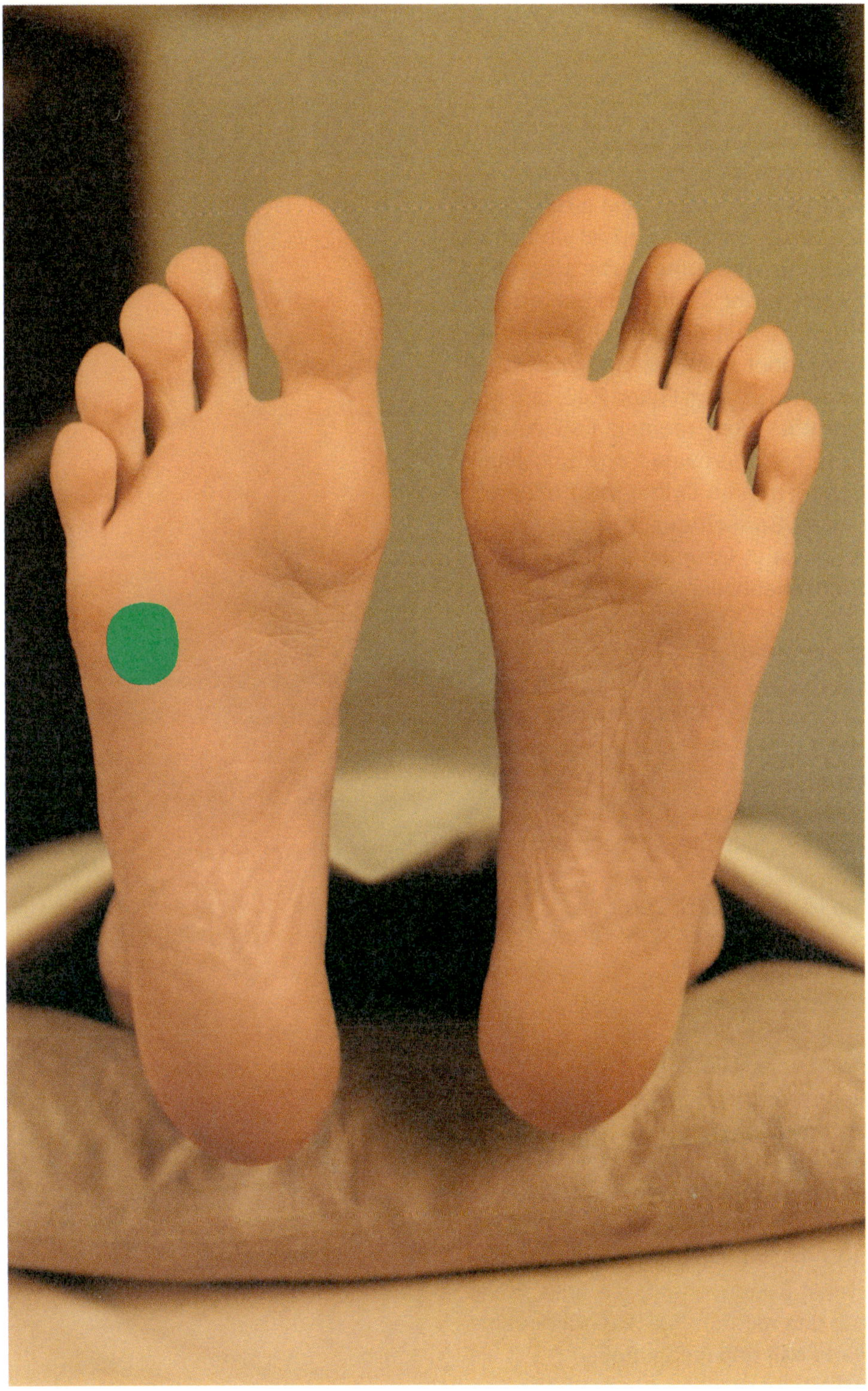

Der Magen

Zonenverlauf:

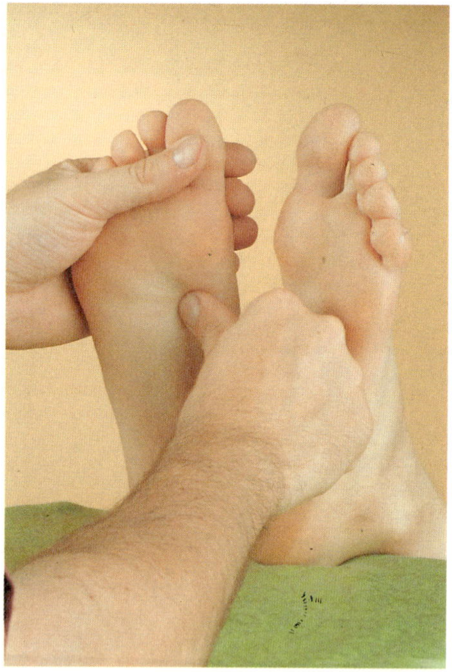

Man unterscheidet eine Haupt- und Nebenzone des Magens. Die Magenhauptzone (Abb. oben) findet sich am rechten Fuß — die Zone strahlt auch etwas auf den linken Fuß über (Nebenzone, Abb. unten), der Übergang zwischen der Zone am rechten und linken Fuß ist fließend. Im allgemeinen ordnet man die Bauchspeicheldrüsen eher dem linken Fuß, den Magen eher dem rechten Fuß zu. Die Zone hat querovale Form und findet sich im oberen Drittel des Fußgewölbes im Bereich des 1. und 2. Strahles — ca. 1 Daumen breit unter dem Großzehenballen.

Organfunktion:

Kurzfristige Speicherung, Durchmischung bzw. Weiterbewegung des Nahrungsbreis, Andauung desselben

Magensaftproduktion zur Verdauung (HCl, Pepsinogen, Schleim etc.)

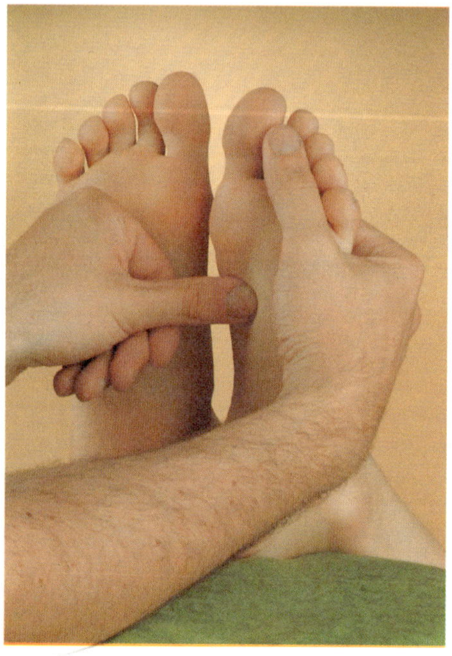

Die häufigsten Störungen:

z. B. Reizmagen
Gastritis
Magengeschwür
Senkmagen
Pylorospasmus
Refluxbeschwerden
Magenkarzinom

Massagetechnik:

Massiert wird mit quer zum Fuß gestelltem Daumen, entsprechend dem ovalen Zonenverlauf, die linke Hand hält den rechten Fuß, bzw. die rechte Hand hält den linken Fuß.

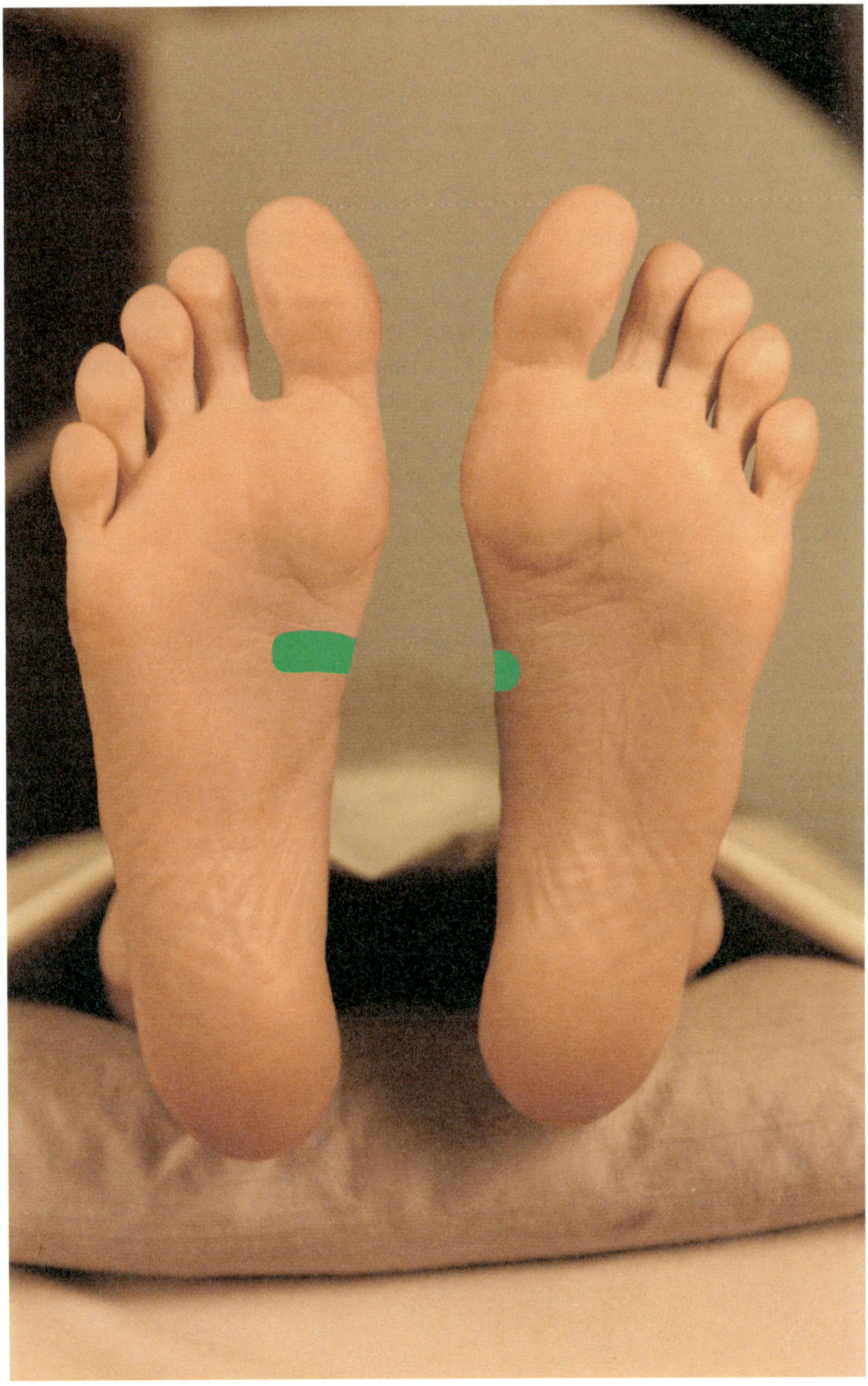

Zwölffingerdarm
(Duodenum)

Zonenverlauf:
Die Zone für das Duodenum findet sich in der Fortsetzung der Magen- und Solarplexuszone am rechten Fuß, ungefähr im Bereich des 3. Strahles.

Die häufigsten Störungen:
z.B. Ulcus duodeni (Geschwür)

Massagetechnik:
Diese Zone wird mit quergestelltem Daumen im Zuge der Massage für Magen und Solarplexus am rechten Fuß meist automatisch mitbehandelt, da sie relativ klein und von den anderen beiden Zonen kaum zu unterscheiden ist. (Ist im Krankheitsfalle immer verbreitert und strahlt immer zur Magenzone hin aus.)

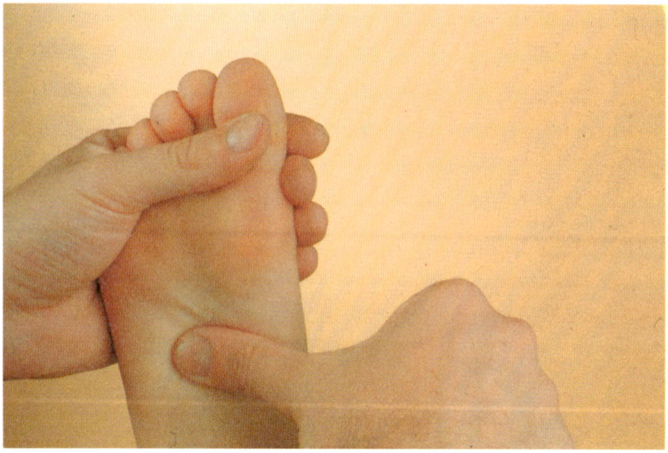

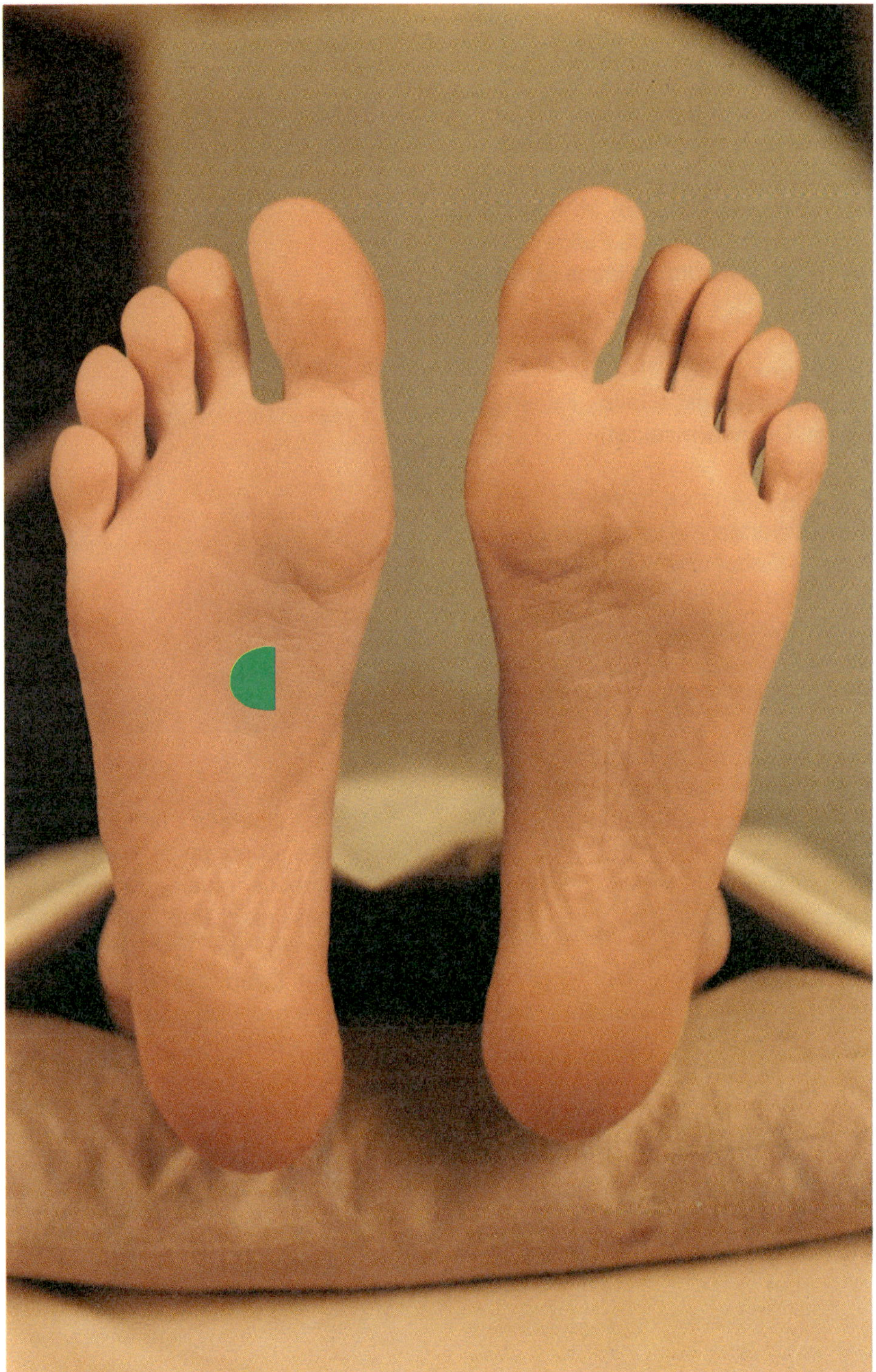

Der Dünndarm

Zonenverlauf:
Es handelt sich um eine ziemlich große Zone, welche an beiden Füßen lokalisiert ist — eine kreisrunde Fläche (ca. fünfmarkstückgroß) im mittleren und unteren Drittel des Fußgewölbes vor der Fersenauftrittsfläche (2. bis 4. Strahl).

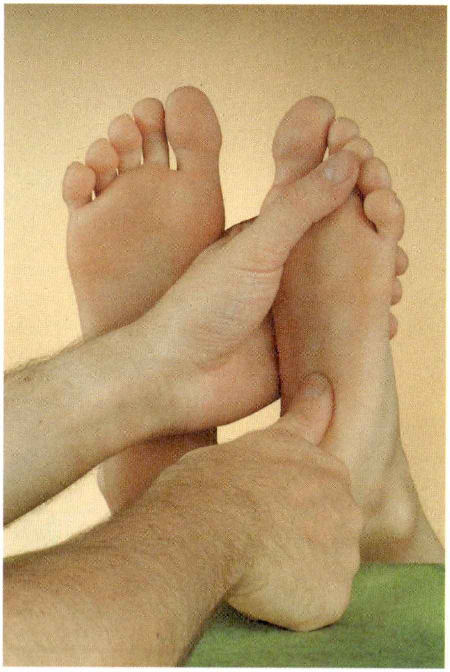

Organfunktion:
Verdauungsarbeit (Galle, Pankreassekret, Dünndarmsekret)
Aufspaltung:
Proteine — Aminosäuren, Peptide
Kohlenhydrate — Dissaccharide
Fette — Fettsäuren, Glycerine etc.
Nahrungsresorption (Aufnahme)
Kohlenhydrate/Fette/Proteine/Vitamine
Weitertransport des Nahrungsrestes

Die häufigsten Störungen:
z. B. Maldigestion (Fehlverdauung)
Malabsorption (Fehlaufnahme)/Malnutrition
Morbus Crohn
Karzinoid

Massagetechnik:
Massiert wird mit längs oder quer gerichtetem Daumen (aufgrund der Größe der Zone spielt die Haltung des Daumens eine untergeordnete Rolle), am linken Fuß mit dem rechten Daumen, am rechten Fuß mit dem linken Daumen, während die andere Hand den Fuß stützt.

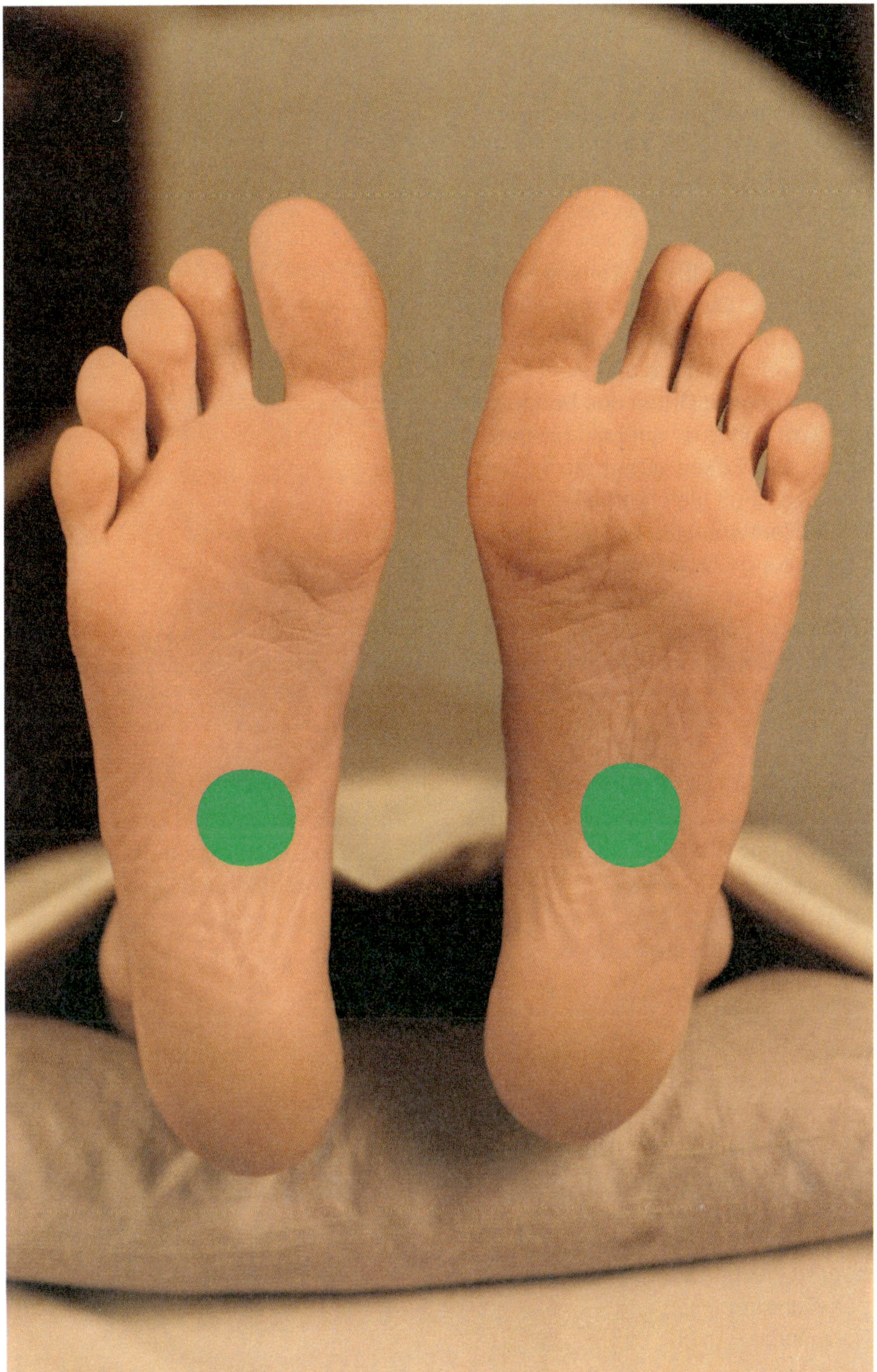

Der Dickdarm

Zonenverlauf:
Man unterscheidet: aufsteigender Dickdarm (Abb. a), Querdarm (Abb. b), absteigender Dickdarm (Abb. c), S-Darm (Abb. d), Enddarm (Abb. e).
Man beginnt mit der Zone des aufsteigenden Dickdarms am rechten Fuß (4. bis 5. Strahl) oberhalb der Fersenauftrittsfläche und zieht hinauf bis zum oberen Drittel des Fußgewölbes, von dort quer hinüber zur Innenkante des Fußes (Querdarm), setzt am linken Fuß gleichermaßen fort bis zur Außenkante (4. bis 5. Strahl — Fortsetzung Querdarm) und zieht dann in einer S-förmigen Schleife in Richtung Fersenauftrittsfläche herunter (S-Darm), um seitlich am Fuß (1. Strahl) nach unten und hinten verlaufend zu enden (Enddarm).

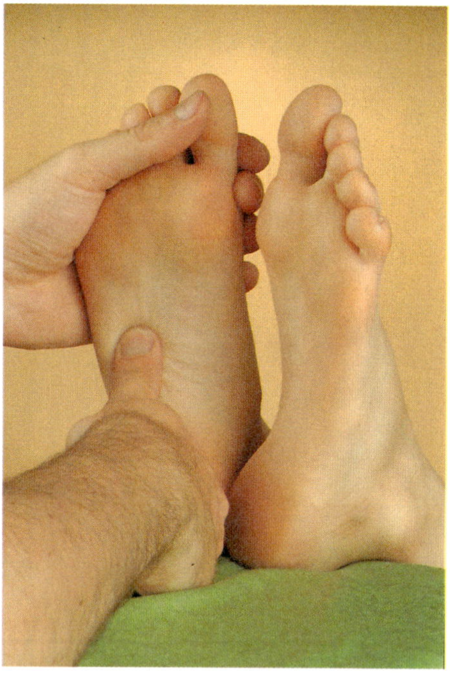
a

Organfunktion:
Eindickung des restlichen Nahrungsbreis durch Rückresorption von Natriumchlorid und Wasser
Kotspeicherung und Ausscheidung bzw. Weiterbewegung des Kotes
Schleimproduktion (Gleitfähigkeit)

Die häufigsten Störungen:
z. B. Obstipation
Reizkolon
(z. B. nervös bedingt)
div. infektiöse Duchfallerkrankungen
Megakolon
diverse Entzündungen
(z. B. Colitis ulcerosa etc.)
Darmverschluß (Ileus)
diverse maligne Erkrankungen (Tumore)
Polypen/Divertikel

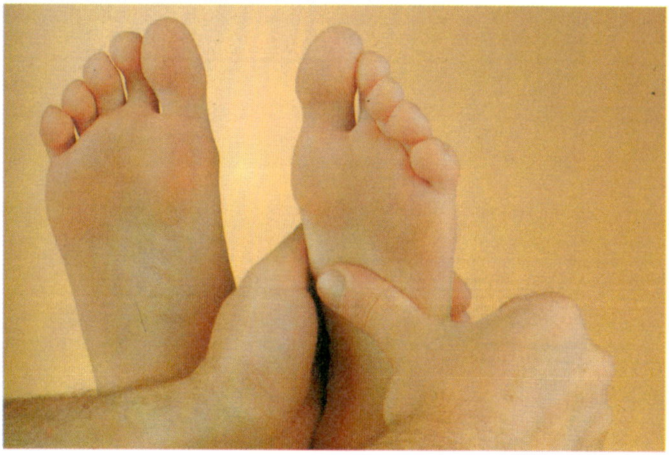
b

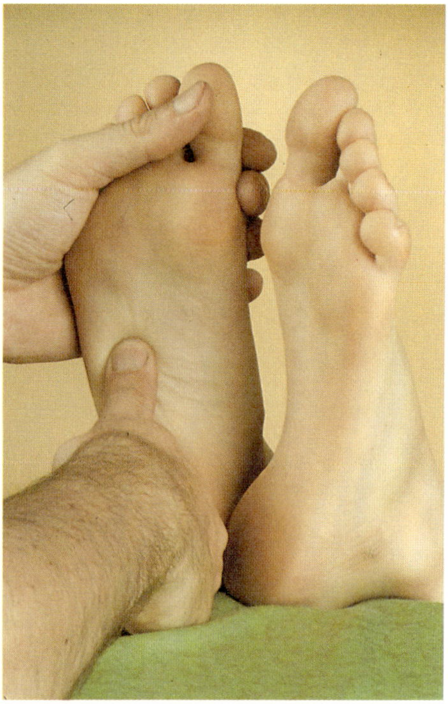
c

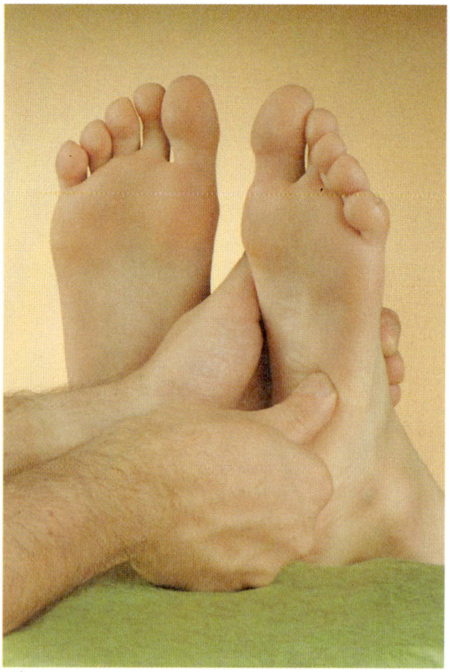
d

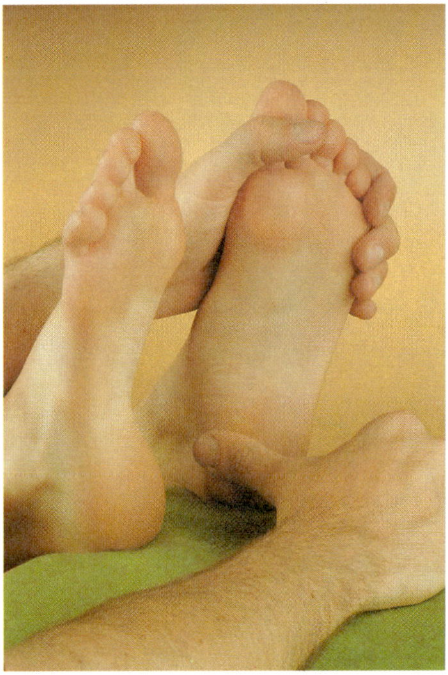
e

Massagetechnik:

Am rechten Fuß aufsteigend:

Mit längsgerichtetem Daumen der rechten Hand, die linke Hand hält.

Querdarm:

Mit quergerichtetem Daumen, rechte Hand führt aus, linke Hand hält — Fortsetzung am linken Fuß.

Absteigender Dickdarm bzw. S-Darm:

rechter Daumen längsgerichtet, linke Hand hält, Massage schleifenförmig nach unten.

Enddarm:

linker Daumen am linken Fuß an der Innenkante (1. Strahl) nach unten, mit dem rechten Daumen am rechten Fuß (Innenkante bzw. 1. Strahl).

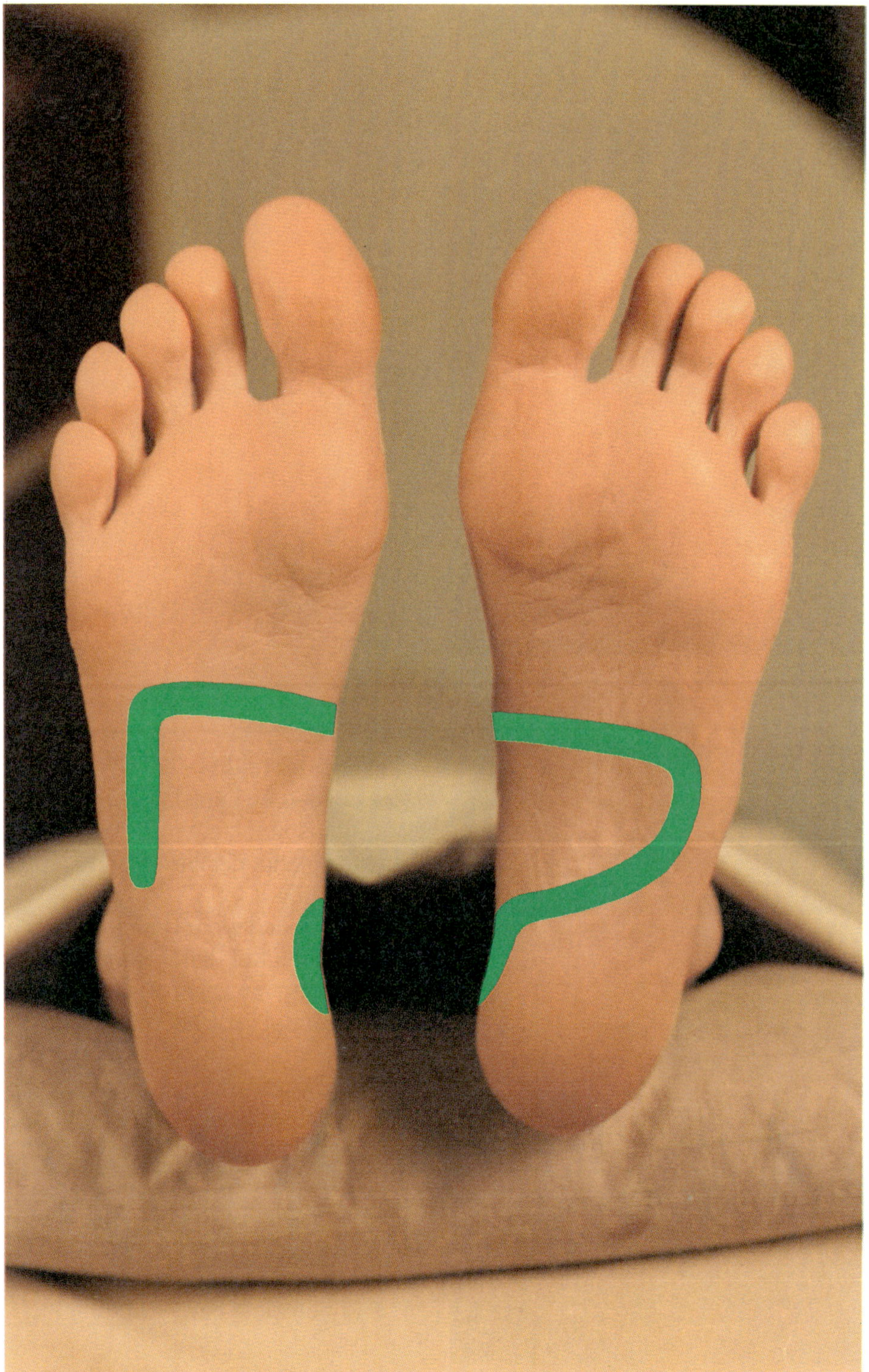

Der ganze Bauchraum

Zonenverlauf:
Diese Zone findet sich in der Innenseite des Fußes — es ist ein kreisrunder Bezirk direkt unterhalb des Innenknöchels.

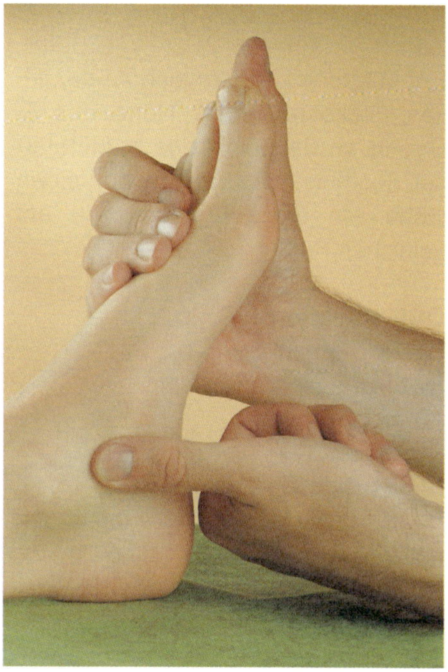

Organfunktion:
Die Grenzen des Bauchraumes bilden das Zwerchfell und der Rippenbogen einerseits nach oben hin, das Bauchfell andererseits nach unten gegen das Becken zu. Dieser Raum beherbergt den Verdauungstrakt, angefangen von Magen, Bauchspeicheldrüse, Zwölffingerdarm, Leber, Galle, Milz, große Gefäße, das Dünndarmkonvolut und den Dickdarm und andere Organe.

Massagetechnik:
Massiert wird mit der Daumenkuppe quer zur Längsachse des Fußes.

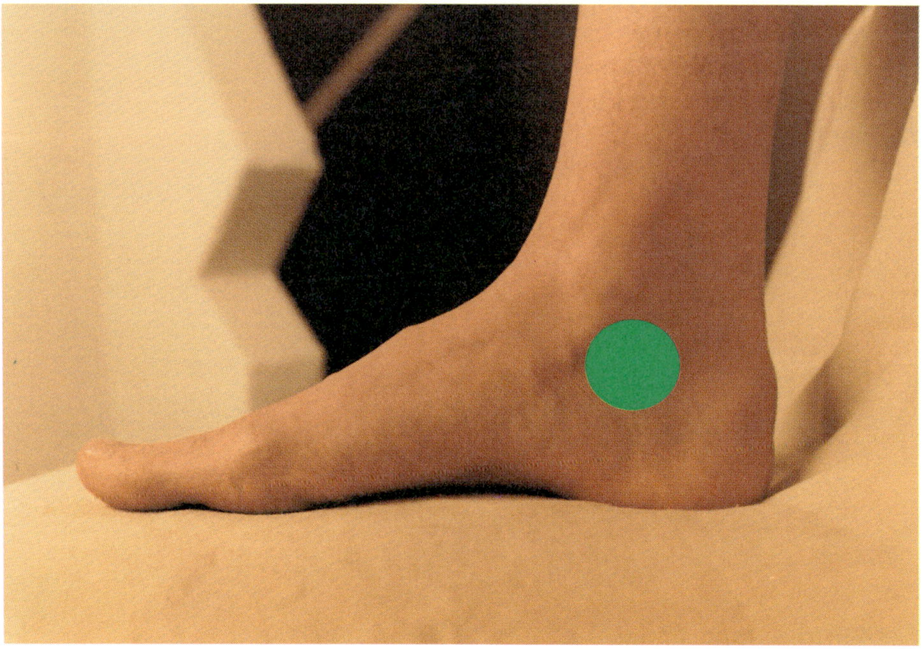

Lymphatisches System, Abwehr

Die Milz

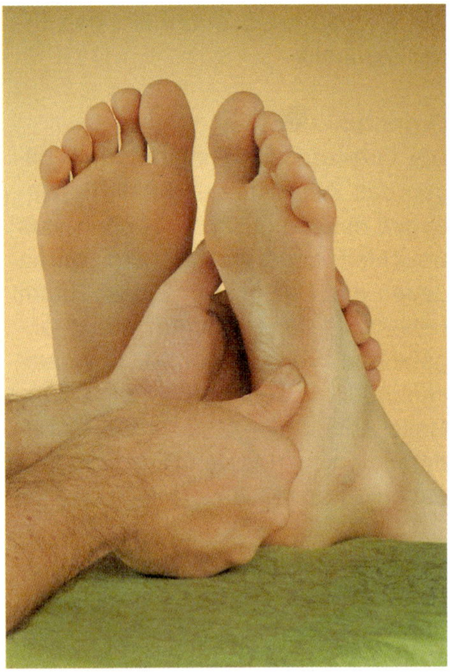

Zonenverlauf:

Die Milzzone befindet sich an der *linken* Fußsohle in der Höhe des 5. Strahls an der Basis des 5. Metatarsalknochens, ungefähr in derselben Höhe wie die Hüftgelenkzone am seitlichen Fuß.

Organfunktion:

Speicherorgan
Blutbildungsorgan
Abwehrfunktion

Die häufigsten Störungen:

z. B. traumatische Verletzungen (Milzriß)
Milzbeteiligung bei malignen Bluterkrankungen

Massagetechnik:

Mit langsamen Kreisungen wird mit der rechten Hand in der Längsrichtung zum Fußgewölbe massiert, während die linke Hand den Fuß von innen her hält.

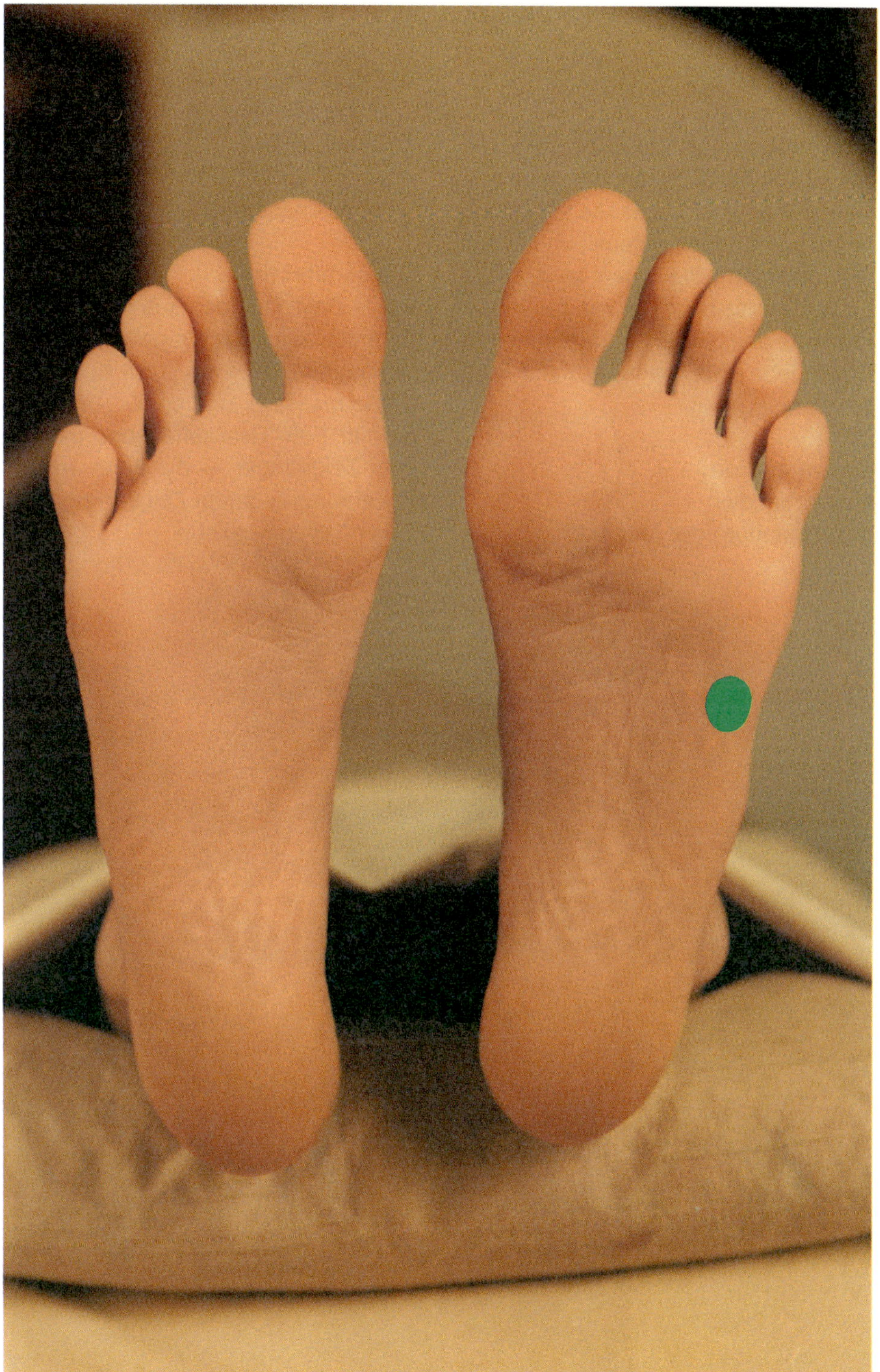

Die Tonsillen

Zonenverlauf:
Die Tonsillen ordnet man zwei verschiedenen Zonen zu. Einerseits findet man eine Zone an der *lateralen Seitenfläche* des *Großzehs* zwischen 1. Interphalangealgelenk und dem Grundgelenk ganz unten an der Basis, andererseits an der *medialen Seitenfläche* des Grundphalangen der *2. Zehe* (siehe Abb. unten) — nahe dessen Basis.

Organfunktion:
Abwehrfunktion
„Polizeistation" der Mundhöhle

Die häufigsten Störungen:
z. B. Angina tonsillaris
Tonsillarabszeß
Angina Plaut-Vinzenti
Mononukleose etc.

Massagetechnik:
Beide Zonen werden aus praktischen Gründen mit dem Zeigefinger (Kuppe) quer im 90°-Winkel zur Knochenachse massiert, und zwar
rechter Fuß: Großzehenzone mit linkem Zeigefinger — die Zone an der 2. Zehe mit rechtem Zeigefinger
linker Fuß: umgekehrt

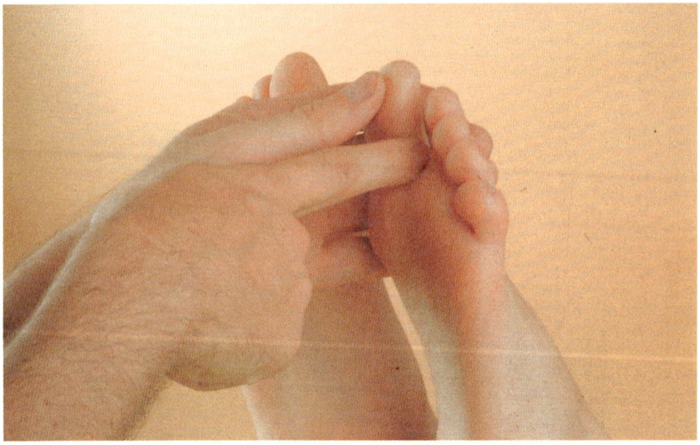

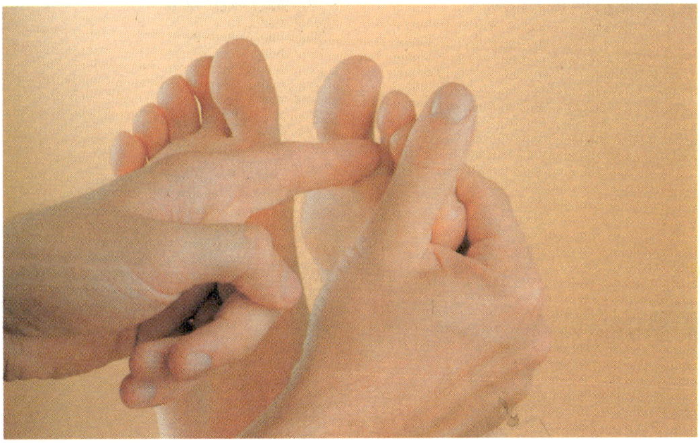

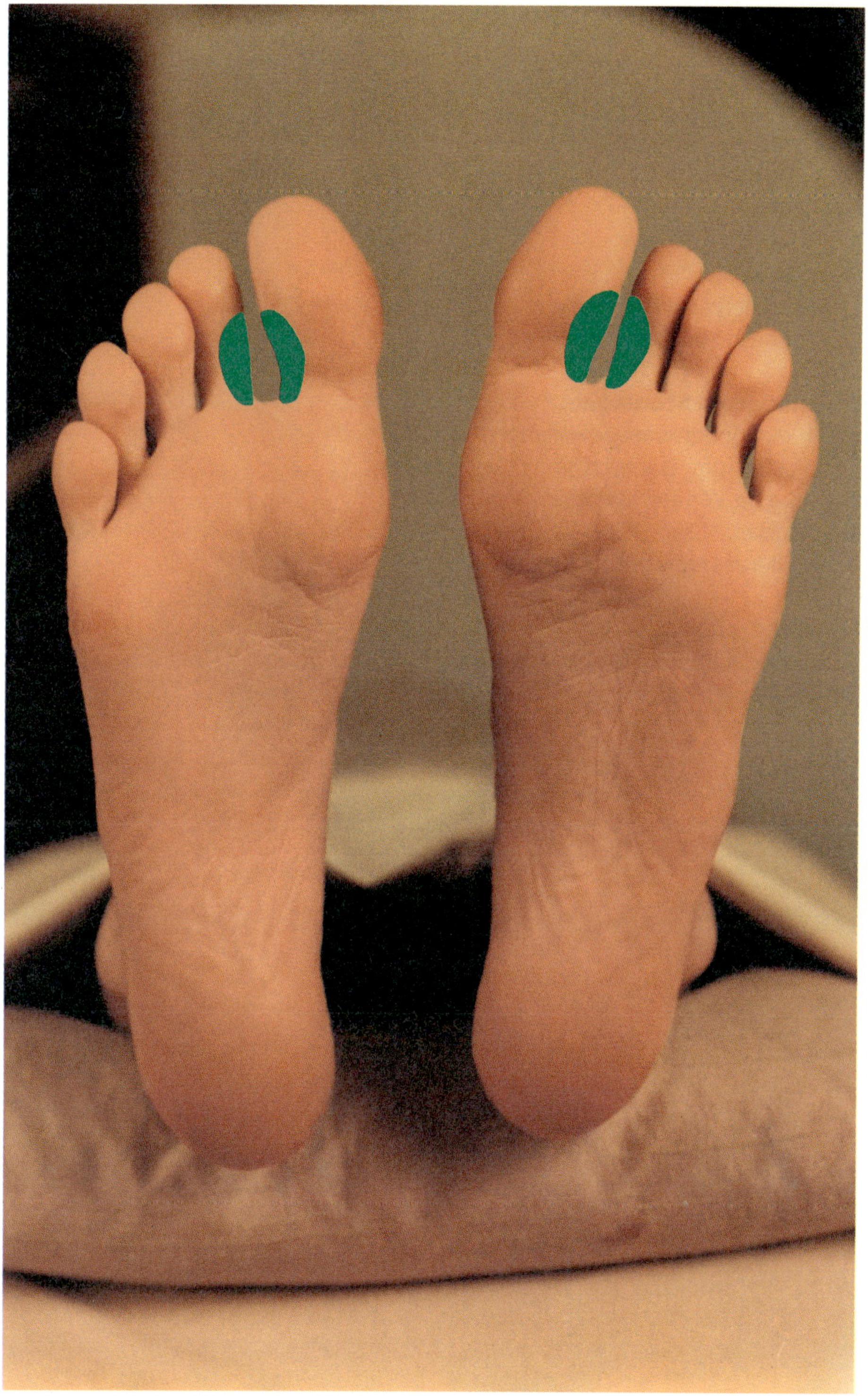

Die Achselhöhle

Zonenverlauf:
Diese Zone befindet sich in einer ovalen Verlängerung der Schulterzone in Richtung Fußrücken bzw. zur Fußmitte hin.

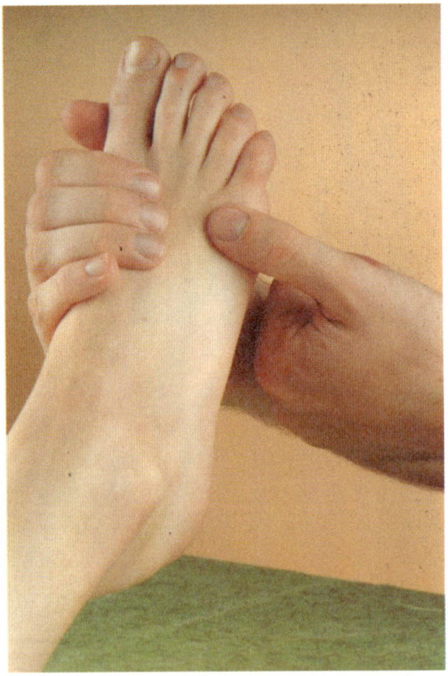

Organfunktion:
Lymphknoten: Abwehrfunktion (Infektionen/Entzündungen)

Die häufigsten Störungen:
z. B. Lymphdrüsenschwellung — entzündlich (im Rahmen von Infekten) oder im Verlauf von malignen Erkrankungen
Schweißdrüsenabszeß

Massagetechnik:
Wird quer zum Fußrücken massiert mit der Daumenkuppe.

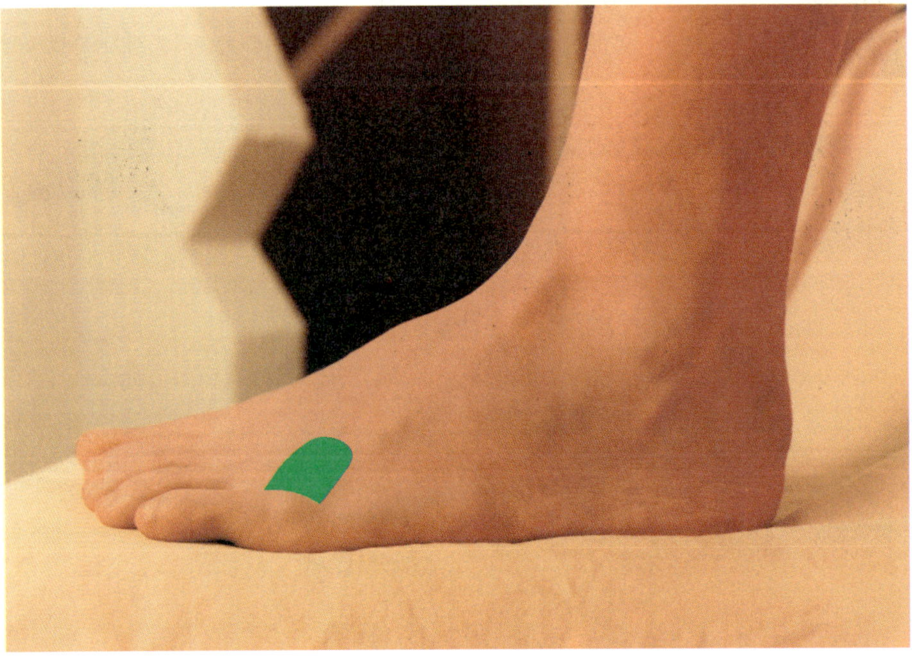

Die Leiste

Zonenverlauf:
Diese Zone stellt die Verlängerung der Hüftzone dar (ähnlich wie bei der Achselzone).

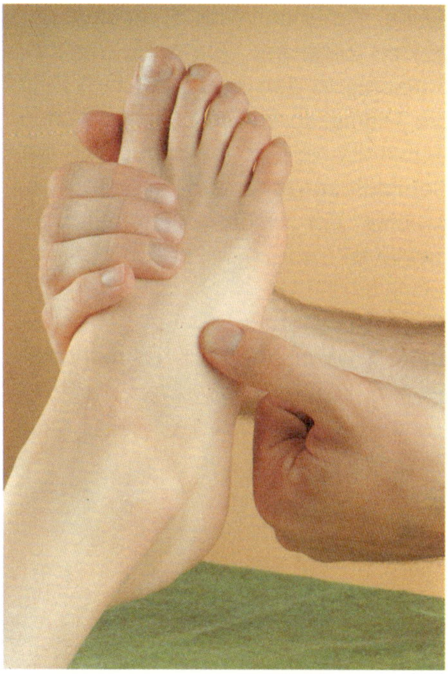

Organfunktion:
Lymphknoten: Abwehrfunktion

Die häufigsten Störungen:
z. B. entzündliche Schwellungen (Infekt)
Metastatische Absiedelungen maligner Tumore

Massagetechnik:
Wird mit dem Daumen quer zur Längsachse des Fußes massiert (ohne Zangengriff).

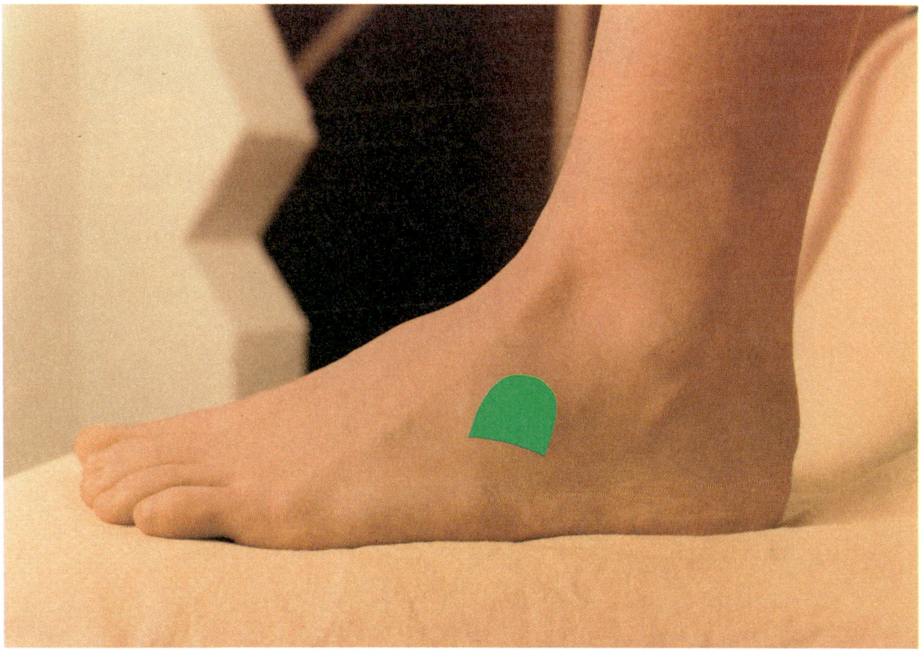

Der Thymus

Zonenverlauf:
An der Kante des Grundgelenkes der großen Zehe am Übergang von der Fußsohle in den seitlichen Fuß liegt die Thymuszone. Sie befindet sich in unmittelbarer Nachbarschaft von der Schilddrüsenzone und dem Bereich, welcher der Halswirbelsäule zugeordnet ist.

Organfunktion:
Beim Erwachsenen ein rudimentäres Organ (Fettgewebe). Ihm wird zu Funktionszeiten (Kindheit) eine Bedeutung im Abwehrsystem zugeschrieben.

Die häufigsten Störungen:
Keine wesentlichen bekannt.

Massagetechnik:
Massiert wird mit der Kuppe des Daumens quer oder längs.

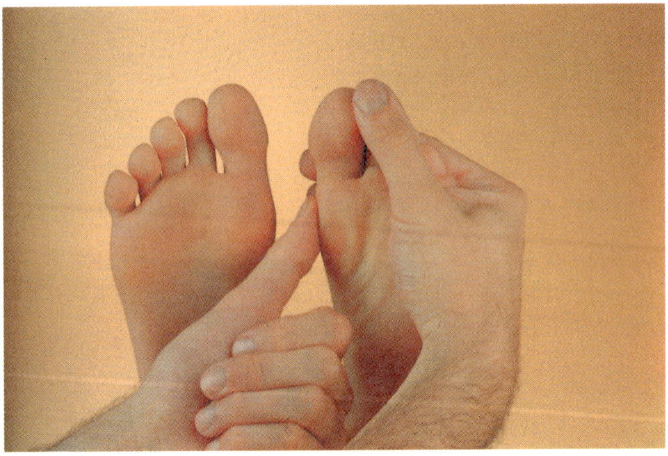

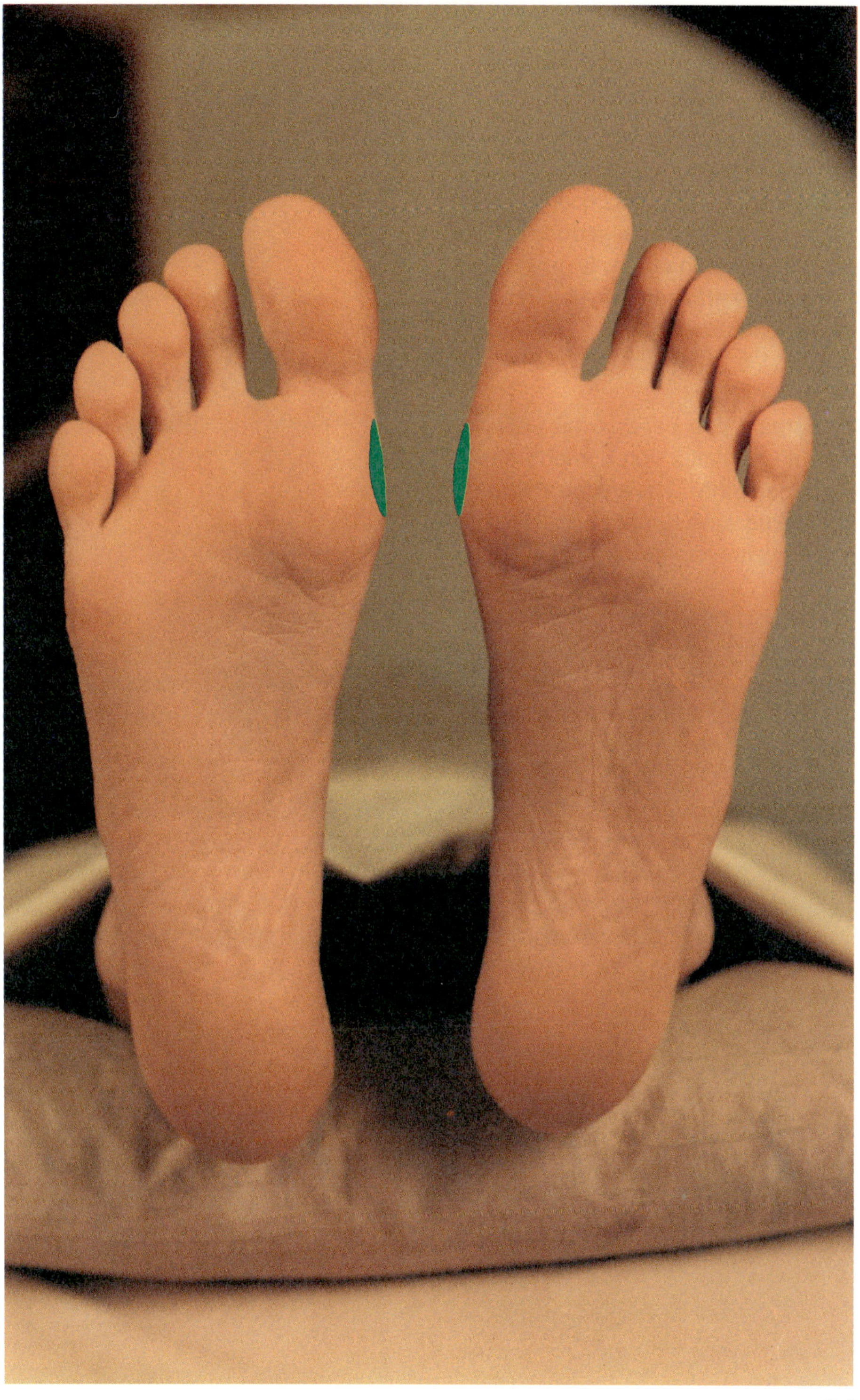

Der Appendix

Zonenverlauf:
So wie im Körper am Übergang von Dünndarm zu Dickdarm befindet sich der Wurmfortsatz am rechten Fuß am Übergang der Dünndarmzone in die Zone für den aufsteigenden Dickdarm im Bereich des 4. Strahles, ca. einen Daumen breit vor der Fersenauftrittsfläche.

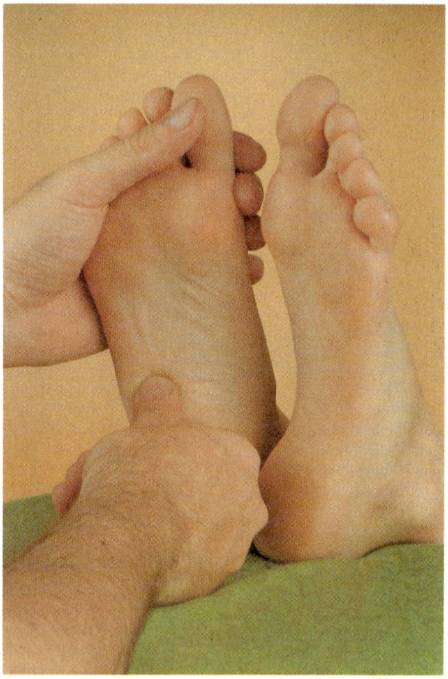

Organfunktion:
Im Bereich des Blinddarms befindet sich ein Konvolut von Lymphdrüsen, die sogenannte „*Payer*sche Plaque". Ihnen wird eine Funktion im Bereich des Abwehrsystems zugeordnet.

Die häufigsten Störungen:
z. B. entzündliche Erkrankungen
entzündliche Reizung
Die Operationsnarbe kann als Störfeld fungieren.

Massagetechnik:
Diese relativ kleine, punktförmige Zone wird mit dem längsgestellten Daumen massiert, während die andere Hand den Fußrücken hält.

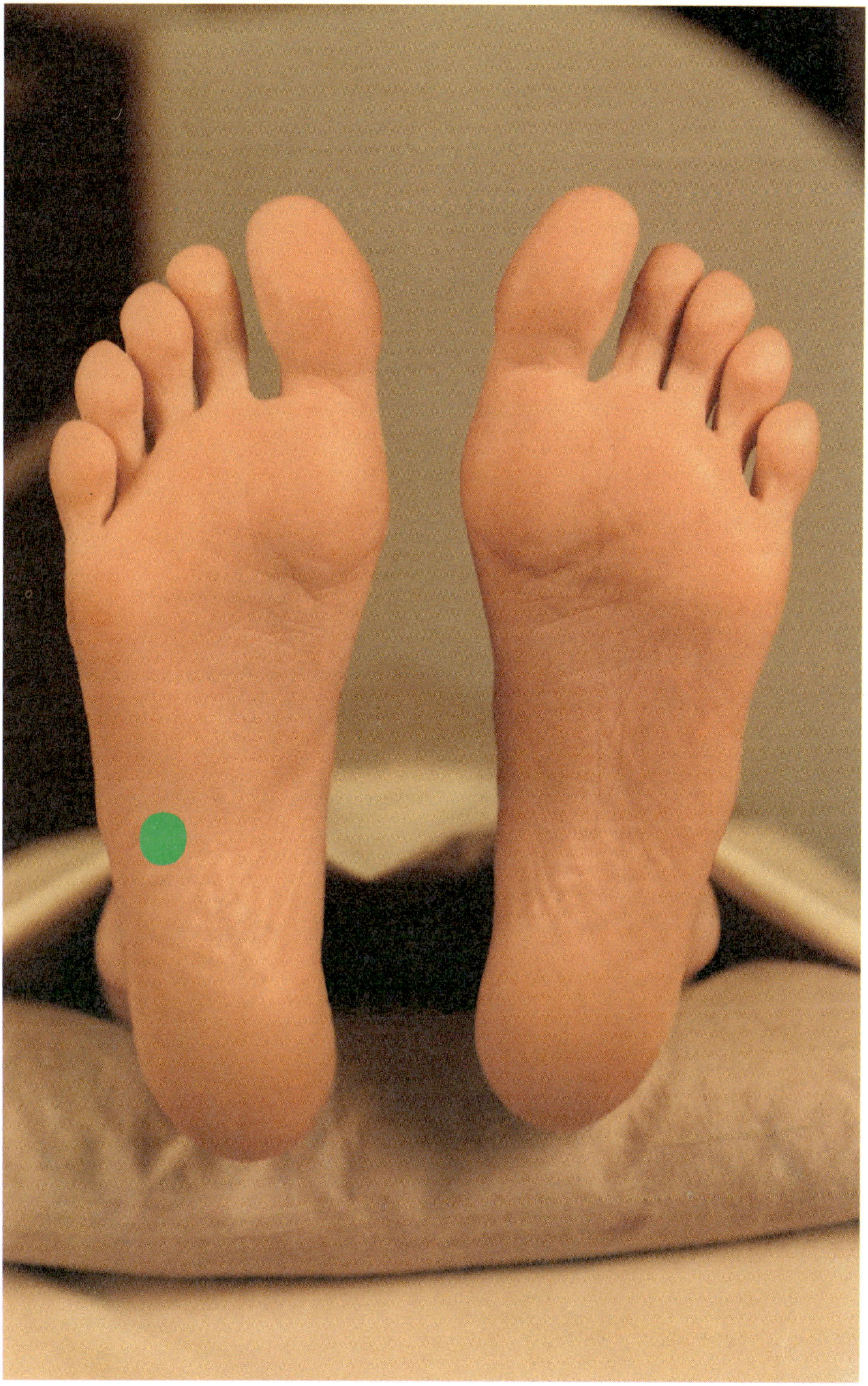

Teil II

Diagnose und Therapie

Jede Krankheit ist ein individueller Prozeß
und betrifft den ganzen Menschen.
Die Behandlung muß daher auch in ihrer Dauer,
in ihrer Stärke und Intensität individuell
dosiert und abgestimmt werden.

Der Fuß als Landkarte
(Schauen, Erkennen, Tasten)

Wir können den Fuß wie eine Landkarte benützen, indem wir aus den Veränderungen, die sich uns „sichtbar“ und „spürbar“ mitteilen, lesen, diverse Krankheitszustände oder Störungen ableiten und einen kleinen Überblick über die Gesamtheit der Schwachstellen im menschlichen Organismus gewinnen können.

Am Anfang jeder Fußzonen*therapie* steht der *Sicht- und der Tastbefund* bzw. die *Erstuntersuchung,* danach erst folgt das Erstellen eines Therapieplanes und die eigentliche Therapie.

Zunächst sieht man sich die Füße einmal ganz genau an, dreht, betrachtet sie von allen Seiten, versucht, jede Abweichung von der Normvorstellung zu erkennen und als mögliche gestörte Zone in Betracht zu ziehen. Dazu ist es zunächst einmal wichtig, sich an einem sogenannten „gesunden“ Fuß zu orientieren — die „normalen“ anatomischen Verhältnisse eingehend zu studieren, um später eine veränderte, gestörte Zone leichter erkennen zu können.

Nun, was versteht man unter einem „gesunden“ Fuß? Von einem gesunden Fuß spricht man generell dann, wenn sowohl von anatomischer Seite (Knochenstruktur, Muskulatur, Sehnen, Bänder, Gefäß- und Nervenversorgung) her als auch von seiten der Oberflächenstruktur (der Haut, des Unterhautbindegewebes und der Hautgefäße) keine wesentlichen Abweichungen, Veränderungen oder Beeinträchtigungen gegeben sind.

Eine gleichmäßig verdickte, verhärtete Hornhaut an sogenannten typischen Stellen, z. B. im Bereich der Fersenauftrittsflächen oder im Bereich der Zehenballenauftrittsflächen, sind aufgrund der mechanischen Belastung durchaus normale Veränderungen und daher noch in diesem Sinne zu verstehen.

Anders verhält es sich z. B. mit einer Schwielenbildung oder z. B. mit Hühneraugen an „atypischer“ Stelle, dort wo keinerlei Druck oder mechanische Belastung von außen einwirkt. Hier liegen im gewissen Sinne Veränderungen vor, die wir uns näher betrachten sollten.

Welche Bedeutung hat eine gestörte Zone?

Zunächst muß man sich vergegenwärtigen, daß *einerseits eine Wirkung von außen nach innen — andererseits eine Wirkung von innen nach außen* gegeben ist. Das heißt: Belastungen, welche von außen her auf den Fuß einwirken, geben die Information bzw. den Impuls weiter zu den entsprechenden Korrespondenzorganen, *umgekehrt* finden Störungen oder Schwächen diverser Innenorgane ihren Ausdruck in der Körperperipherie — in diesem Fall z. B. in den entsprechenden Reflexzonen am Fuß.

Nicht jede sichtbare oder tastbare Veränderung muß Zeichen einer organischen Störung sein! Diese kann Ausdruck einer falschen Lebensweise sein, z. B. falsches Schuhwerk signalisieren („Stöckelschuhe", zu enges oder zu lockeres Schuhwerk etc.), einseitige äußere Belastung anzeigen (Extremsport/Arbeitsplatzsituation etc.) oder durch Fehlhaltungen der Wirbelsäule bzw. Beinverkürzung bedingt sein oder mangelnde Hygiene bedeuten.

Selbst wenn jedoch eine eindeutige äußere Belastung gegeben ist, läßt sich oft ein gewisser Zusammenhang mit der Reflexzone herstellen. Die Tatsache, daß eine Veränderung am Fuß (Schwiele, Hühnerauge etc.) am Ort einer größeren äußeren Belastung entsteht, ist an und für sich nichts Besonderes. Für uns eine Gegebenheit, der man nur durch Veränderung der äußeren Umstände entgegenwirken kann. Einerseits bewirkt jedoch ein ständiger Reiz an bestimmter Stelle von außen (mechanische Belastung) letztendlich auch über die entsprechenden Reflexbögen eine Beeinträchtigung bzw. Schwächung des korrespondierenden Organbereiches. Andererseits gibt es oft solche Veränderungen, die im ersten Moment jenen, welche durch mechanische Einwirkungen von außen entstehen können, gleichen, jedoch an atypischen Stellen erscheinen, also z. B. eine Schwiele oder ein Hühnerauge dort, wo kaum eine mechanische Belastung gegeben ist — in diesem Falle erscheint eine besondere Beziehung zu dem betreffenden Organbereich doch auch sehr wahrscheinlich.

Letztendlich entwickelt sich eine Störung bzw. eine Veränderung immer am schwächsten Punkt, und es stellt sich selbst bei eindeutigem Sachverhalt sehr oft die Frage, warum gerade an dieser Stelle und nicht anderswo, wo vielleicht eine ähnliche Belastung gegeben ist.

Bei schmerzhaften Zonen oder mehr oder weniger deutlich tastbaren Veränderungen im Bindegewebe hingegen, wie z. B. bei kleinen Kristallen, Knötchen oder Knorpelchen, Aufquellungen, welche nicht auf äußere Einwirkungen zurückzuführen sind, sind die Zusammenhänge relativ augenscheinlich. Diese Veränderungen können ein Ausdruck eines gestörten Organbereiches sein und haben meist deutlichen Signalcharakter.

Zusammenfassende Beurteilung

1. Es kann sich um die Folge einer mechanischen Einwirkung von außen handeln, mit oder ohne Auswirkung auf das entsprechende Reflexorgan.

2. Es kann sich um periphere Veränderungen aufgrund einer Störung im Bereich des Reflexorgans handeln.

Hier bieten sich drei Möglichkeiten an.

a) Es kann sich um eine Veränderung aufgrund einer schon *länger zurückliegenden* Störung im betreffenden Organbezirk handeln (z. B. nach Operationen — Blinddarm, Gallenblase etc./ Verletzungen — Kniescheibe, Knochenbruch, Pneumothorax etc.).

b) Es kann diese Veränderung Ausdruck einer *derzeit bestehenden* Erkrankung im Bezugsorgan sein (mit oder ohne subjektivem Beschwerdebild).

c) Es kann aber auch nur eine bestimmte Schwäche in einem Organbereich anzeigen bzw. einen Prozeß, welcher erst im Begriffe ist, sich in Richtung einer manifesten Erkrankung zu entwickeln. Also kann es sich auch um *ein Signal* für eine sich erst *entwickelnde Störung* handeln.

Achtung!
Jede gestörte und schmerzhafte Zone kann im Krankheitsfalle erweitert sein. Der Schmerz kann daher in die Umgebung ausstrahlen, z. B. Ausstrahlung von der Fußsohle auf den Fußrücken!

Zur Frage der Differentialdiagnose

Eine gestörte Zone läßt in keinem Falle differentialdiagnostische Schlüsse in bezug auf verschiedene mögliche Erkrankungen *ein und desselben* Organes zu! Sie gibt lediglich an, daß eine Störung vorhanden ist, kann jedoch nichts über die Art und Weise der Erkrankung aussagen. Durch eine kurze Rücksprache mit dem Patienten sollte man klären, ob eine eventuelle Veränderung im Bereich der Reflexzone mit einem entsprechenden Beschwerdebild einhergeht oder nicht. Im Zweifelsfalle und bei eindeutigen, ausgeprägten Veränderungen am Fuß (auch ohne bestehende Krankheitssymptomatik) bedarf es unbedingt einer weiteren diagnostischen Abklärung durch den zuständigen Arzt oder durch die Klinik. Oft erspart eine auf diesem Wege vorsorglich und frühzeitig eingeleitete Untersuchung viel Kümmernis und Ärger. Eine Absprache mit dem Arzt ist also in jedem Falle empfehlenswert.

Differentialdiagnostische Überlegungen lassen sich insofern und im beschränkten Maße nur dann erstellen, wenn man durch Drücken verschiedenster Organpunkte Aufschluß über die *Kausalität* einer Erkrankung haben will, also man sich noch nicht im klaren ist, von wo die Störung eigentlich ihren Ausgang nimmt. Hier kann eine schmerzhafte oder veränderte Zone durchaus einen nützlichen Hinweis geben.

(Z. B. diffuse Bauchschmerzen: Ist es der Blinddarm oder die Gallenblase oder eine Nierenkolik?) Auch hier erfordert diese erste oberflächliche Diagnose jedoch selbstverständlich in jedem Falle eine zusätzliche genaue klinische Abklärung.

Im Prinzip wird jede veränderte Zone, unabhängig von einer tatsächlich bestehenden Erkrankung, therapiert, mit Ausnahme von bestimmten „relativen“ Kontraindikationen, wo Vorsicht geboten ist bzw. eine Massage nur von fachkundigem Personal bzw. unter ärztlicher Aufsicht erfolgen sollte.

Untersuchungsablauf vom Sichtbefund bis zur Therapie

- Sichtbefund
- Tastbefund (allgemein)
- Lockerung des Fußes
- Erstuntersuchung (spezieller Tastbefund)
- Abschließendes Ausstreichen des Fußes (beruhigender Effekt).
- Alle schmerzhaften Punkte oder veränderte Zonen werden in einem Befundblatt eingezeichnet und vermerkt.
- Erstellen eines Therapieplanes
- Eigentliche Therapiesitzung
- Kontrolluntersuchung

Der Sichtbefund

Welche Veränderungen am Fuß können wir durch bloßes Schauen und Betrachten desselben erkennen?

1. Fußdeformitäten (Hallux valgus / Platt-, Spreiz-, Senkfuß, diverse Zehenmißbildungen bzw. Fehlstellungen)
2. Schwielenbildung (sogenannte „harte Haut“)
3. Hühneraugen
4. Warzen
5. Hautveränderungen wie Risse, Schrunden (Pilzerkrankung?), Flecken (Pigmentstörungen/postthrombotisches Syndrom?)
6. Kleine Aufquellungen im Unterhautbindegewebe bzw. großflächige ödematöse Schwellungen, vor allem am Knöchel
7. Einziehungen, Dellen im Unterhautbindegewebe
8. Gefäßveränderungen: vor allem am Fußrücken (Varikosis)
9. Narben (alte Verletzungen, Operationen)
10. Exostosen (Knochenvorsprung)

Der Tastbefund

Welche Veränderungen können durch oberflächliches Abtasten des Fußes bzw. im Rahmen der Erstuntersuchung festgestellt werden?

1. Aufquellungen im Unterhautbindegewebe
2. Dellen, Einziehungen, Vertiefungen im Unterhautbindegewebe
3. Ablagerungen:
   a) kleine, vereinzelte Kristalle
   b) mehrere kleine, dicht nebeneinander liegende Körnchen (Grieß)
   c) größere Knötchen bzw. Knorpelchen
4. Bindegewebige Verhärtungen bzw. Verdichtungen (oberflächliche bzw. tiefe Schwielenbildungen/Bindegewebsplatten)
5. Stärkere Knochenvorsprünge (Exostosen)
6. *Die schmerzhafte Zone* — unmittelbarstes und stärkstes Signal einer bestehenden Störung!

Man unterscheidet einen eher scharfen/schneidenden/stechenden Oberflächenschmerz bzw. einen eher dumpfen, undefinierbaren Tiefenschmerz. Der Oberflächenschmerz tritt im Gegensatz zum Tiefenschmerz plötzlich und heftig auf und hält nur kurze Zeit an (meist akute Störungen), während der Tiefenschmerz etwas länger nachwirkt (meist chronische Erkrankungen und innenorganbezogen).

Die Lockerung des Fußes

Zunächst jedoch beginnen wir mit einigen Lockerungsgriffen zur *ersten Kontaktaufnahme mit dem Fuß* bzw. zur *Lockerung* desselben durch einige streichende, schiebende und drückende Griffe.

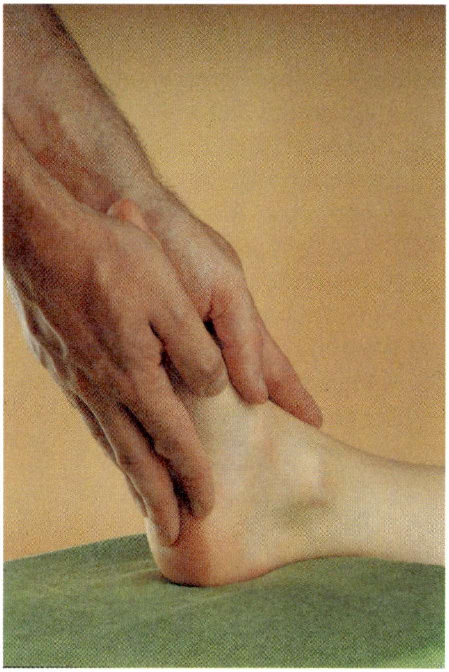

Lockerungsgriffe

1. Ausstreichen des Fußes

a) Wir streichen mit beiden Händen gleichzeitig über Fußsohle und Fußrücken von hinten nach vorne in Richtung zur Zehenspitze.

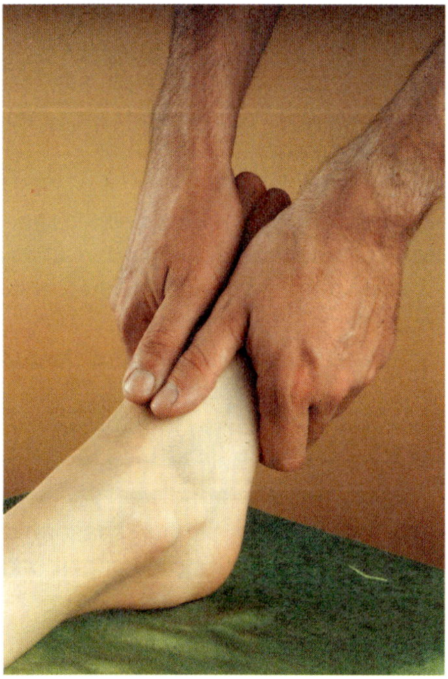

b) Ebenso mit beiden Händen gleichzeitig entlang der Seitenflächen (Daumen am Fußrücken, die übrigen Finger an der Fußsohle) vom Fersenbein ausgehend nach vorne.
Denselben Vorgang wiederholen wir mehrmals.

2. Lockerung des Fußgewölbes

Wir versuchen, die einzelnen Mittelfußknochen gegeneinander zu verschieben, indem wir einerseits von vorne kommend mit der linken Hand an der einen Seite, mit der rechten Hand an der anderen Seite am Fußrücken ansetzen, wobei die Daumen an der Fußsohle anliegen und nun vom 1. bis zum 5. Strahl versuchen, die einzelnen Mittelfußknochen durch eine senkrechte Bewegung gegeneinander zu verschieben (linke Hand schiebt nach oben, rechte Hand zieht nach unten und umgekehrt).

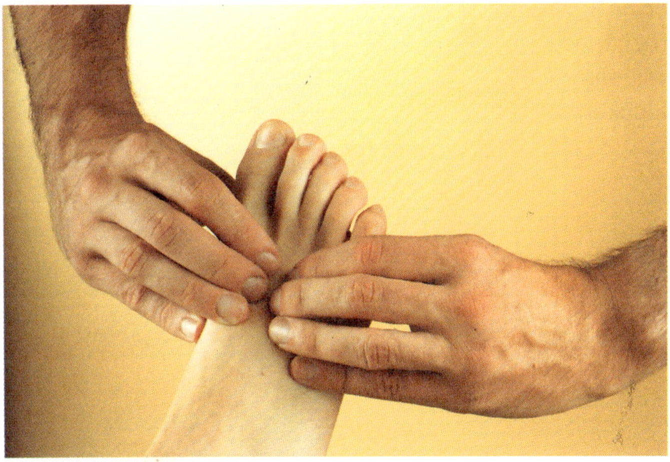

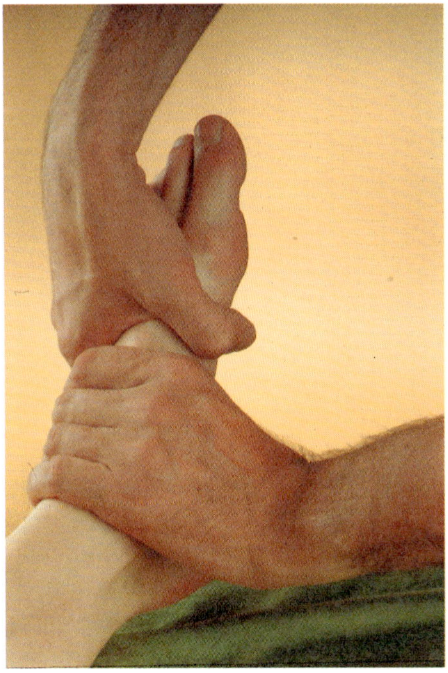

3. Verschieben des Quergewölbes

Wir legen beide Hände, von der Seite kommend, auf den Fußrücken auf, so daß die Daumen an der Fußsohle, die übrigen Finger am Fußrücken zu liegen kommen. Nun versuchen wir erst wechselweises Verschieben der rechten gegen die linke Hand bzw. umgekehrt, wobei also die Finger der linken Hand nach oben tendieren, die Finger der rechten Hand nach unten drücken.

4. Lockerung des Fußgewölbes durch Drückungen mit der Faust

Wir setzen die Faust im Bereich der Grundphalangen am Fußgewölbe an und drücken mit mäßigem, mittelstarkem Druck gegen die linke Hand, die wir am Fußrücken auflegen und welche einen sanften Widerstand zu den Drückungen im Bereich der Fußsohle bildet. Durch schrittweise Verlagerung der drückenden rechten Hand versuchen wir das ganze Fußgewölbe etwas zu lockern und zu dehnen.

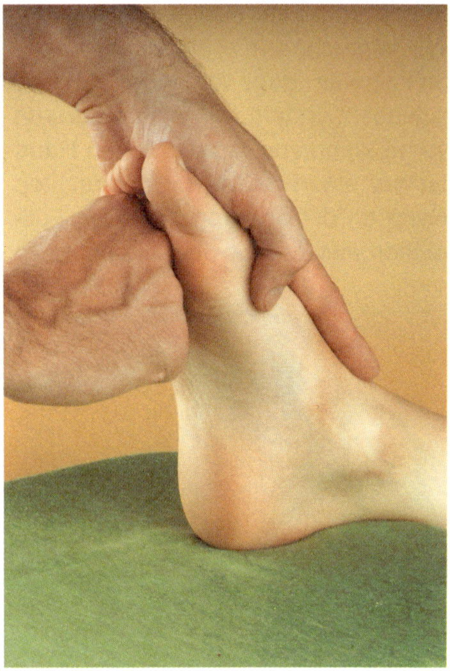

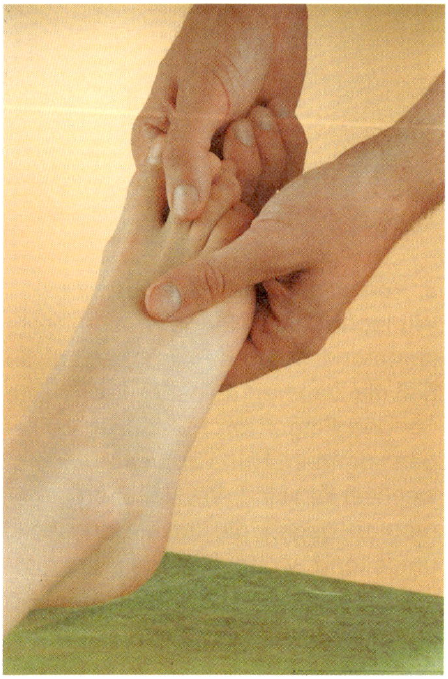

5. Das Ausziehen der Zehen und das Zehenkreisen

a) Wir umfassen die einzelnen Zehen distal des Grundgelenkes und streichen sie in Richtung Zehenspitze aus.

b) Anschließend umfassen wir jeden einzelnen Zeh an der Zehenspitze und führen wechselweise im Uhrzeigersinn bzw. gegen den Uhrzeigersinn eine Kreisbewegung durch. Diese Bewegung sollte besonders langsam und ruhig und gleichmäßig, ohne allzu starken Zug erfolgen.

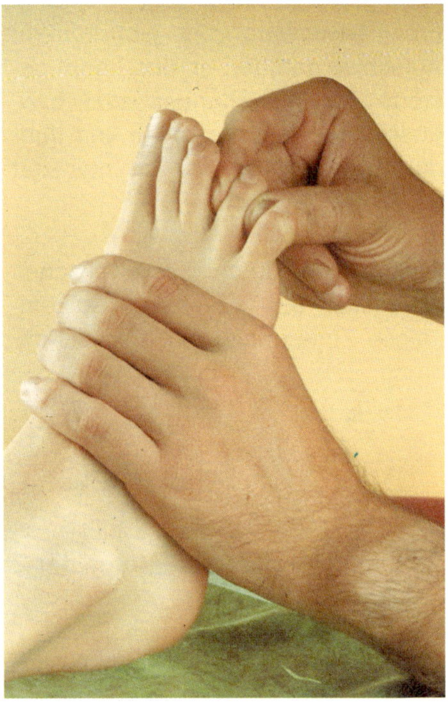

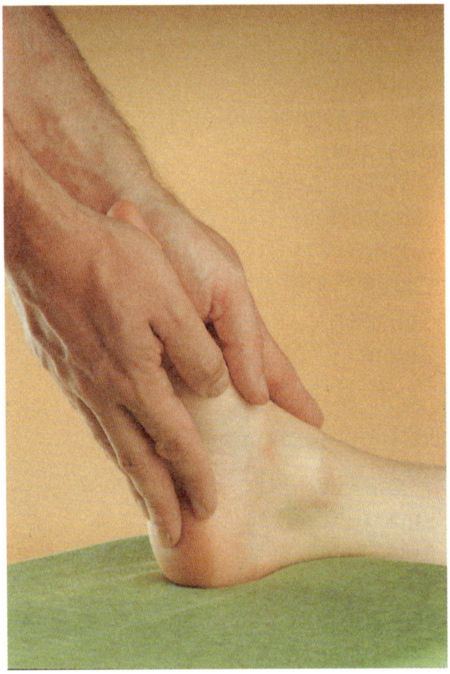

6. Als Abschluß erfolgt wieder ein Ausstreichen des Fußes.

Die Erstuntersuchung

Dem eher allgemein gehaltenen Sicht- und Tastbefund und den Lokkerungsgriffen folgt die spezielle *Erstuntersuchung.* Sie gibt konkret Aufschluß darüber, ob überhaupt gestörte Zonen vorhanden sind bzw. über die Anzahl derselben und über die Art und Weise und die Intensität der Veränderungen.

Diese kann durch systematisches Abdrücken bzw. Massieren der einzelnen Zonen nach einem bestimmten Schema erfolgen. Eine genaue Erstuntersuchung ist das A und O der Fußreflexzonentherapie, und sie ist unumgänglich, will man einen genauen Therapieplan erstellen und Aufschluß über die Gesamtheit der geschwächten Organbereiche erlangen.

Die gezielte Abtastung aller am Fuß bekannten Reflexzonen (spezieller Tastbefund bzw. Erstuntersuchung) kann nun folgendermaßen erfolgen:

Richtlinie für die Reihenfolge der Zonen bei der Erstuntersuchung

I. Skelettsystem

1. Fußinnenseite:
Wirbelsäule
2. Fußaußenseite:
Schulter
Hüfte
Knie
knöchernes Becken
(kleines Becken „außen“)
3. Fußrücken:
ganzer Arm
Ellbogen
4. Fußsohle:
ganzes Bein

II. Kopfbereich

1. Großzehe:
Scheitel
Schädelbasis
Gehirn
Nacken
Epiphyse
Hypophyse
Siebbeinzellen
Nasenrachenraum
Kehlkopf
2. Kleine Zehen:
Stirnhöhlen
Augen
Ohren
Tonsillen
Zähne

III. Innenorgane

1. Fußsohle:
Lunge
Bronchien
Schilddrüse
Thymus
Leber/Gallenblase

Herz/Kreislauf
Magen
Pankreas
Solarplexus
Dünndarm
Appendix
Dickdarm
Milz
Niere
Harnleiter
äußeres Genitale
Nebenzone
2. Fußinnenseite:
ganzer Bauchraum
„kleines Becken innen“: Gebärmutter
Harnblase, Hoden,
Prostata, äußeres Genitale
3. Fußaußenseite:
„kleines Becken außen“: Eierstöcke
4. Fußrücken:
Brustdrüse

Wir beginnen also mit der Wirbelsäule und mit den Zonen für das Skelettsystem und dem Kopfbereich und schließen mit den Organen für das Urogenitalsystem ab. Dieses Schema hat sich in der Praxis bewährt, soll jedoch nur ein Anhaltspunkt für den Lernenden sein. Natürlich ist jedes andere Vorgehen auch möglich.

Die Grifftechnik bei der Erstuntersuchung

Die *Griffarten* sind dieselben wie in Teil I beschrieben. Betreffend der *Griffintensität* sind zwei Varianten möglich:

a) Durch *sanfte,* zarte Kreisbewegungen versuchen wir die Haut gegen das Unterhautbindegewebe zu verschieben (mit der Kuppe des Daumens bzw. mit dem Zeigefinger oder mit dem Zangengriff) und dadurch eventuelle Veränderungen zu ertasten.

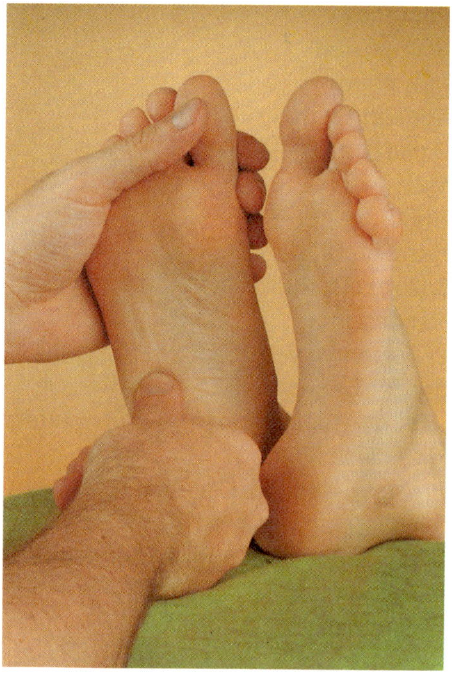

b) Mit einer etwas *stärkeren, punktförmigen,* aber weitergleitenden Drückung (mit der Spitze bzw. Kuppe des Daumens — nicht mit dem Nagel!) bearbeiten wir die einzelnen Zonen (tiefer gehender Griff — findet vor allem im Bereich des Fußgewölbes Anwendung, da hier ein dickes Polster mit Unterhautbindegewebe und Fettgewebe das Ertasten des Punktes erschwert).

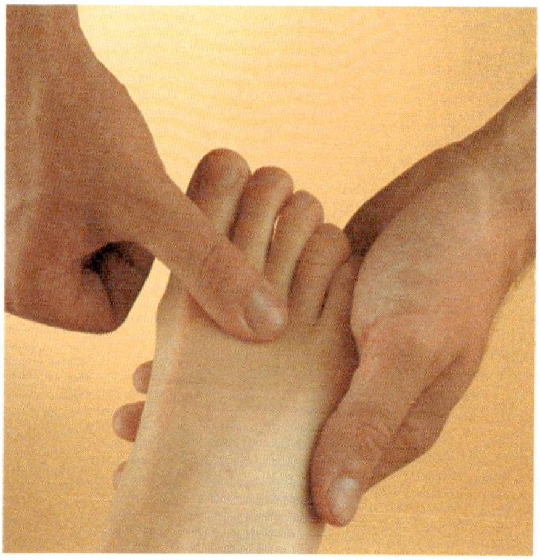

Ein Unterschied zur Grifftechnik bei der Behandlung besteht insofern, daß man bei der Erstuntersuchung hie und da ohne weiteres eine etwas stärkere Drucktechnik anwenden kann und muß, um die einzelnen Zonen auf ihre Schmerzhaftigkeit überprüfen zu können. Bei der anschließenden Behandlung der gestörten Zonen (Therapiesitzung) sollte man jedoch eher vorsichtig und sanft mit individuell dosiertem Druck agieren.

Der Therapieplan

Das Erstellen eines Therapieplanes

Bei der Zusammenstellung eines Therapieplanes können wir von verschiedenen Voraussetzungen ausgehen:

a) Der durch die Erstuntersuchung erstellte Befund *stimmt* mit dem Krankheitsbild bzw. mit den geschilderten subjektiven Beschwerden des Patienten *überein* (Hauptzone).

b) Es finden sich am Fuß *zusätzliche* veränderte Zonen, die mit der *geschilderten* Erkrankung *nicht* im unmittelbaren Zusammenhang stehen. In diesem Falle müssen wir auch diese Zonen in unseren Therapieplan mit hineinnehmen.

c) Der Patient kommt *ohne* wesentliche Beschwerden zu uns, wir finden jedoch im Laufe der Erstuntersuchung einige schmerzhafte bzw. veränderte Zonen. In diesem Fall richtet sich der Therapieplan *hauptsächlich* nach diesen auffälligen Zonengebieten, wobei die schmerzhafteste bzw. die am meisten veränderte Zone die Hauptzone darstellt.

Therapiert werden prinzipiell:

1. Die Hauptzone

a) Diese kann sich aus dem *Gespräch* (Anamnese) mit dem Patienten ergeben (subjektives Beschwerdebild oder bestehende Diagnose): Das erkrankte oder meistbetroffene Organ (es kann bei gleichzeitiger Erkrankung verschiedener Organe natürlich auch mehrere Hauptzonen geben!).

b) Sie kann sich aber auch aus den am meisten schmerzhaften bzw. veränderten Zonen aus der Erstuntersuchung ergeben (muß nicht immer mit den Punkten aus der Anamnese übereinstimmen).

2. Sogenannte „Nebenzonen"

Das sind all diejenigen Organzonen, die mit der Erkrankung bzw. mit dem erkrankten Organ in irgendeinem Zusammenhang stehen (Kausal/Nachbarschaftsorgan/Funktionsverwandtschaft, konsensuelle Reaktion etc.). Diese Zonen muß ich mir selbst zusammenstellen, und sie ergeben sich aus meinen Überlegungen über die möglichen Zusammenhänge bei der Krankheitsentstehung. Siehe nähere Erläuterungen Seite 153.

Die richtige Reihenfolge im Therapieplan

1. *Lockerung* und *Dehnung* des Fußes (siehe Seite 144)

2. Wir beginnen immer mit dem der Organstörung zuordenbaren *Wirbelsäulenzonenabschnitt* (siehe Seite 153). Dieser wird immer quer zur Längsachse des Fußes massiert; dem Wirbelsäulenabschnitt in der Fußreflexzonentherapie ist besondere Beachtung zu schenken! (Siehe nähere Erläuterungen Seite 153)

3. Danach folgt die Massage der *Nebenzonen* bzw. der mit der Störung *korrespondierenden Zonen,* wobei in der Regel gewisse Kopfzonen meist vorangehen (übergeordnete Instanzen).

4. Am Ende des Programms steht die *Hauptzone,* an welche man zunächst mit besonderer Vorsicht herangehen sollte (einige wenige sanfte Kreisungen genügen!).

5. Wir *beenden* die Behandlung mit einem *Ausstreichen* des ganzen Fußes.

Kurz zusammengefaßt:

Lockerung Wirbelsäulenzone Nebenzonen Hauptzone Ausstreichen

Empfehlenswert ist nach einer Behandlung eine kurze Periode des *Nachliegens* oder der *Entspannung* (ca. 10 bis 15 Minuten), um dem Patienten genügend Zeit zu geben, die Massage auf sich einwirken zu lassen.

Wir notieren Datum und Uhrzeit sowie alle Veränderungen, die wir am Fuß seit der Erstuntersuchung bemerken konnten, sowie alle subjektiven, eventuell vom Patienten neu geäußerten Beschwerden oder Angaben.

Danach bestellen wir den Patienten zum *nächsten Termin,* abhängig von der Art und Weise sowie Stärke und Intensität der Beschwerden (siehe nähere Erläuterung unter dem Kapitel „Häufigkeit und Dauer").

Zwei wichtige Regeln:
1. Keine Fußbäder vor einer Behandlung (das Bindegewebe quillt auf und verändert sich, dadurch ist ein exaktes Erkennen einer gestörten Zone nicht mehr möglich).
2. Die Füße sollten vor der Behandlung immer warm sein (keine Massageanwendungen an kalten Füßen).

Nähere Erläuterungen

Die Wirbelsäulenzone

Diese Zone hat zentrale Bedeutung in jeder Behandlung und steht *am Anfang* jedes Therapieplanes.

> Jeder Wirbelsäulenabschnitt tritt über motorische/sensible oder vegetative Fasern mit bestimmten Organen in Beziehung.

Zum Beispiel:

Halsorgane Schulter – Nacken – Gürtel obere Extremität	Halswirbelsäule bzw. obere Brustwirbelsäule
Brustkorb mit diversen Organen	Brustwirbelsäule
Bauchraum mit diversen Innenorganen	Brustwirbelsäule
Beckenorgane untere Extremität	untere Brustwirbelsäule Lendenwirbelsäule

> Man beginnt also in der Therapie immer mit jenem Wirbelsäulenzonenabschnitt, der zu dem betroffenen Organbezirk einen näheren Bezug hat.

Zum Beispiel:

Ellbogen: Halswirbelsäule/obere Brustwirbelsäule

Magen: Brustwirbelsäule

Gebärmutter: untere Brustwirbelsäule/Lendenwirbelsäule etc.

Nasenrachenraum: Halswirbelsäule

Lunge: Brustwirbelsäule

Herz/Kreislauf: Brustwirbelsäule

Niere: untere Brustwirbelsäule/Lendenwirbelsäule

Bein: Lendenwirbelsäule etc.

Die Nebenzonen

Es sind jene Zonen oder Zonengruppen, die mit dem betroffenen Organ (gestörte Hauptzone) in irgendeinem Zusammenhang stehen können.

Diese Zusammenhänge können verschiedenster Art sein:

1. Es besteht eine mögliche *kausale (ursächliche) Beziehung* der Nebenzonen zum erkrankten Organ — mehrere Organbereiche kommen in die engere Wahl und müssen im Therapieplan berücksichtigt werden.
Z. B. Kopfschmerz ungeklärter Genese:
Halswirbelsäule/Nacken
Augen

Ohren
alle Herdzonen
Nasennebenhöhlen
Verdauungstrakt (Magen/Darm/Leber/Galle etc.)
Keimdrüsen etc.

2. Es besteht eine Beziehung über nervale Reflexbögen zur Hauptzone durch die sogenannte
konsensuelle Reaktion:
z. B. im Bereich der Extremitäten:
Direkte Verbindung zwischen oberer und unterer Extremität, rechter Seite und linker Seite oder den einzelnen Gelenken untereinander.

Z. B. *gestörte Organzone:*
Kniegelenk rechts
Verbindungszonen:
(durch die konsensuelle Reaktion)
— linke untere Extremität:
— Hüfte
— Knie
— ganzes Bein
linke obere Extremität:
— Schulter
— Ellbogen
— ganzer Arm
rechte obere Extremität:
— Schulter
— Ellbogen
— ganzer Arm
rechte untere Extremität:
— Hüfte
— ganzes Bein
— Knie (Hauptzone)

3. Oder es besteht eine funktionelle *Organverwandtschaft* zwischen den einzelnen Zonen
A) z. B. werden bei hormonellen Störungen alle Hormondrüsen automatisch in die Therapie einbezogen.
z. B. Schilddrüsenerkrankung:
a) entsprechende Wirbelsäulenzone (Halswirbelsäule)
b) diverse andere Nebenzonen zusätzlich alle Hormonzonen:
Epiphyse/Hypophyse
Pankreas
Nebenniere
Keimdrüsen
(Hoden/Eierstöcke)
c) Schilddrüse (als Hauptzone am Schluß)

B) z. B. Dickdarmerkrankung (alle Verdauungsorgane werden mitbehandelt):
a) entsprechende Wirbelsäulenzone (Brust, Wirbelsäule)
b) Nebenzonen
z. B. Leber/Gallenblase/Pankreas/Dünndarm/Magen etc.
c) Dickdarm (Hauptzone)

4. Bei chronischen Entzündungen empfiehlt es sich, alle Zonen, die dem *Abwehrsystem (lymphatisches System)* zuordenbar sind, mitzumachen.

z. B. chron. Cholezystitis (Gallenblasenentzündung):
a) entsprechende Wirbelsäulenzone (Brustwirbelsäule)
b) diverse Nebenzonen
Abwehrzonen:
c) Leistendrüsen
Achseldrüsen

Thymus
Appendix
Milz
Tonsillen
d) Leber/Gallenblase (Hauptzone)

5. Bei einem offensichtlichen Zusammenhang der Beschwerden mit einer seelischen Ursache empfiehlt es sich, alle *psychovegetativen Punkte* in den Therapieplan einzubauen.

z. B. chronische Gastritis (Magenentzündung):
a) entsprechende Wirbelsäulenzone (Brustwirbelsäule)
b) diverse Nebenzonen mit psychovegetativen Punkten:
Epiphyse/Hypophyse
Solarplexus
Beruhigungszone
c) Magenzone (als Hauptzone)

Die Hauptzone

Am Anfang steht immer die Frage nach der Krankheitssymptomatik bzw. nach dem erkrankten oder schmerzhaften Organbezirk. Aus dieser Frage ergibt sich die Hauptzone.

z. B.:
a) Ein Patient kommt zu uns mit *definitiven* Beschwerden, z. B. mit einer jahrelang bestehenden chronischen Gastritis.
Hauptzone: Magen
b) Der Patient kommt *ohne wesentliche* Beschwerden zu uns — die Hauptzone kann jedoch über die Erstuntersuchung bzw. über den Tastbefund am Fuß anhand eines veränderten Gewebebezirkes oder eines schmerzhaften Punktes gefunden werden (obwohl momentan subjektive Beschwerdefreiheit besteht). Die schmerzhafte Zone erhält immer Vorrang.

z. B.: Die Erstuntersuchung ergibt eine schmerzhafte Nierenzone und eine Aufquellung im Bereich der Zone „kleines Becken innen".
Hauptzone: Niere
Nebenzone: kleines Becken innen

Die schmerzhafte Zone ist immer unmittelbarstes und stärkstes Signal einer Störung und nimmt daher meist (sollte sich aus dem Gespräch keine andere Zone ergeben haben) die Stellung der Hauptzone im Therapieplan ein. Die Hauptzone wird immer erst am Schluß, als letzter Punkt des Behandlungsschemas massiert. Ihr muß besondere Beachtung und Aufmerksamkeit geschenkt werden. Sie kann in ihrer Lokalisation und Ausbreitung bei akuter, heftiger Krankheitssymptomatik deutlich erweitert sein und auf die benachbarten Zonen einerseits, andererseits eventuell von der Fußsohle auf den Fußrücken oder umgekehrt ausstrahlen.

Hier ist am Anfang nun eine sehr zarte, leichte Massage angezeigt. (Näheres siehe unter Kapitel „Behandlungsdauer/Intensität.") Die Hauptzone kommt auch deshalb an den Schluß des Therapieplanes, da ein langsames „Herantasten" über die Nebenzonen besser ist als ein zu starker Reiz am Anfang.

Einige spezielle Nebenzonen bzw. Nebenzonengruppen

Die Zonen für die Hormondrüsen

a) Bei einer *Erkrankung* einer *bestimmten Hormondrüse* werden alle hormonellen Drüsen mitmassiert, um in diesem gestörten Regelsystem eine möglichst ganzheitliche Therapie zu praktizieren. Es steht heute der Zusammenhang der einzelnen hormonellen Drüsen mit den vegetativen Zentren einerseits bzw. mit dem Immun(Abwehr)-System außer Zweifel.

b) Ferner wird, sobald ein *gestörter Organbereich* in *irgendeiner kausalen Beziehung* zu einer Hormondrüse steht, ebenfalls die gesamte Drüsengruppe in das Behandlungsschema mit eingebaut.

Dazu gehören:
Epiphyse
Hypophyse
Schilddrüse
Niere/Nebenniere
Pankreas (Bauchspeicheldrüse)
Keimdrüsen (Hoden/Eierstöcke)

Die psychovegetativen Punkte bzw. die übergeordneten Zentren

Es sind vor allem die folgenden Zonen:
Solarplexus (Sonnengeflecht)
Gehirn (Beruhigungszone)
Epiphyse/Hypophyse
(übergeordnete Zentren)
Nebenniere (Streß)

Da einerseits bei vielen Erkrankungen die eigentliche Ursache oft unklar ist bzw. nicht definitiv nachgewiesen werden kann und andererseits die seelische Verfassung einen maßgeblichen Anteil bei der Entstehung einer Krankheit hat, werden diese Punkte bei fast allen Erkrankungen mitberücksichtigt. Selbst bei rein organischen Störungen, wie Verletzungen etc., kann sich die psychische Stabilität auf den Heilungsprozeß positiv auswirken und eine Hineinnahme dieser Zonen in den Therapieplan von Nutzen sein. Vor allem bei diesen psychovegetativen Zonen ist die Art und Weise der Massageanwendung von großer Bedeutung. Während eine starke, intensive Massage eher zu einer Anregung am Erfolgsorgan führt, wird eine eher sanft durchgeführte Massage eine beruhigende Wirkung ausüben, welche in der Mehrzahl der Fälle angestrebt wird.

Seelische Störungen wie Ängste, Depressionen, Erregungszustände leichterer Art können über diese Zonen positiv beeinflußt werden.

Die Zonen für die Lymphdrüsen (Abwehrsystem)

Diese Zonengruppe hat vor allem eine Bedeutung im Rahmen unseres *Abwehrsystems.* Bei allen chronischen Entzündungen, sowie wenn eine besondere Indikation zur Steigerung der Abwehrlage gegeben ist, werden diese Drüsenzonen entweder als Haupttherapiepunkte oder als zusätzliche Punkte in Betracht gezogen.

Gerade in der heutigen Zeit gewinnt unser Immunsystem immer mehr an Bedeutung. Durch neuere medizinische Forschungsarbeiten konnte nachgewiesen werden, daß ein direkter Zusammenhang zwischen seelischer Verfassung und dem Immunsystem besteht und die Beeinträchtigung des einen eine Beeinträchtigung des anderen nach sich zieht.

Eine geschwächte Abwehrlage stellt die ideale Voraussetzung für die Entstehung von Krankheit dar, und eine Massage dieser Zonen erweist sich in vielen Fällen als vorteilhaft.

Es sind dies:

- Leiste
- Achsel
- Thymus
- Lungenstiel/Bronchien
- Milz
- Appendix
- Tonsillen

Die Herdzonen

Vor allem bei chronisch rezidivierenden Krankheitsprozessen (Entzündungen etc.), wenn die genaue Ursache nur sehr schwer zu eruieren ist und sich absolut keine Besserung des Zustandsbildes einstellen will, sollte man unbedingt die Möglichkeit eines Herdgeschehens als Ursache mit in Betracht ziehen.

Als streuender Krankheitsherd können unter anderem folgende Organe fungieren:

- Zähne
- Nasennebenhöhlen
- Tonsillen
- Gallenblase
- Adnexe (Eierstöcke/Eileiter)
- eventuell Dünndarm und Dickdarm mit der Appendix

Die Stärke/die Intensität der Massageanwendung

Die Intensität der Anwendung richtet sich natürlich *individuell* nach dem *Ausmaß* einer Störung bzw. Veränderung.

Schon mit relativ geringem Druck kann der gewünschte Erfolg erzielt werden. Im Gegenteil kann eine zu starke Anwendung einen negativen Effekt (allgemeine Abgeschlagenheit, Zerschlagenheitsgefühl) auslösen. Alle einseitigen bzw. zu starken Therapiemethoden bzw. alle den Druck verstärkende Hilfsmittel sind daher strengstens kontraindiziert und medizinisch gesehen abzulehnen.

Massiert wird also mit leichtem bzw. mittelstarkem Druck. Wichtig ist ein gutes Verschieben der Haut gegenüber dem Unterhautbindegewebe, um einen optimalen Kontakt mit dem Gewebe aufrechtzuerhalten.

Generell werden an *jeder Zone* ungefähr *5 bis 10 Kreisungen* durchgeführt. Die Anzahl der Kreisungen richtet sich jedoch nach dem Zustand der lokalen Reizung bzw. nach der Intensität der Beschwerden. Im Falle einer *stark gereizten* Zone, z. B. bei einer *akuten schweren Erkrankung* mit einem massiven Beschwerdebild, empfiehlt es sich, anfangs mit *einigen wenigen Kreisungen* zu beginnen, um dann im Laufe des Behandlungszyklus die Intensität bzw. die Anzahl der Kreisungen etwas zu erhöhen.

Die Dauer bzw. die Häufigkeit einer Anwendung

Im Prinzip dauert eine *Erstuntersuchung* ca. *35 bis 40 Minuten.*
Eine *Therapiesitzung* ungefähr *15 bis 20 Minuten* je nach Ausmaß und Intensität der Störung.
Im Durchschnitt sind bei *akuten Beschwerden* ca. *10 Anwendungen* notwendig, um beurteilen zu können, ob die Fußzonentherapie einen Erfolg bringen kann oder nicht. Spätestens nach 10 erfolglosen Behandlungen sollte die Therapie als eine in diesem Falle ungenügende Methode erkannt und abgebrochen werden. Stellt sich jedoch auch nur eine geringfügige Besserung der Beschwerden ein, besteht die Hoffnung auf eine erfolgreiche Fortsetzung der Behandlung.

Die Massageanwendung bei *akuten Krankheiten* kann anfangs *täglich bzw. 2—3 mal pro Woche erfolgen,* später jedoch kann der Abstand etwas größer sein — *3 bis 4 Tage* (also ca. 1 bis 2 Anwendungen pro Woche).

Schon lange bestehende *chronische Erkrankungen* benötigen in der Regel auch einen längeren Behandlungszeitraum. In diesem Falle genügen *1 bis 2 Behandlungen* pro Woche, ebenso im Falle einer prophylaktischen bzw. adjuvanten Therapie. Hier gilt jedoch auch derselbe Grundsatz, wenn auch an einem längeren Zeitraum gemessen: Sollte sich nach *20 bis 30 Behandlungen* nicht die geringste Verbesserung des Krankheitszustandes zeigen, ist eine Fortsetzung der Methode nicht sinnvoll.

„Relative" Kontraindikationen

1. Akute Entzündungen schwerer Art, z. B. akute Blinddarmentzündung, akute Gallenblasenentzündung etc.

2. Akuter grippaler Infekt

3. Andere schwere fieberhafte Infektionen,
z. B. Typhus, Meningitis etc.

4. Bei kolikartigen Beschwerden (Steinleiden, z. B. Gallensteine, Nierensteine)

5. Bei schwereren Herz-Kreislauferkankungen
(chronische Herzinsuffizienz Stadium III – IV, Zustand nach Herzinfarkt, Herzrhythmusstörungen)

6. Diverse lokale infektiöse Erkrankungen am Fuß
(Pilzerkrankungen/infektiöse Warzen)

7. Diverse maligne Tumorerkrankungen

8. Bei allen zweifelhaften oder unklaren Erkrankungen

Bei all diesen Krankheiten könnte es durch eine unsachgemäße Durchführung der Massage zu einer Verstärkung der Beschwerden und eventuell zu einer Gefährdung des Patienten kommen. Eine Fußreflexzonentherapie ist in diesem Fall, wenn überhaupt, nur nach Rücksprache mit einem Arzt, welcher mit der Technik der Fußreflexzonentherapie oder der Massagetechnik im allgemeinen vertraut ist, empfehlenswert und von geschultem Personal oder unter ärztlicher Aufsicht auszuführen. Der Begriff „relativ" auch deshalb, weil jede Erkrankung je nach Ausprägung und Intensität ein individueller Prozeß ist (Herzinfarkt ist nicht gleich Herzinfarkt etc.) bzw. nach konstitutioneller Verfassung und Empfindsamkeit des Patienten unterschiedlich therapiert werden kann bzw. muß.

Einige Indikationen (ohne Anspruch auf Vollständigkeit)

1. Allgemein:
zur Entspannung
als Vorbeugemaßnahme

2. Entzündliche Erkrankungen:
alle chronischen entzündlichen Erkrankungen,
z. B. chronische Nasennebenhöhlenerkrankung
chronische Adnexitis
chronischer Blasenkatarrh
chronische Bronchitis etc.
akute Entzündungen nur nach Rücksprache mit dem Arzt: eventuell als unterstützende Maßnahme (siehe relative Kontraindikationen)

3. Diverse Herdgeschehen

4. Allergische Erkrankungen

5. Hormonelle Störungen:
Schilddrüsenerkrankung
(begleitend!)
Menstruationsbeschwerden
Wechseljahre
Infertilität

6. Schwangerschaft/Geburt:
Schwangerschaftserbrechen
Gestose (begleitend!)
Geburt (unterstützend)
Wochenbett:
Stillprobleme
Psychosen (begleitend!)
Rückbildung der Gebärmutter etc.

7. Atmung:
Asthma bronchiale (begleitend!)
Lungenemphysem
Fibrosen

8. Kopf: Allgemein
Schmerzzustände (Abklärung!)
Migräne
Schwindelzustände/Ménière

9. Verdauungsprobleme:
Meteorismus
Obstipation
Gastritis
Ulcus ventriculi/duodeni
Leber-/Gallenbeschwerden
Dyskinesien der Gallenblase
Pankreasstörungen

10. Herz- Kreislauferkrankungen:
nach Rücksprache mit dem Arzt:
chronische Insuffizienz Stadium I—III
(begleitend)
Angina pectoris
diverse Herzrhythmusstörungen
leichterer Art (z. B. supraventikuläre
Tachykardie etc.)
Zustand nach Herzinfarkt (sehr vorsichtig!!)
essentielle Hypertonie (begleitend)
Hypotonie

11. Rheumatische Erkrankungen:
Weichteil- bzw. Muskelrheumatismus
Gelenkrheumatismus (primär chron. Polyarthritis etc.)
Morbus Bechterew
Morbus Scheuermann etc.
Tendopathien

12. Abnützungserscheinungen:
Arthrose
Spondylose
Spondylarthrose

13. Verletzungen:
Stauchung
Prellung/Zerrung
Knochenbruch etc.

14. Erkrankung der Nerven:
Neuralgien (Ischialgie etc.)
vegetative Dystonie
Schlafstörungen
Zustand nach Schlaganfall
diverse Lähmungszustände (Multiple Sklerose etc.)
(als begleitende Maßnahme)
Epilepsie/Krampfzustände
(begleitend)

15. Seelische Störungen:
(je nach Schweregrad begleitend oder ausschließlich)
Angstzustände
depressive Verstimmung
aggressives Verhalten
Streß

16. Störungen im Urogenitaltrakt:
Prostataadenom
Blasenkatarrh
Harninkontinenz
Bettnässen

17. Autoimmunologische Erkrankungen
(als begleitende Maßnahme)

18. Diverse Stoffwechselerkrankungen:
Adipositas
Diabetes mellitus Typ II
Hyperurikämie etc.

19. Gefäße:
Varikosis
Beinödeme (Ursache abklären!)

20. Zahnschmerzen (symptomatisch)

21. Augen:
Entzündungen
Kurzsichtigkeit
Weitsichtigkeit
Katarakt
Glaukom

22. Diverse Hauterkrankungen (unterstützend)

Generell kann im nahezu jedem Krankheitszustand, mit Ausnahme der Kontraindikationen, wo besondere Vorsicht geboten ist, eine Fußreflexzonentherapie versucht werden. In vielen Fällen kann, wenn schon keine Heilung, so doch eine ziemliche Erleichterung im Beschwerdebild erzielt werden. Der Erfolg ist individuell sehr verschieden und sehr abhängig von der Gesamtpersönlichkeit, von der Konstitution und von der Fähigkeit, auf einen Reiz bzw. Impuls dieser Art reagieren zu können. Ist der Reiz im Vergleich zum Ausmaß der Erkrankung zu schwach, bzw. ist die natürliche Regulationsfähigkeit aus gewissen Gründen (z. B. hohes Alter) herabgesetzt, ist eine Fortsetzung der Behandlung nicht mehr sinnvoll.

Im Zweifelsfalle ist eine Rücksprache mit dem Arzt unumgänglich, bzw. sind immer alle diagnostischen Maßnahmen zu ergreifen, um den bestehenden Krankheitszustand abzuklären.

Die Verlaufskontrolle

Zur Kontrolle des genauen Therapieablaufes empfiehlt es sich, das Ergebnis der Erstuntersuchung und alle weiteren Veränderungen bei den späteren Behandlungen in eine entsprechende Skizze einzutragen (mit Datum und einer kurzen Schilderung der subjektiven Beschwerden des Patienten). Nur so ist es möglich, eine Übersicht über den genauen Ablauf einer Therapie mit Erfolg oder Mißerfolg zu erhalten, welche zu Dokumentationszwecken oder zur späteren Verwendung bei einem ähnlichen Fall dienlich sein kann.

Die Kontrolluntersuchung

Die Kontrolluntersuchung läuft gleich ab wie die Erstuntersuchung. Sie erfolgt nach einem gewissen Behandlungszeitraum (ca. 10—15 Therapiesitzungen) und stellt eine nochmalige genaue Untersuchung aller Zonen dar, um überprüfen zu können, ob sich am Gesamtbefund etwas verändert hat, zusätzliche veränderte Zonen zu finden sind oder sich Verbesserungen im Gesamtbild zeigen.

Einzelne Krankheitsbilder und ihre Behandlung

NERVÖSE STÖRUNGEN/SEELISCHE VERSTIMMUNG

Schlaflosigkeit

Der Schlaf dient der Erholung und Regeneration aller Organsysteme und auch der Seele. Ist diese Regenerationsphase durch irgendwelche Umstände gestört oder unterbrochen, kann sich eine sehr ernstzunehmende tiefgreifende Lebenskrise daraus entwickeln.

Eindrücke, Gedanken oder seelische Prozesse, welche tagsüber nicht verarbeitet werden können, drängen sehr oft zu nächtlicher Stunde an die Oberfläche des Bewußtseins. Aber auch zahlreiche organische Erkrankungen können Schlaflosigkeit nach sich ziehen. Es sind dies vor allem die Schilddrüsenüberfunktion (Erregung, Unruhe, erhöhter Stoffwechsel), Leber- Gallen-Störungen, Herz-Kreislauf-Erkrankungen und das Klimakterium.

Diagnostische Möglichkeiten:
Anamnese
eventuell neurologische Untersuchung
Schilddrüsenfunktion
allgemeine Durchuntersuchung

Die häufigsten Ursachen:
Streß
Beruf (Umkehr des Tag-Nacht-Rhythmus/Nachtdienste/Schichtarbeit etc.)
unverarbeitete seelische Probleme (Gedankenzudrang etc.)
Schilddrüsenerkrankung
unregelmäßige Lebensweise
Verdauungsstörung (Leber-Galle/Magen/Dickdarm — spätes Abendessen)
hohes Alter (Gefäßsklerose/motorische Unruhe)
Klimakterium
Herz-Kreislauf-Erkrankungen
Veränderungen des Blutdrucks

Behandlungsschema:

gesamte Wirbelsäule
Schädelbasiszone
Scheitelzone
Stirnhöhle
Epiphyse
Hypophyse
Herz/Kreislauf
Leber-Galle
Magen
Dünndarm
Dickdarm
Schilddrüse
kleines Becken außen
Nebenniere/Niere
Solarplexus
Beruhigungszone

Massagedauer:
akut: täglich
chronisch: über längere Zeit 2 bis 3 Behandlungen pro Woche

Die Nebenniere als „Adrenalin“ produzierendes Organ. Das „kleine Bekken außen“ im Falle einer Mitbeteiligung der Keimdrüsen (Eierstöcke) am Krankheitsgeschehen.

Die Solarplexus- und Beruhigungszone am Schluß zur allgemeinen Entspannung (etwas länger massieren).

Durch eine leichte, sanfte Massage der Beruhigungszone können wir eine eher beruhigende Wirkung erzielen, durch eine eher kräftige Massage derselben erzielen wir den gegenteiligen Effekt. Auch die Zonen für die übergeordneten Zentren und die Solarplexuszone sollten nur mit mäßigem Druck bearbeitet werden.

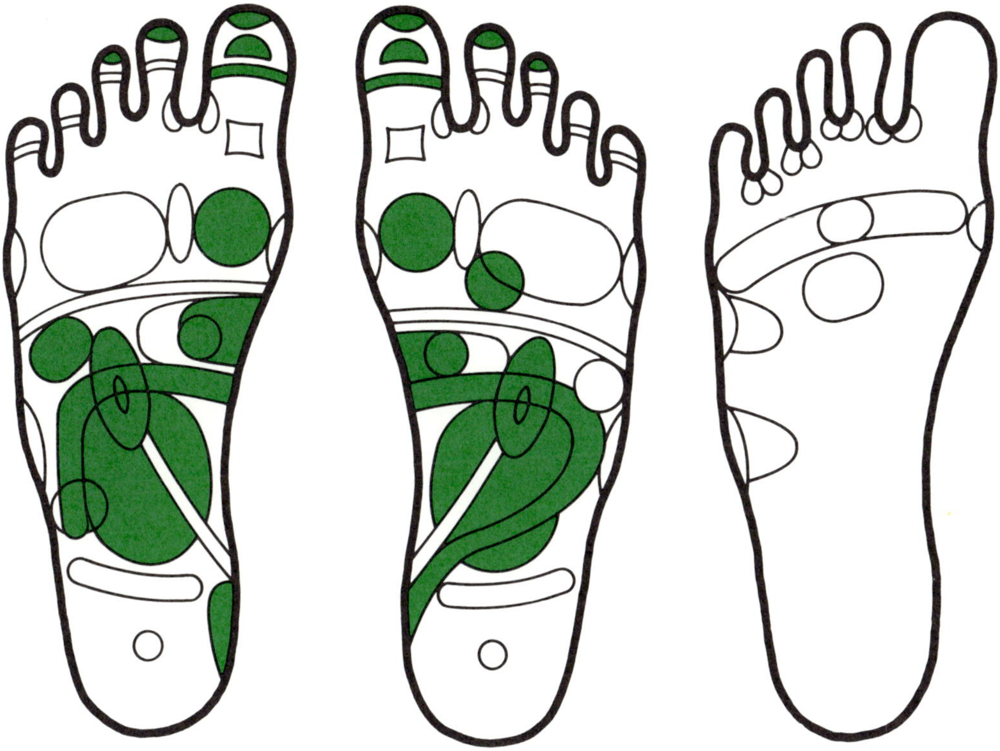

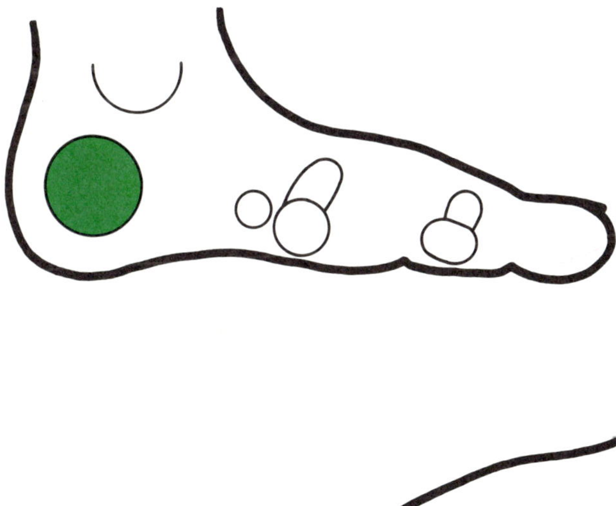

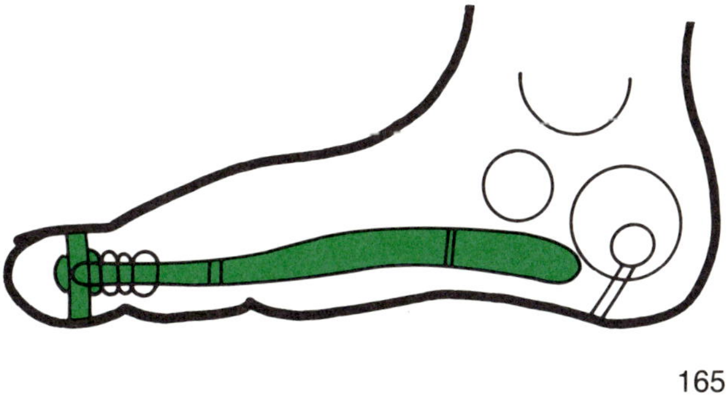

Vegetative Dystonie

Unter diesem Sammelbegriff versteht man einen Zustand körperlicher und nervlicher Schwäche, verbunden mit einer äußerst geringen Belastungstoleranz, welche verschiedenste Ursachen haben kann.

Die häufigsten Ursachen:
konstitutionelle Schwäche/Disposition
Streß/Überlastung
seelische Problematik/Schock/Trauma

Diagnostische Möglichkeiten:
typ. Anamnese
Belastungstests
neurologische Untersuchung
Schilddrüsendiagnostik

Behandlungsschema:	Schilddrüse
gesamte Wirbelsäule	Nebenniere/Niere
Epiphyse	Herz/Kreislauf
Hypophyse	Becken außen (Keimdrüsen)
Scheitel	Solarplexus
Schädelbasis	Beruhigungszone

Massagedauer:
über längere Zeit hinweg mindestens 1 bis 2 Behandlungen pro Woche

Neben den üblichen Zonen werden auch die Zone für Schilddrüse (Unterfunktion?) und Nebenniere (Streß?), sowie für Herz/Kreislauf (niederer Blutdruck?) und die Keimdrüsen (hormonelle Dysregulation) in das Schema mit einbezogen. Eine besondere Bedeutung kommt natürlich der Beruhigungszone und der Zone für Solarplexus und Hypophyse zu.

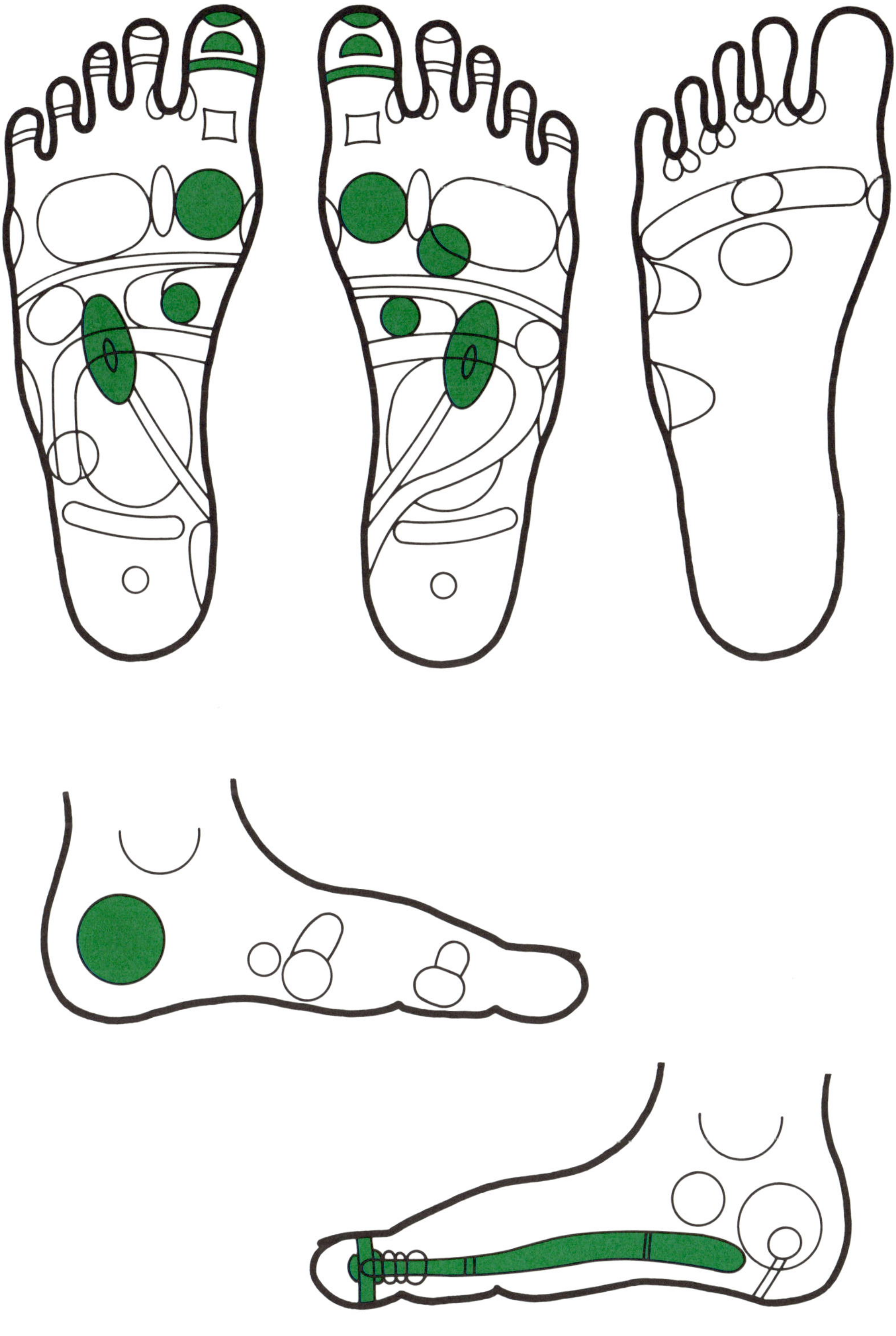

Die Behandlung seelischer Störungen über die Fußreflexzonen: Allgemeines

Aggressivität, Angstzustände und Depressionen nehmen im erschrekkenden Maße in unserer Gesellschaft zu. Überforderung, Streß, Isolation, Leistungsdruck und Konkurrenzkampf haben sicher großen Anteil daran. Nicht zu übersehen sind jedoch auch einige organische Störungen, welche zu diversen seelischen Krisen führen können.

Eine Überfunktion der Schilddrüse kann Aggressivität und Erregtheit des Nervensystems, aber auch Angstzustände und Depressionen auslösen.

Auch Erkrankungen im Leber-Galle-System führen zu gereiztem und mißmutigem bzw. depressivem Verhalten. Dies sollte man auch bei der Zusammenstellung des Therapieplanes beachten.

Die hormonelle Situation bei Frauen (Klimakterium/Wochenbett) spielt ebenfalls sehr oft eine entscheidende Rolle bei der Entstehung einer solchen Befindungsstörung. Im Mittelpunkt der Behandlung stehen natürlich die übergeordneten Zentren und psychovegetativen Punkte zur allgemeinen Beruhigung, aber auch die Zone für Niere/Nebenniere als „Streß“regulierendes Organ (Adrenalin) in unserem Körper.

Aggressive Verstimmung

Gereiztes und aggressives Verhalten kann zu einem ernsten zwischenmenschlichen Problem werden, sowohl im privaten Bereich als auch am Arbeitsplatz. Es ist meist Zeichen einer stärkeren Anspannung bzw. einer inneren Unausgeglichenheit, worunter der Patient meist im selben Ausmaß leidet wie die Personen in seiner unmittelbaren Umgebung. Hier beruhigend einzuwirken und zu regulieren, ist Ziel unserer Therapie.

Diagnostische Möglichkeiten:
Gespräch
neurologische/psychiatrische Untersuchung
eventuell: Schilddrüsenuntersuchung/Leberfunktion

Mögliche Ursachen:
Streß/Überbelastung
andere seelische Problematik
Leber/Galle-Erkrankung
Schilddrüsenerkrankung etc.

Behandlungsschema:
ganze Wirbelsäule
Epiphyse
Hypophyse
Scheitel
Schädelbasis
Magen
Dünndarm/Dickdarm
Schilddrüse
Nebenniere/Niere
Leber-Galle
kleines Becken außen
Beruhigungszone
Solarplexus

Massagedauer:
akut: täglich
sonst: 1 bis 2 Behandlungen pro Woche

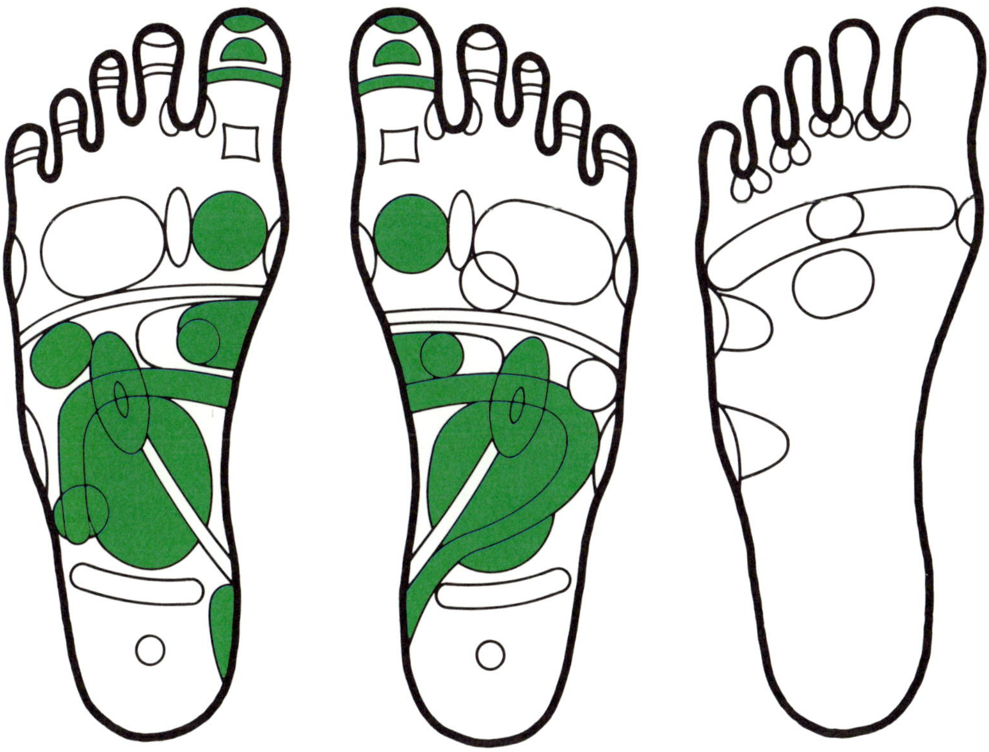

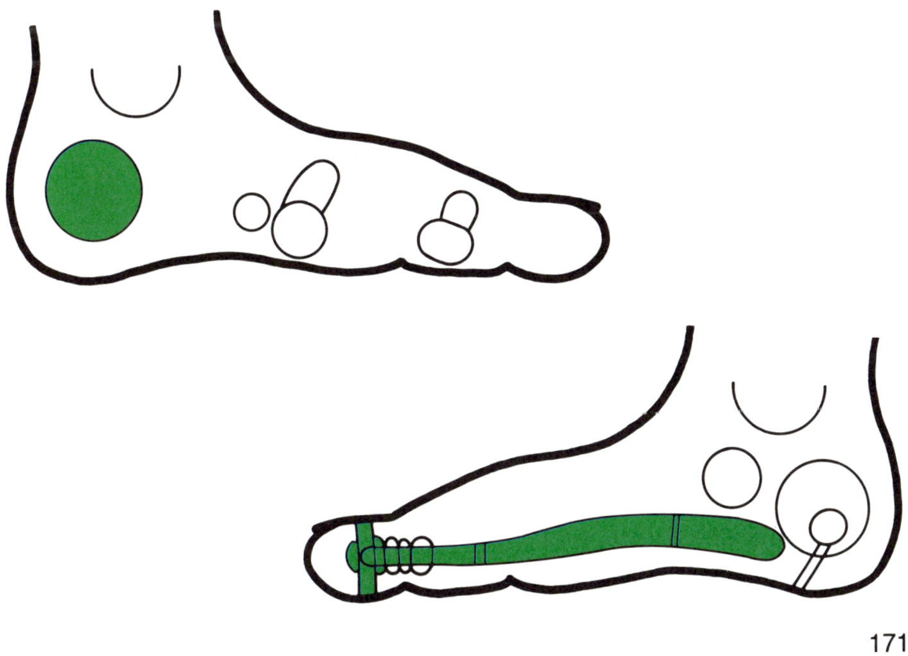

Angstzustände

Die schweren und existentiellen Ängste unserer Vorfahren im Zuge des Überlebenskampfes werden in der heutigen Zeit weitgehend ersetzt durch sogenannte banale, alltägliche Ängste (Erwartungsangst/Prüfungsangst/Angst vor Mißerfolg, Mißachtung), welche jedoch nicht minder beeinträchtigend sein können und einer Therapie zugeführt werden müssen. Das Gespräch und die Zuwendung bei der Therapie spielen für die Genesung eine große Rolle.

Diagnostische Möglichkeiten:
ärztliches Gespräch/Psychologische Beratung
fachärztliche Untersuchung (Neurologe/Psychiater)
eventuell Schilddrüsenuntersuchung

Die häufigsten Ursachen:
Schockerlebnis/Partnerverlust
Streß/Überlastung
diverse andere seelische Probleme
Toxine/Medikamente
Schilddrüsenerkrankung
Klimakterium

Behandlungsschema:	Dünndarm
ganze Wirbelsäule	Dickdarm
Schädelbasis	Herz/Kreislauf
Epiphyse	Niere/Nebenniere
Hypophyse	Schilddrüse
Scheitel	Beruhigungszone
Magen	Solarplexus

Massagedauer:
akut: täglich
sonst: 1- bis 2mal pro Woche, bei Bedarf über längere Zeit hinweg

Das Angst- und Streßhormon ist das Adrenalin. Es wird in der Nebenniere produziert. Deshalb ist diese Zone für uns von Bedeutung.

Angst schlägt sich auch auf den Magen und auf den Verdauungsapparat im allgemeinen nieder (z. B. Durchfallsbeschwerden, bei Prüfungsstreß etc.). Angstgefühle gehen auch meist mit verstärktem Herzklopfen und anderen Herzsensationen einher und bewirken eine Erregung im Gefäßsystem (Vasokonstriktion). Schließlich kann auch schon eine sehr diskrete Überfunktion der Schilddrüse zu Angst- und Erregungszuständen führen. Die Zonen für das Gehirn und die Solarplexuszone stellen die Hauptzonen bei psychischen Beschwerden dar.

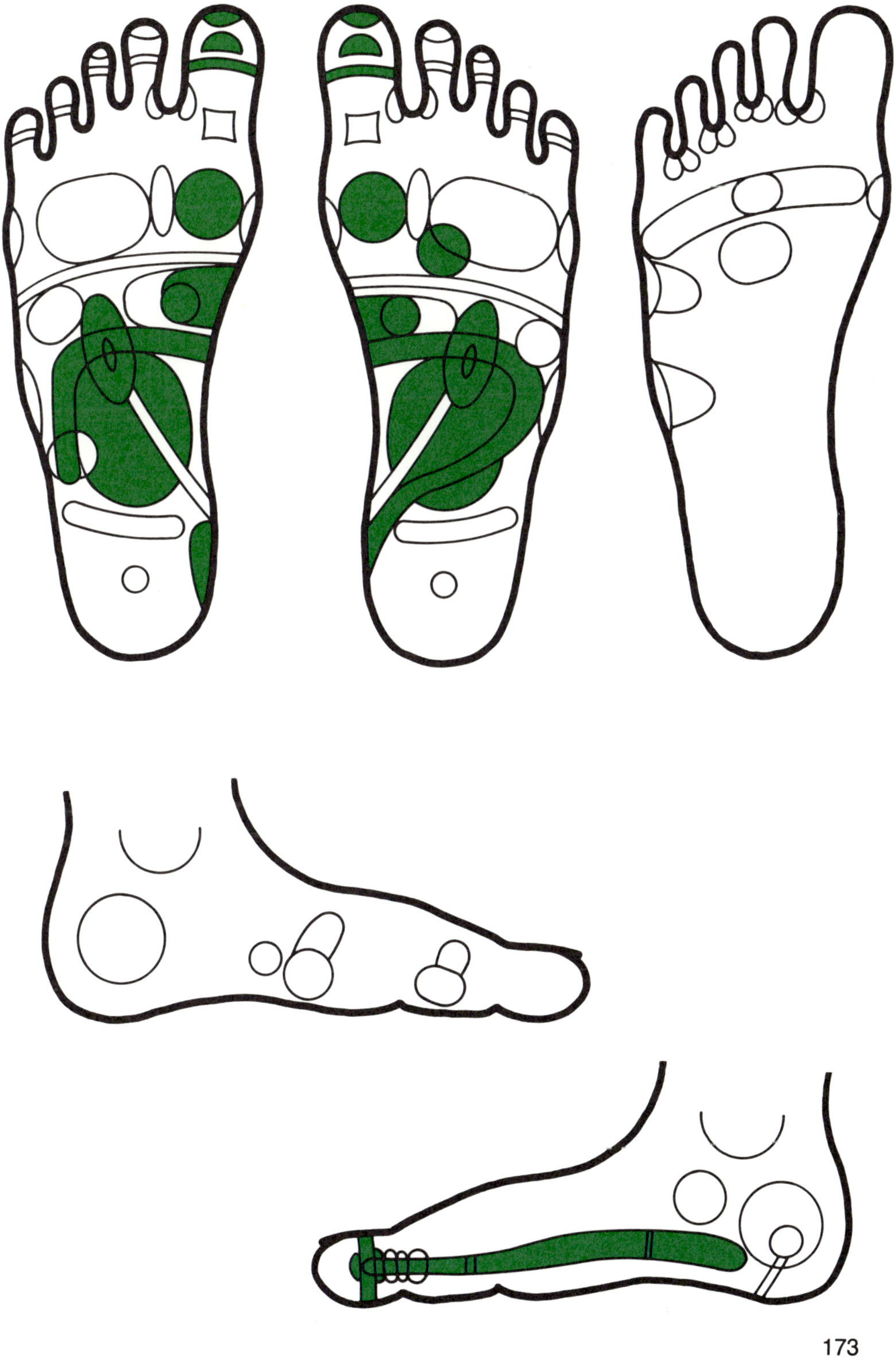

Depressive Verstimmung

Schwere endogene Depressionszustände gehören unbedingt in die Hand des Arztes und medikamentös behandelt. Bei leichterer depressiver Verstimmung spielt oft schon der psychologische Aspekt einer Fußzonenbehandlung eine große Rolle. Der Patient kann sich aussprechen, findet Trost und Zuwendung und kann sich im Zuge der Therapie entspannen. Die Bearbeitung der entsprechenden Zonen bewirkt ihr übriges.

Diagnostische Möglichkeiten:
ärztliches Gespräch
neurologische bzw. psychiatrische Untersuchung
eventuell Untersuchung der Schilddrüse
eventuell Untersuchung von Leber-Gallen-Störungen

Die häufigsten Ursachen:
Exogen:
Schock/Streß/Trauma
andere seelische Problematik
Organisch bedingt:
Schilddrüsenerkrankung
Atherosklerose
Medikamente/Toxine
Lebererkrankungen
Endogen

Behandlungsschema:
ganze Wirbelsäule:
speziell Brustwirbelsäule
Schädelbasis
Scheitel
Epiphyse
Hypophyse
Lunge
Leber-Galle
Milz
Schulter
Niere/Nebenniere
Nacken
Schilddrüse
Solarplexus
Beruhigungszone

Massagedauer:
generell 1 bis 2 Behandlungen pro Woche solange Bedarf besteht, im Akutfalle auch täglich möglich

In der chinesischen Medizin wird die depressive Verstimmung dem Organsystem Lunge/Atmung zugeordnet. Tatsächlich ist die Atmung bei vielen depressiven Patienten meist „flach" und „verhalten" und geht mit einem Beklemmungsgefühl bzw. Engegefühl im Brustkorb einher. Jedenfalls sollten wir diese Zone zusammen mit der Schulter-Nackenzone in unserem Therapieplan berücksichtigen.

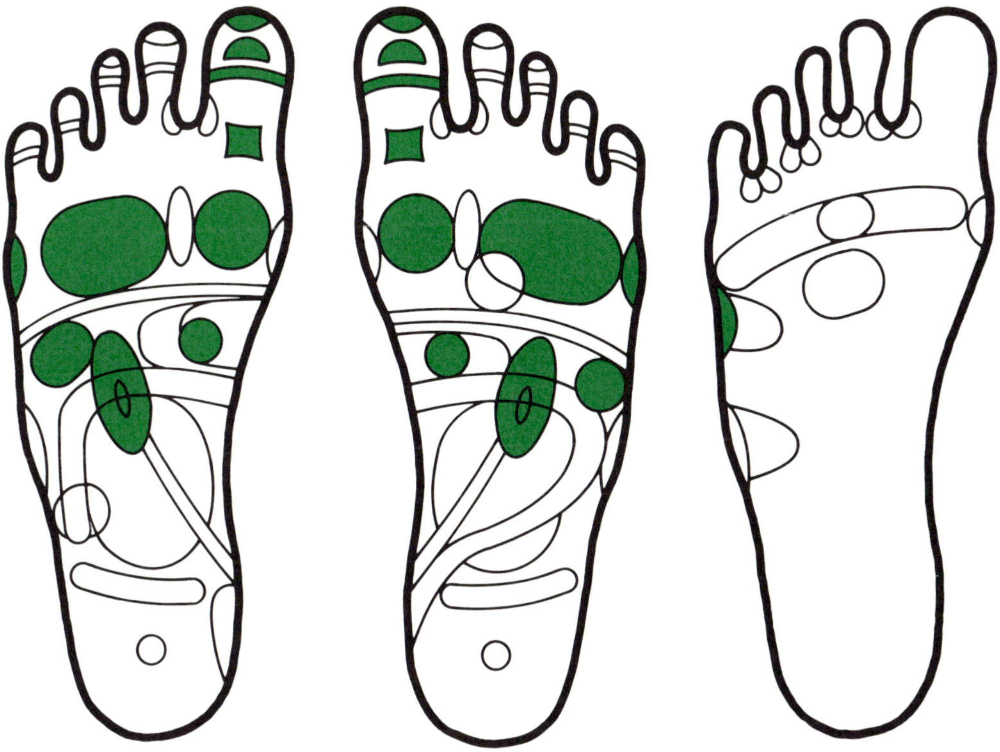

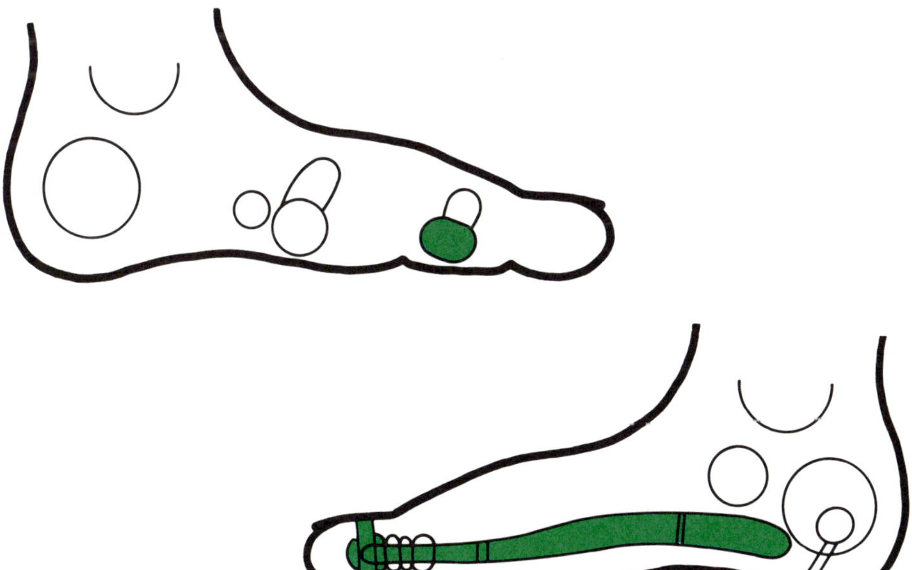

KOPF-HALS-BEREICH

„Kopfschmerz"
(Migräne, Zervikalsyndrom etc.)

„Kopfschmerz" ist ein sehr vielschichtiges Problem. Eine Vielzahl möglicher Ursachen oder beteiligter Faktoren kommt in Betracht. Angefangen von simplen Auslösern wie z. B. einer falsch eingestellten Brille, einer berufsbedingten Fehlhaltung im Nacken-Halswirbelsäulenbereich („Akademikerkopfschmerz"), chronischen Nasennebenhöhlenerkrankungen, einfachen Magen-Darm-Störungen bis hin zu schweren Migräneanfällen mit Übelkeit, Erbrechen und starker Beeinträchtigung des Allgemeinbefindens, hypertonen Krisen oder Hirntumorerkrankungen.

Den zusätzlichen „Nebensymptomen" kommt hierbei eine ganz große Bedeutung zu. Eine genaue Abklärung der möglichen Ursachen ist hier unbedingt erforderlich, was nicht heißt, daß nicht schon bis zur genauen Feststellung des Auslösers mit der Reflexzonenbehandlung begonnen werden kann. Differentialdiagnostische Schlüsse lassen sich durch Abtastung der Fußzonen hier im begrenzten Umfange ziehen. Auch liefert oft die Gesamtheit der gestörten Zonen im Zusammenhang mit der anamnestischen Befragung schon einen Hinweis, in welche Richtung ich suchen kann oder muß.

Diagnostische Möglichkeiten:
Schädel-Röntgen/Halswirbelsäulen-Röntgen
Schädel-CT
Serologische Untersuchung (Entzündungszeichen, Blutsenkung, Leberfunktion)
EEG
Ultraschall (A. vertebralis etc.)
Herdsuche (Zähne etc.)
Hals-Nasen-Ohren-ärztliche Untersuchung
augenärztliche Untersuchung
gynäkologische Untersuchung

Die häufigsten Ursachen:
Herdgeschehen (Zähne etc.)
Magen-Darm-Trakt
Halswirbelsäule (Zervikalsyndrom)
chronische Nasennebenhöhlenentzündung
Leber-Gallen-Erkrankung
gynäkologische Erkrankung/hormonelle Störungen
Muskelverspannung im Nacken oder Schultergürtel
Erkrankungen der Augen und Ohren
niedriger oder hoher Blutdruck
Eisenmangel/anämische Zustandsbilder
Tumorerkrankungen etc.

Behandlungsschema:	ganzer Bauchraum
ganze Wirbelsäule	Niere/Nebenniere
insbesondere Halswirbelsäule	Leber/Galle
Epiphyse/Hypophyse	Nacken
Herdzonen:	Schulter
— Zähne	Siebbeinzellen
— Tonsillen	Nasen-Rachen-Raum
— Appendix	Augen
— Gallenblase	Ohren
— Eierstöcke/Eileiter	Schädelbasis
Magen	Scheitel
Darm	Stirnhöhle
kleines Becken außen	Solarplexus
kleines Becken innen	Gehirn-Beruhigungszone

Massagedauer:
In der Akutphase täglich bzw. 2- bis 3mal wöchentlich, im schmerzfreien Intervall 1- bis 2mal pro Woche über eine längere Zeit hinweg

Alle Zonen, die in Betracht kommen können, werden therapiert, unabhängig von einer tatsächlichen Veränderung oder Störung am Fuß.

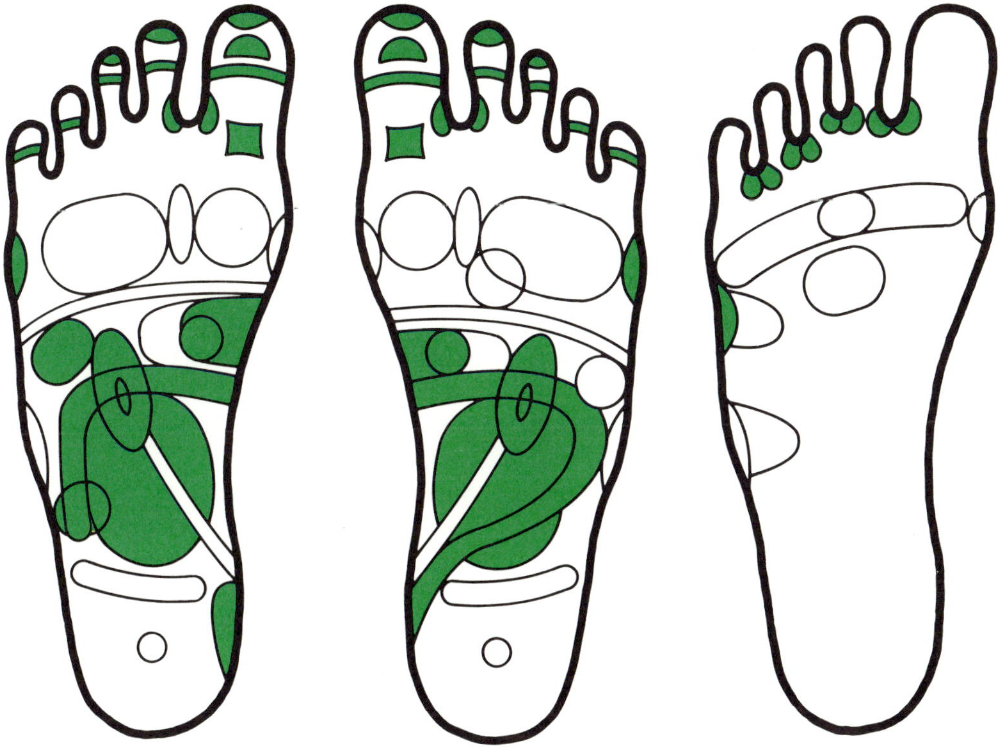

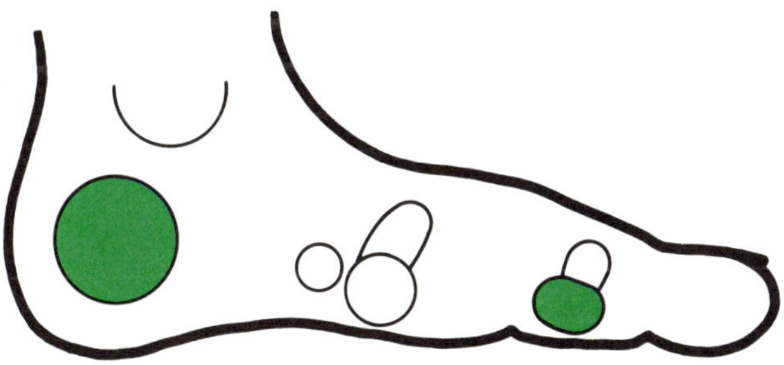

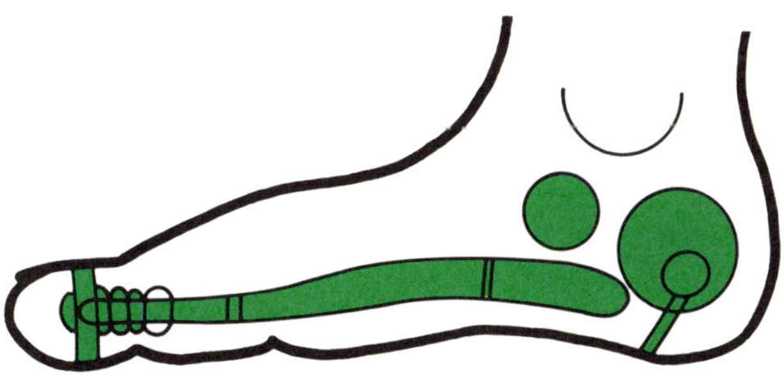

„Sehschwäche"
(z. B. Kurzsichtigkeit/Weitsichtigkeit/Grauer Star etc.)

Auch im augenärztlichen Bereich unterschätzen wir oft die psychosomatische Komponente vieler Erkrankungen. In den Augen als dem „Spiegel unserer Seele" drücken sich oft vorzeitig Leid, Kummer und unterdrückte Emotionen in Form von verschiedensten Störungen aus. Aber auch vielerlei organische Ursachen kommen natürlich in Betracht. Hier gilt es, vor allem auch beruhigend und entspannend auf den Patienten einzuwirken (Gehirnzone, Solarplexus, Nebenniere etc.) und nach fachärztlicher Untersuchung neben diversen gymnastischen Übungen für Augen und Halswirbelsäule vor allem auch das ärztliche Gespräch zu pflegen.

Diagnostische Möglichkeiten:
augenärztliche Untersuchung
eventuell röntgenologische Untersuchung der Halswirbelsäule

Die häufigsten Ursachen:
z. B. Fehlsichtigkeit:
erbliche Belastung/Konstitution
ungünstige Arbeitsbedingungen
Entwicklungsstörungen (Schulkinder)
muskuläre Verspannung
seelische Belastung/Streß
Durchblutungsstörung (Sklerose) etc.
z. B. Katarakt:
altersbedingt (Cataracta senilis)
Traumen
Diabetes mellitus
Strahleneinwirkung
etc.

Behandlungsschema:	
Halswirbelsäule	Schulter
Schädelbasis	Zähne
Siebbeinzellen	Tonsillen
Stirnhöhle	Nebenniere/Niere
Epiphyse	Gehirn/Beruhigungszone
Hypophyse	Solarplexus
Nacken	Ohren
	Augen

Massagedauer:
1- bis 2mal pro Woche über längere Zeit hinweg, Fortsetzung nur bei Besserung der Beschwerden, spätestens nach 20 Behandlungen.

Alle umliegenden Zonen sowie die psychovegetativen Punkte werden berücksichtigt. Die Augenzone am 2. Zeh entspricht eher dem hinteren Anteil des Auges (Sehnerv, Netzhaut etc.), die Zone an der 3. Zehe eher dem äußeren Anteil des Auges (Linse, Bulbus, Konjunktiva, Iris etc.).

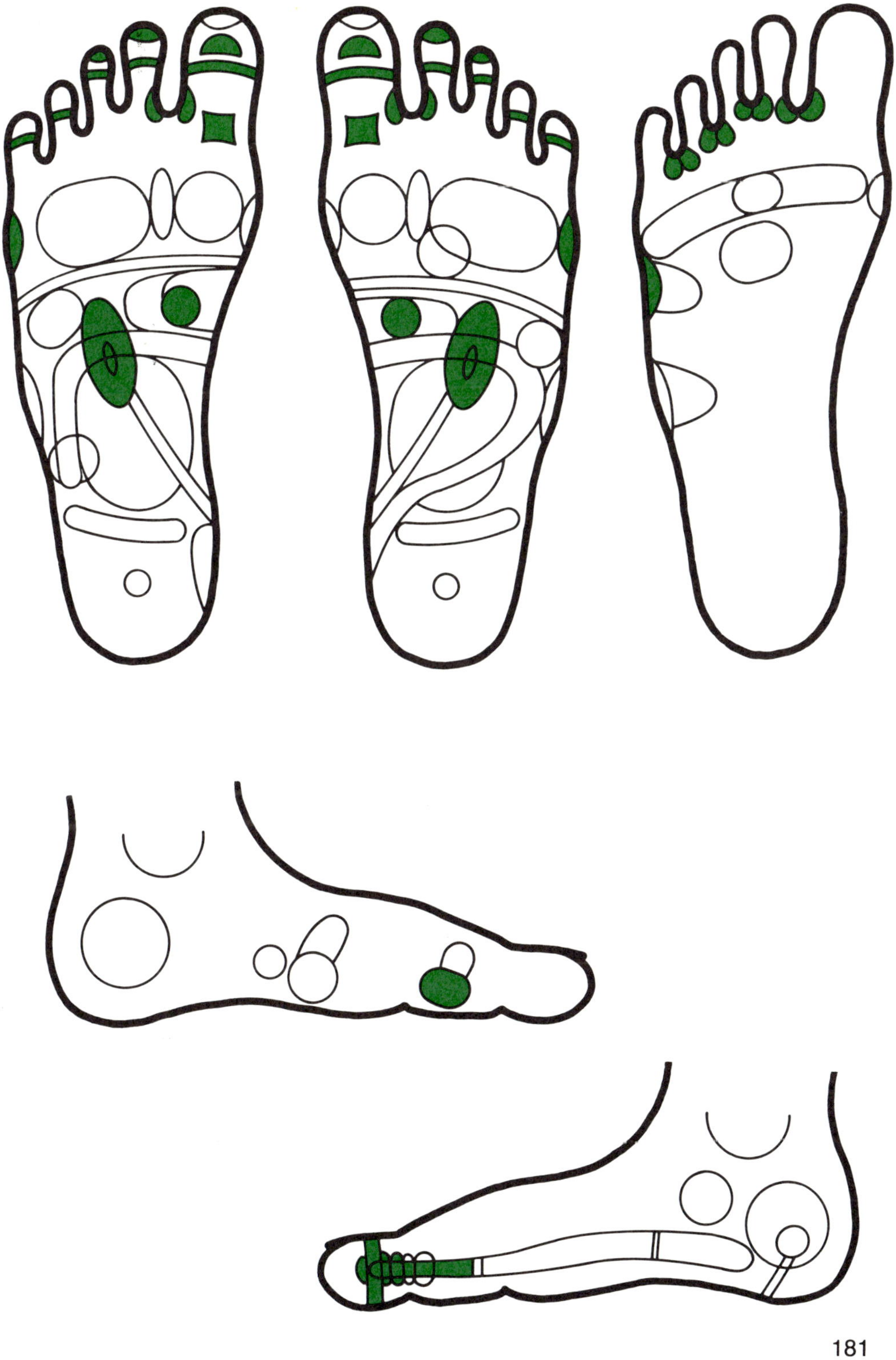

Chronisch rezidivierende Tonsillitis

Die chronische Tonsillitis tritt vor allem bei Kindern und Jugendlichen gehäuft auf. Bevor man sich vorschnell zu einer Operation entschließt, sollte man doch alle Möglichkeiten der Naturheilbehandlung ausschöpfen (Neuraltherapie/Reflexzonenmassage/Homöopathie etc.). Erstens haben die Tonsillen eine wichtige Abwehrfunktion in der Mund- und Rachenhöhle inne (vorderste Abwehrfront gegen eindringende Keime über Nase und Mundhöhle) und zweitens, weil eine operative Entfernung dieser Drüse auch keine hundertprozentige Garantie für Beschwerdefreiheit darstellt.

Diagnostische Möglichkeiten:

Hals-Nasen-Ohren-ärztliche Untersuchung bzw. Untersuchung durch den praktischen Arzt.

Beachte:
Jede schwere Angina tonsillaris gehört unbedingt in ärztliche Hände, was eine zusätzliche Massagebehandlung über die Fußzone jedoch nicht ausschließt.

Die häufigsten Ursachen:
Bakterielle Infektion (z. B. hämolysierende Streptokokken/Pneumokokken etc.)
geschwächte Abwehrlage
konstitutionelle Schwäche

Behandlungsschema:
Halswirbelsäule
Scheitel
Schädelbasis
Stirnhöhle
Gehirn/Beruhigung
lymphatisches System:
— Leiste
— Achsel
— Appendix
— Thymus
— Milz
— Lungenstiel
Nasen-Rachen-Raum
Siebbeinzellen
Nebenniere/Niere
Kehlkopf
Tonsille

Massagedauer:
chronischer Prozeß: 1 bis 2 Massagen wöchentlich über längeren Zeitraum
im akuten Stadium: eventuell Versuch einer Regulation einmal täglich mit sanftem Druck

Von Bedeutung sind vor allem alle Zonen im Kopfbereich sowie die Zonen des lymphatischen Systems zur Steigerung der Abwehrkraft, ebenso die Zone für die Nebenniere.

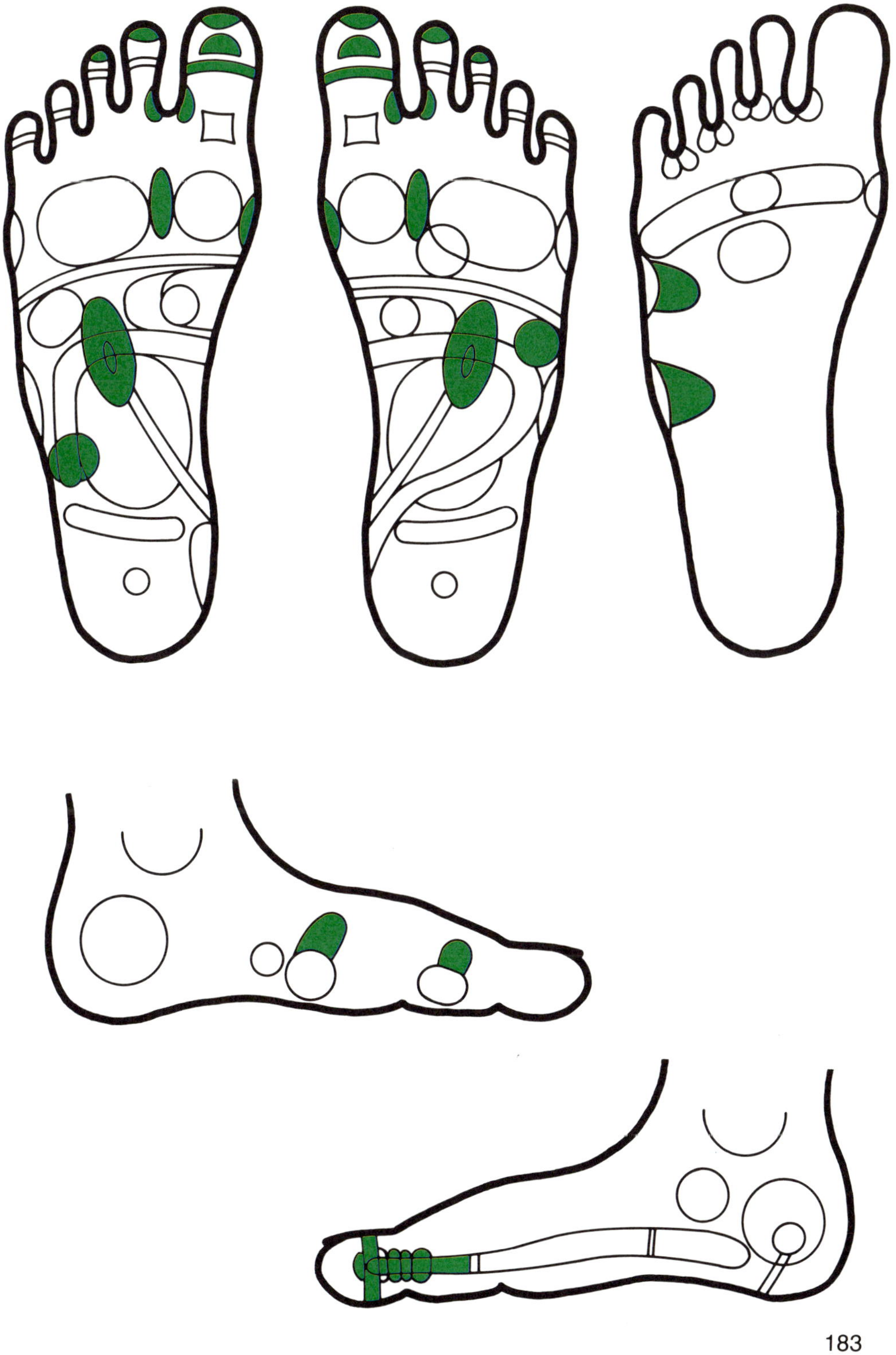

Schilddrüsenerkrankung (blandes Struma/Hyperthyreose/Hypothyreose)

Eine Schilddrüsenerkrankung im Sinne einer Funktionsstörung stellt eine sehr tiefgreifende Störung im menschlichen Organismus dar. Oft sehr diskrete Veränderungen (Serologie) können schon zu irreführenden Beeinträchtigungen wie Schlaflosigkeit, Angstzuständen oder depressiver Verstimmung führen. Bei solch einem Beschwerdebild sollte man daher auch immer an die Schilddrüse denken. Hier sollte natürlich die der Intensität der Störung adäquate Therapieform gewählt werden — die Fußreflexzonenmassage hat hierbei vor allem eine begleitende Funktion inne. Auch hier stellt sich oft die Frage, inwieweit Schock, Streß oder andere seelische Problematiken (z. B. Angst) primär auslösende Faktoren darstellen und sich die organische Erkrankung erst als Folge davon bei gegebener konstitutioneller Schwäche oder Veranlagung manifestiert oder ob sich die psychischen Veränderungen ausschließlich sekundär im Zuge der veränderten Hormonsituation ergeben.

Diagnostische Möglichkeiten:
Palpation/Untersuchung
Serologie
Ultraschall
Szintigraphie

Die häufigsten Ursachen:
blandes Struma: Jodmangel
Hypothyreose: angeboren/entzündlich/Jodmangel/postoperativ/medikamentös/unklar
Hyperthyreose: Autoimmunerkrankung
seelische Problematik/Entzündung

Behandlungsschema:
Halswirbelsäule
Schädelbasis
Scheitel
Epiphyse
Hypophyse
alle Hormondrüsen:
— kleines Becken außen (Ovarien)
— kleines Becken innen (Hoden)
— Nebenniere/Niere
— Bauchspeicheldrüse
Gehirn/Beruhigung
Solarplexus
Schilddrüse

Massagedauer:
begleitend über längere Zeit hinweg
1 bis 2 Behandlungen pro Woche

Im Vordergrund steht die Massage aller Hormondrüsenzonen und der übergeordneten Zentren.

Beachte:
Vorsicht bei Überfunktion: eher sanfte und leichte Massage
bei Unterfunktion: etwas kräftiger

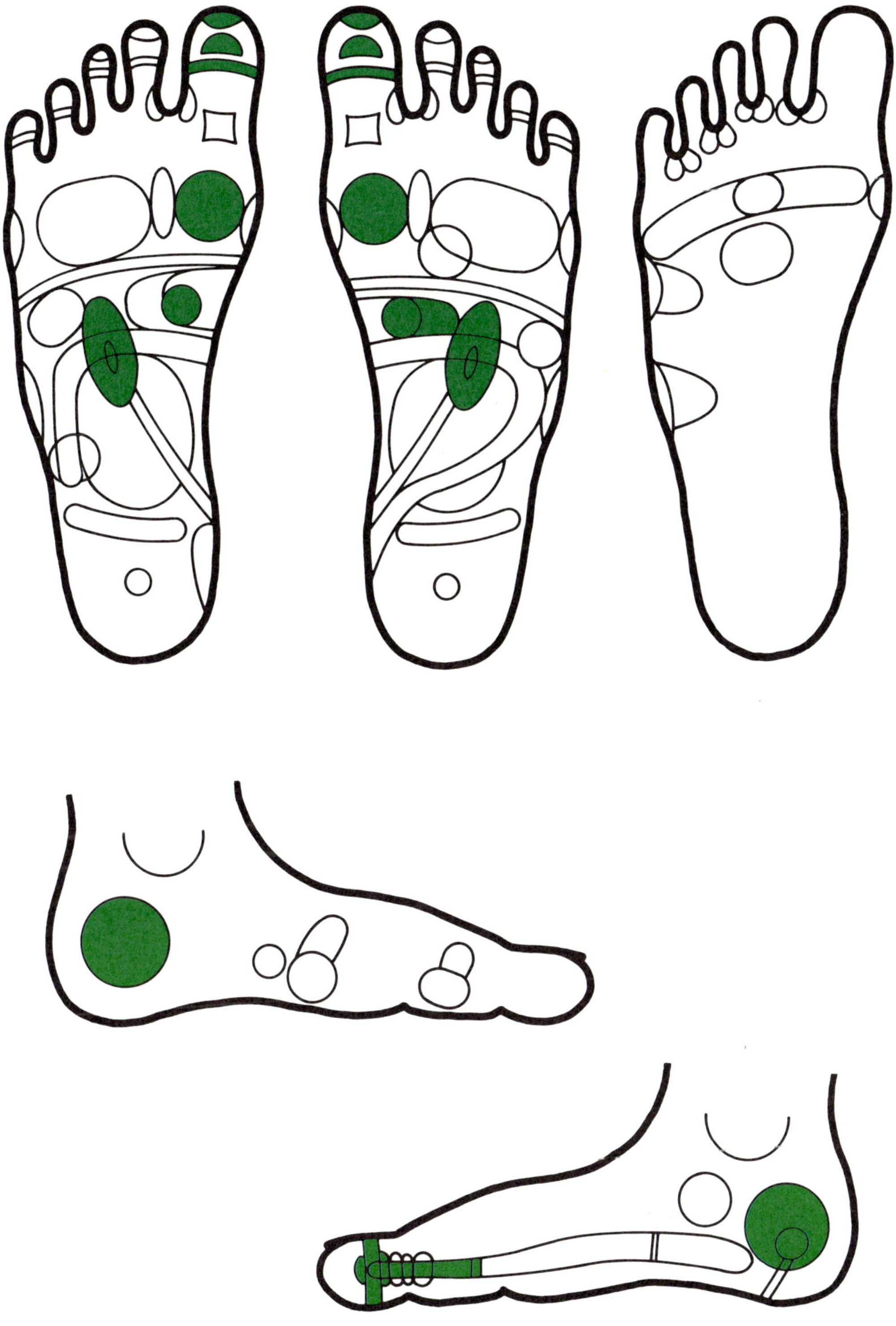

„Zahnschmerz“

Die Massage der Zahnzonen hat einerseits im begrenzten Maße diagnostische Bedeutung (Herdgeschehen), andererseits kann sie akuten Zahnschmerz bis zum Erreichen der zahnärztlichen Praxis überbrücken helfen.

Diagnostische Möglichkeiten:
zahnärztliche Untersuchung
Röntgen

Die häufigsten Ursachen:
Karies (falsche Ernährung/mangelnde Pflege)
Zahnfleischschwund
diverse Wurzelerkrankungen

Behandlungsschema:	Augen
Halswirbelsäule	Ohren
Schädelbasis	Tonsillen
Scheitel	Beruhigungszone
Siebbeinzellen	Solarplexus
Nasen-Rachen-Raum	Zahnzonen

Die geringe Ausdehnung der Zonen erfordert eine möglichst punktuelle und präzise Massagetechnik. Die Zonen an 1. und 2. Zehe entsprechen den Schneide- und Eckzähnen, an der 3. und 4. Zehe der Prämolaren bzw. Molaren. Eine nähere Differenzierung einzelner Erkrankungen ist nicht möglich.

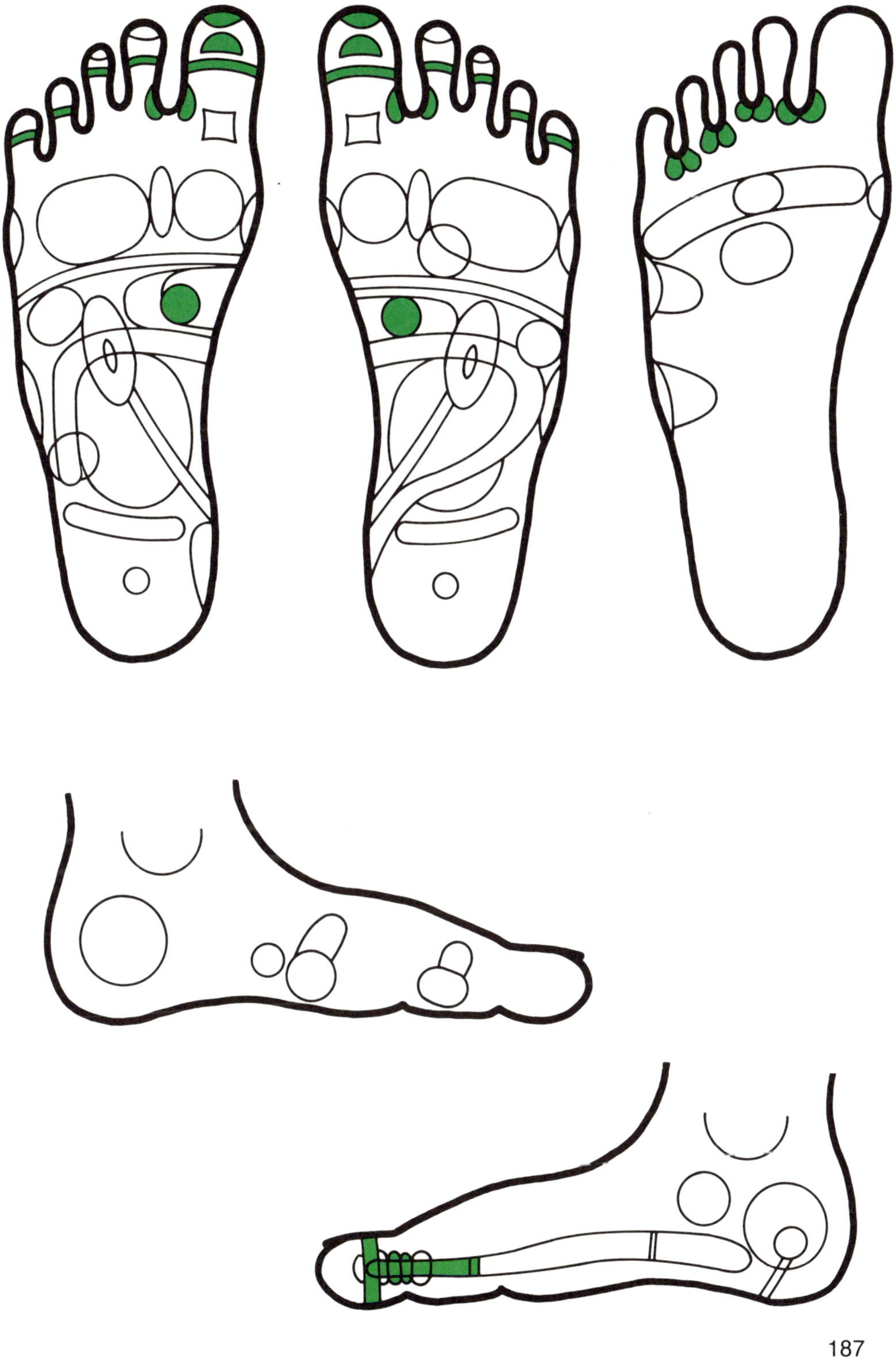

Chronische Sinusitis (Nasennebenhöhlenerkrankung)

Auf eindrucksvolle Art löst sich oft schon nach ein paar Therapiesitzungen verhärtetes und verstocktes Nasensekret, und eine jahrelang dahinschwelende chronische Nasennebenhöhlenerkrankung — oft ohne wesentlichen röntgenologischen Befund — kann in einen Akutzustand übergeführt werden und endgültig ausheilen.

Diagnostische Möglichkeiten:
Fachärztliche Untersuchung
Diaphanoskopie (Lichtdurchlässigkeitsmessung)
Röntgen

Die häufigsten Ursachen:
schlecht ausgeheilte, verschleppte bzw. übergangene Infekte (nach Erkältung oder akuten Schnupfen)

Behandlungsschema:
Halswirbelsäule
Solarplexus
Beruhigungszone
Lunge
Kehlkopf
Schädelbasis
lymphatisches System:
— Leiste
— Achsel
— Thymus
— Milz
— Tonsillen
— Appendix
— Lungenstiel/Bronchien
Scheitel
Nasen-Rachen-Raum
Siebbeinzellen
Stirnhöhle

Massagedauer:
nach spätestens 10 Behandlungen müßte ein Ansprechen auf die Therapie gegeben sein — ca. 2 Behandlungen pro Woche

Behandelt werden alle Zonen des Atmungssystems (Lunge/Bronchien/Kehlkopf), sowie natürlich alle Nasennebenhöhlenpunkte. Die Zonen für das lymphatische System aufgrund des chronischen Prozesses.

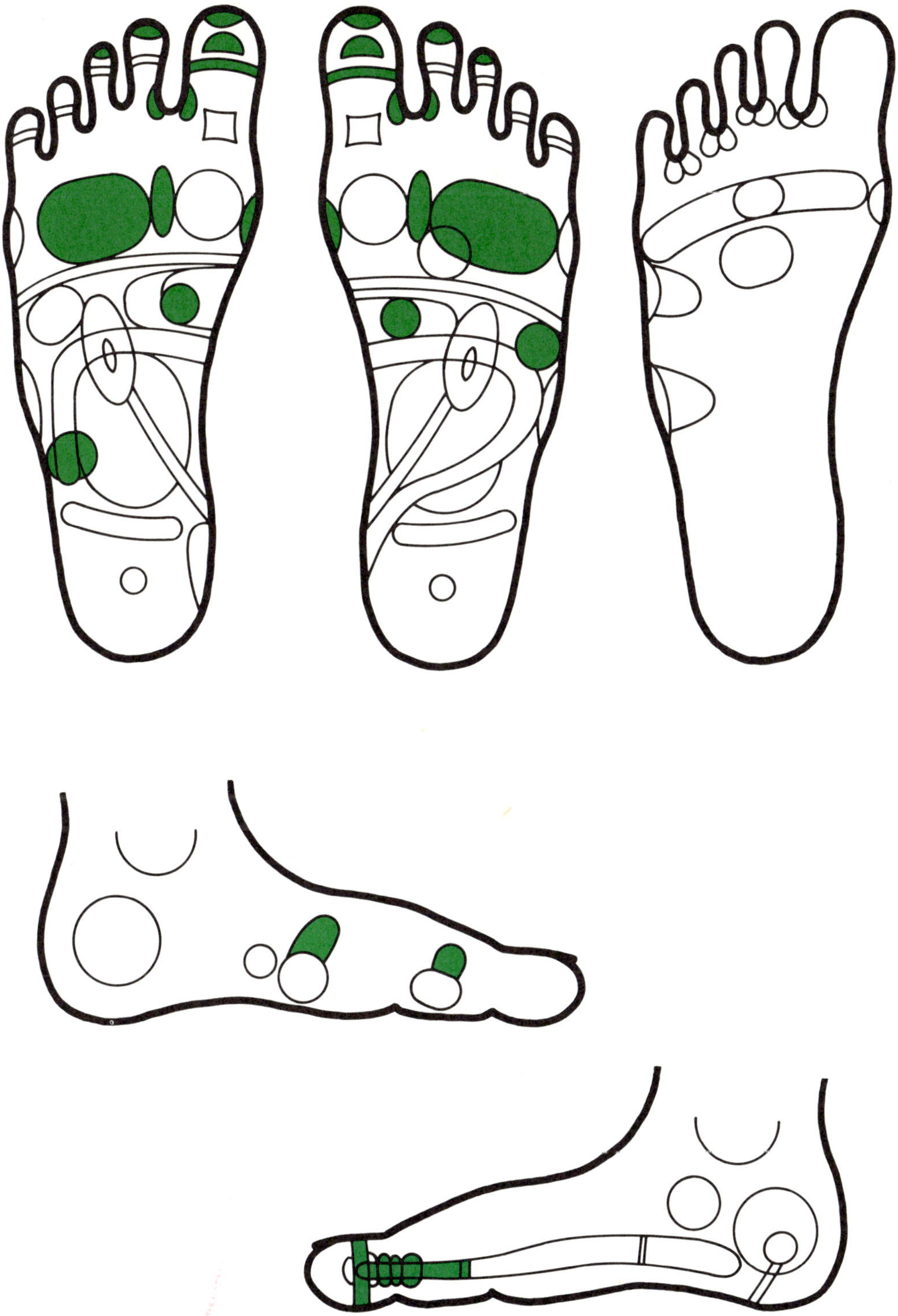

HERZ/KREISLAUF/LUNGE

Herzbeschwerden

Vorsicht! Rücksprache mit dem Arzt halten!

Bei allen Herzbeschwerden sollte grundsätzlich immer die Diagnose des Arztes eingeholt werden, bevor man mit einer Fußzonentherapie beginnt. Zur Behandlung eignen sich leichte bis mittelschwere Herzerkrankungen (leichtere Form der Angina pectoris — der chronischen Insuffizienz/supraventrikuläre paroxysmale Tachykardien/diverse vegetativ bedingte Störungen/Herzneurosen/Zustand nach Herzinfarkt oder zur Infarktprophylaxe). Bei schweren Herz-Kreislauf-Störungen sollte man eine vorsichtig unterstützende Behandlung über die Reflexzonen nur dem darin geschulten Arzt überlassen.

Diagnostische Möglichkeiten:
Auskultation/Palpation
EKG
Ergometrie
Ultraschall
Koronarangiographie

Die häufigsten Ursachen:
Angina pectoris
Herzinfarkt
Gefäßverkalkung (Fehlernährung, falsche Lebensweise)
Rhythmusstörungen
Hypertonie
seelische Erregung („Herzneurose“)
Klimakterium
chronische Insuffizienz/Herzmuskelschwäche
konstitutionelle Schwäche

Behandlungsschema:
Halswirbelsäule
Brustwirbelsäule
Leber — Galle
Bauchspeicheldrüse
Magen
Querdarm
Schulter links
Arm links
Schilddrüse
Nebenniere/Niere
Solarplexus
Beruhigungszone
Herz

Massagedauer:
meist Langzeittherapie 1- bis 2mal pro Woche — individuelle Dosierung!

Bei schweren Herzerkrankungen ist oft die gesamte Region in der Umgebung der Hauptzone in Mitleidenschaft gezogen. Eine Ausweitung des Schmerzes bis auf den Fußrükken ist ebenso solch ein Zeichen einer ausgeprägteren Störung.

Die Ausstrahlung vieler Herzbeschwerden bis zur linken Schulter und in den linken Arm ist ja allgemein bekannt. Daher finden sich auch diese Zonen in unserem Schema. Je nach auslösender Ursache nehmen wir uns diverse Korrespondenzzonen vor, z. B. Dickdarm/Querdarm beim gastrokardialen Symptomenkomplex oder Nebenniere, Solarplexus, Beruhigungszone aufgrund der psychosomatischen Komponente vieler Herzerkrankungen. Die Schilddrüse nimmt auch Einfluß auf die Herzfunktion (eine Überfunktion führt zu tachykarden Rhythmusstörungen), daher findet auch diese Zone Beachtung.

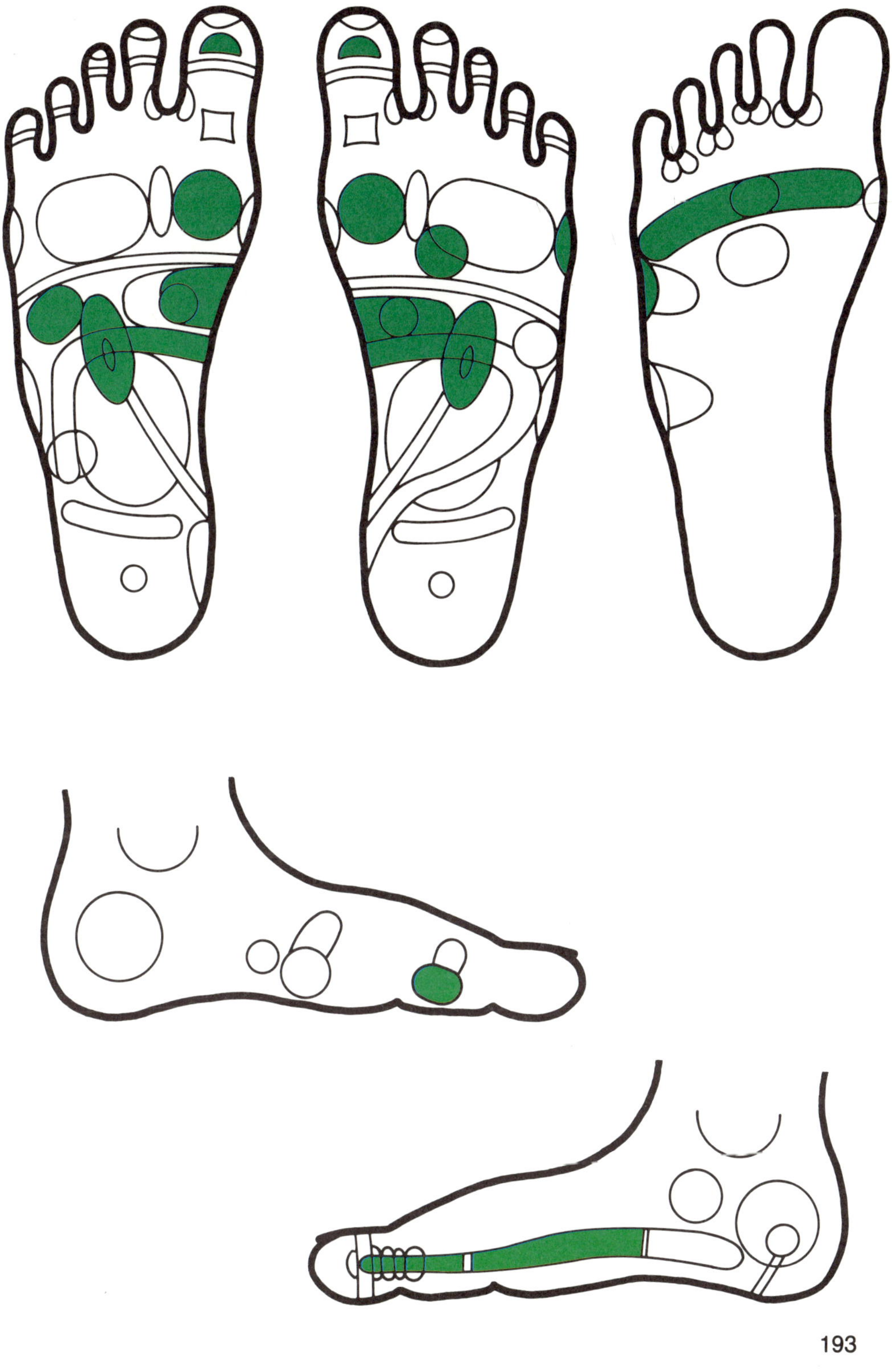

Hypertonie

Man unterscheidet im wesentlichen eine labile, eine benigne und eine maligne Form (hoher diastolischer Wert) der Hypertonie. Vielerlei Ursachen kommen für die Entstehung in Betracht. Nach wie vor ungeklärt ist die Herkunft der sogenannten „essentiellen Hypertonie“. Psychische Faktoren und Umgebungseinflüsse werden diskutiert bei gegebener Krankheitsdisposition. Den schwersten Verlauf zeigt sicher die maligne Form der Hypertonie.

Eine genaue Abklärung aller möglichen Ursachen ist gerade beim Bluthochdruck von ungeheurer Bedeutung. Die Reflexzonenbehandlung wird man vor allem bei der essentiellen Hypertonie einsetzen bzw. begleitend zu der entsprechenden kausalen Therapie. Bei leichten Formen des Hochdrucks ist dies sicher die Methode der Wahl, zusätzlich mit diätetischen Maßnahmen (Gewichtsreduktion, salzarme Kost etc.), Entspannungsübungen und leichter medikamentöser Unterstützung, wenn es notwendig sein sollte.

Diagnostische Möglichkeiten:
Blutdruckmessung
Augenhintergrund
EKG
Röntgen
Nierendiagnostik

Die häufigsten Ursachen:
Essentielle Hypertonie (Ursache unbekannt, Gefäßspasmus, Umwelteinflüsse, psychische Faktoren)
renale Hypertonie
(entzündlich/Zysten, Tumore/Diabetes/Autoimmunerkrankung)
allgemeine Atherosklerose
Aortensklerose/-isthmusstenose
Endokrin (Cushing-Syndrom, Hyperthyreose, primärer Aldosteronismus)
Neurogen (Entzündungen, Hirndruckerhöhung)
Toxisch

Behandlungsschema:
ganze Wirbelsäule
Epiphyse
Hypophyse
Scheitel
Schädelbasis
Schilddrüse
Niere/Nebenniere
Pankreas
Herz/Kreislauf
lymphatisches System
Solarplexus
Beruhigungszone

Massagedauer:
Behandlung über längeren Zeitraum, ca. 2 Sitzungen pro Woche
Fortsetzung nur bei Besserung nach 15 bis 20 Behandlungen.

Beachte:
Regelmäßige Blutdruckkontrollen!
Eventuell vor und nach der Therapie.

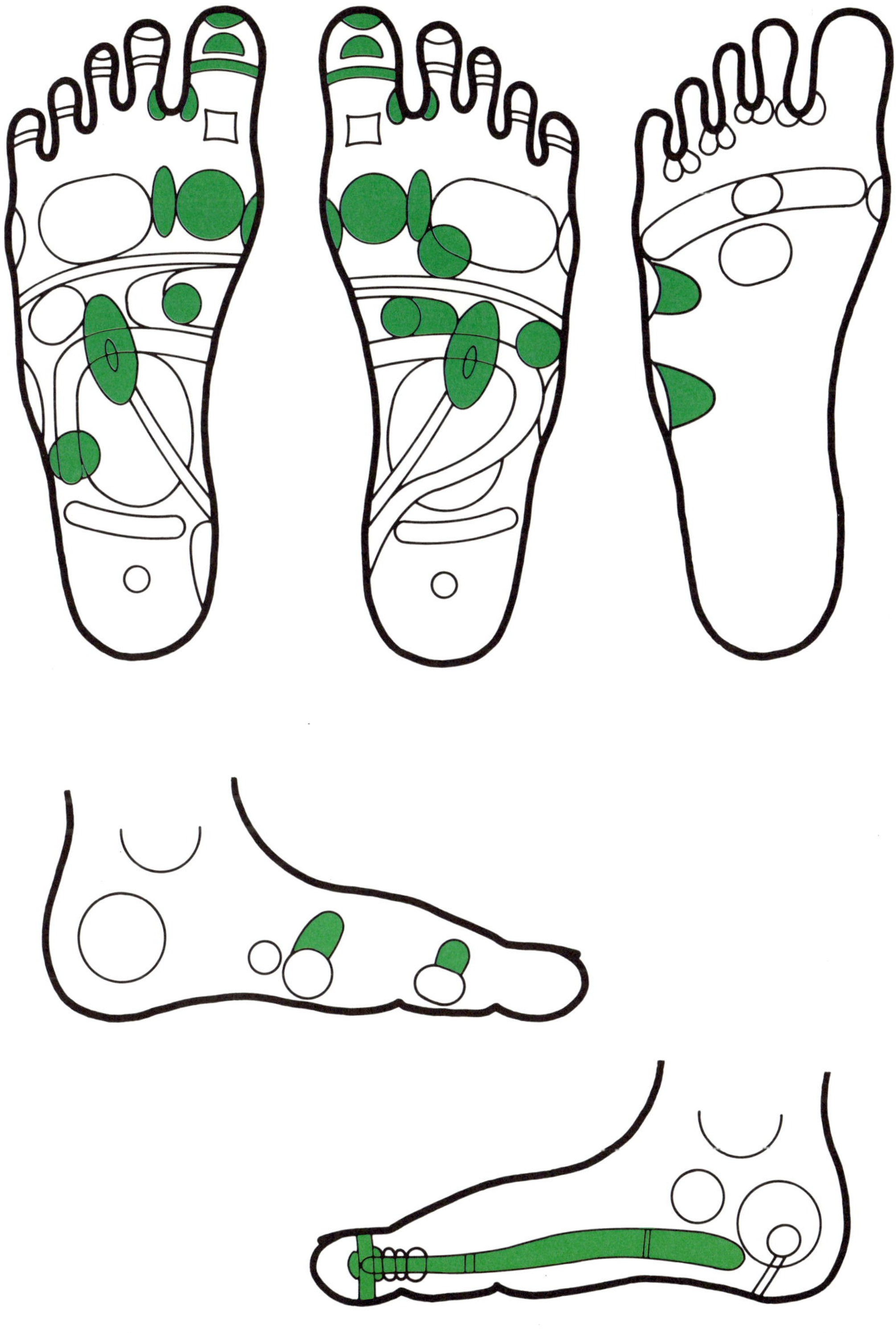

Asthma bronchiale/chronische Bronchitis

Vor allem bei chronischen Erkrankungen der Atemwege kommt man, aus schulmedizinischer Sicht gesehen, oft in einen Therapieengpaß. Alle weitgehend symptomatischen Therapien sind ausgeschöpft — eine tatsächliche Veränderung des Zustandsbildes im Sinne einer Ausheilung ist jedoch nur sehr schwer zu erreichen. Oft ist auch mit naturheilkundlichen Verfahren nur eine Linderung der Beschwerden bzw. eine Reduktion der notwendigen Medikamente zu erzielen.

Vor allem auch hier sollte eine Reflexzonenbehandlung versucht werden, zumal sehr oft eine wesentliche Entspannung und Entkrampfung im Schultergürtel- bzw. Thoraxbereich sowie eine erstaunliche Beruhigung der Gesamtsituation zu erreichen ist. Auch können unter Umständen bestehende Herde eruiert und dadurch die Erkrankung zur Ausheilung gebracht werden. Bei einem leichteren Asthmaanfall bringt eine Akutbehandlung unter Umständen vor allem über die Lungen-Bronchienzone, Solarplexus- und Beruhigungszone eine Verbesserung (bei gleichzeitiger Bereitstellung der üblichen Medikamente).

Diagnostische Möglichkeiten:
Fachärztliche Untersuchung bzw. Untersuchung durch den praktischen Arzt (Auskultation/Perkussion etc.)
kleine bzw. große Lungenfunktionsprüfung)
Blutgasuntersuchung
diverse Allergietests
Lungenröntgen bzw. Durchleuchtung

Die häufigsten Ursachen:
Asthma:
allergische Reaktion (Pollen, Haare, Federn, Milben etc.)
Infektion/Kälteexposition
Überlastung/Überanstrengung
falsche Lebensführung (Rauchen etc.)
Umweltbelastung (Smog)
konstitutionelle Schwäche
verschleppte Erkältung oder übergangener Infekt

Behandlungsschema:
Halswirbelsäule
Brustwirbelsäule
Schulter
Nacken
Nasen-Rachen-Raum
Kehlkopf
Zwerchfell
Herz/Kreislauf
Nebenniere/Niere
Abwehrreihe und Herdzonen:
— Achsel
— Leiste
— Appendix
— Thymus
— Milz
— Tonsille
— Zähne
— Leber/Galle
— kleines Becken außen
Solarplexus
Beruhigung
Lunge
Bronchien

Massagedauer:
bei chronischem Prozeß: längere Behandlungsdauer ca. 1- bis 2mal pro Woche bzw. bei Bedarf

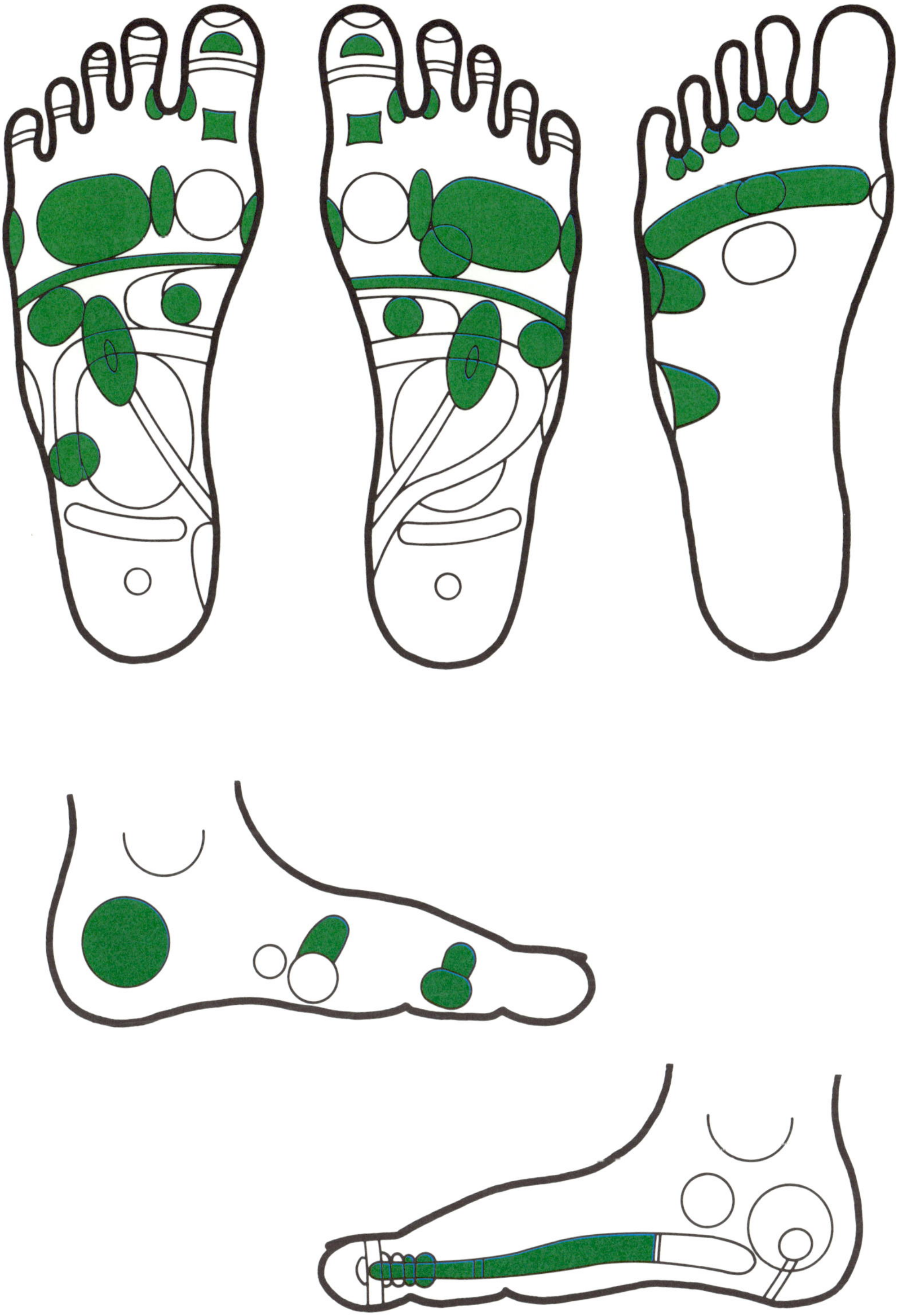

Infekt der oberen Luftwege (Rhinitis, Laryngitis, Pharyngitis etc.)

Gerade in der heutigen Zeit nehmen die Infektionen der Luftwege durch die zunehmende Umweltverschmutzung und die Beeinträchtigung unseres Lebensraumes immer mehr an Bedeutung zu. Bei chronischen rezidiven Infekten ist unbedingt eine Abklärung in bezug auf ein allergisches Geschehen (Hausstaub, Tierhaare, Federn etc.) notwendig.

Diagnostische Möglichkeiten:
Untersuchung (HNO-Arzt, prakt. Arzt)/Spiegelung
Rachenabstrich
Allergietestung

Die häufigsten Ursachen:
virale Infektion/bakterielle Infektion
Erkältung/Durchnässung
Allergie
toxische Belastung (Umwelt/Arbeitsplatz)
konstitutionelle Schwäche
seelische Problematik („verschnupft sein")

Behandlungsschema:
Halswirbelsäule
Schädelbasis
Scheitel
Siebbeinzellen
Stirnhöhle
Abwehrreihe
(lymphatisches System):
— Tonsillen
— Bronchien
— Thymus
— Milz
— Leiste
— Achsel
Nebenniere/Niere
Solarplexus
Beruhigung
Lunge
Bronchien
Kehlkopf
Nasen-Rachen-Raum

Massagedauer:
10 bis 15 Behandlungen, 2- bis 3mal wöchentlich
Fortsetzung bei Besserung der Beschwerden

Wiederum von besonderer Bedeutung sind die Zonen für das lymphatische System. Die Zonen für die Nasennebenhöhlen und Lunge/Bronchien als unmittelbare „Nachbarschaftsorgane" ergänzen unseren Therapieplan.

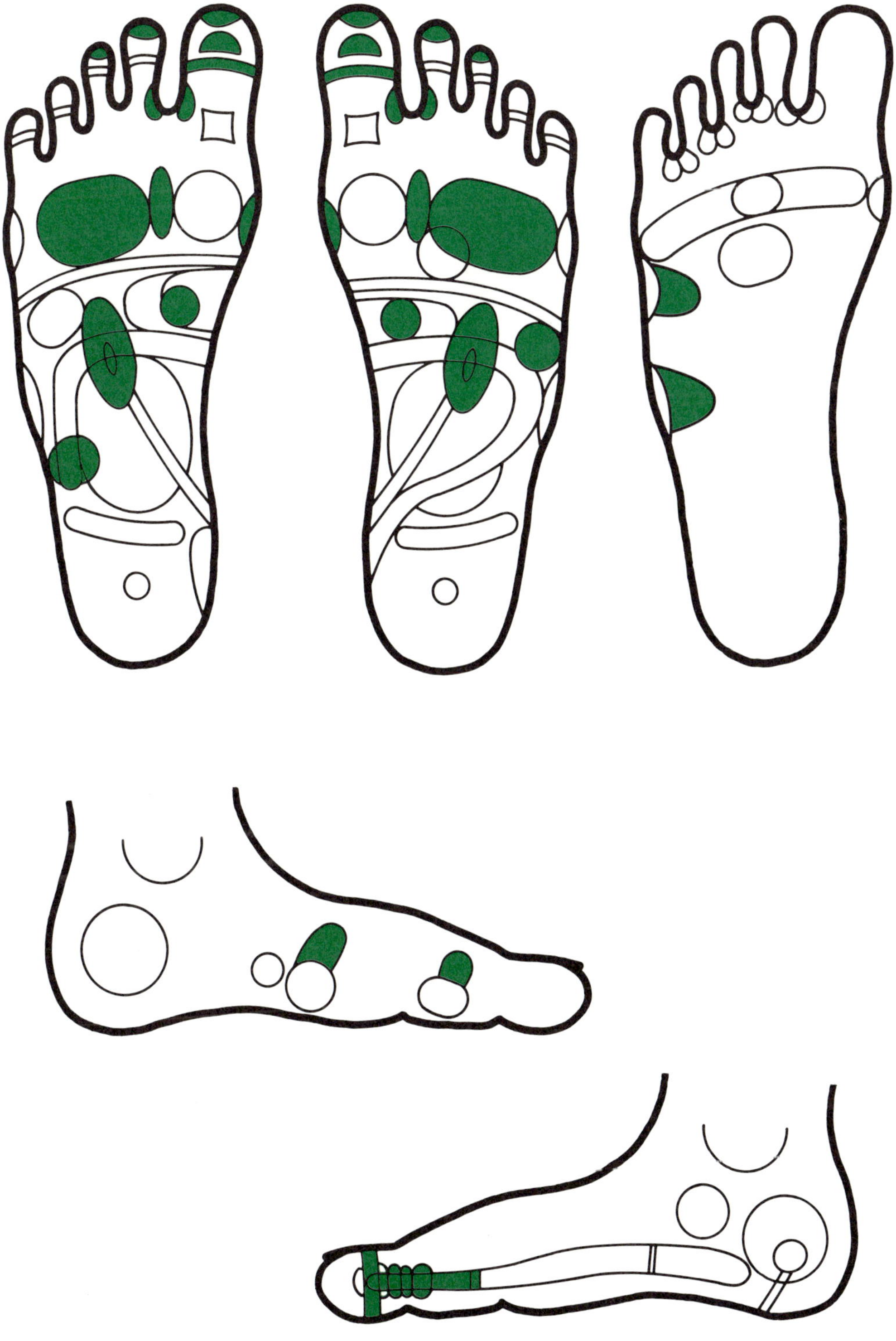

UROGENITALTRAKT

Niere/ableitende Harnwege (z. B. Steinleiden/entzündliche Erkrankungen)

Viele chronische Nierenerkrankungen verlaufen schleichend und ohne wesentlich auffallende Symptomatik. Oft ist andauernde Müdigkeit und Schwäche mit einem dumpfen Spannungs- und Druckgefühl in den Nierenlagern das einzige vordergründige Zeichen. Auch muß man beachten, daß eine rechtsseitige Nierenkolik klinisch manchmal nur schwer von einer akuten Appendizitis zu unterscheiden ist. Hier läßt sich am Fuß oft recht einfach und schnell eine Differentialdiagnostik erheben, indem man beide Zonen aufsucht und vorsichtig nach Schmerzhaftigkeit oder Veränderungen im Gewebe abtastet. In beiden Fällen sollte eine therapeutische Anwendung an der Fußzone, wenn überhaupt, dann nur mit äußerster Vorsicht (verstärkte Reizung) und unter ärztlicher Anleitung bzw. ständiger Kontrolle erfolgen.

Der Harnfluß kann durch die regelmäßige Massage der Nierenzone bzw. der Blasenzone deutlich angeregt werden.

Diagnostische Möglichkeiten:
Harnuntersuchung (Farbe, Beschaffenheit, Menge, Inhalt: Bakterien, Sediment, Leukozyten, Eiweiß etc.)
Clearanceuntersuchung
Blutuntersuchung (Harnstoff, Kreatinin etc.)
Röntgenbild (Leeraufnahme/Kontrastaufnahme)
retrograde Pylographie/Ausscheidungsurogramm
Ultraschall
Szintigraphie

Die häufigsten Ursachen:
Entzündung: Herd (nach Angina-Streptokokkeninfekt)
Erkältung/Durchnässung
Diabetes mellitus
Abflußbehinderung (Prostatahypertrophie/Steine)
aufsteigende Infekte (z. B. bei Katheter/mangelnde Hygiene etc.)
seelische Probleme
Steine:
falsche Ernährung
Harnwegsinfekte
Streß/seelische Problematik
Hyperurikämie (Gicht)
Hyperparathyreoidismus (Nebenschilddrüsenüberfunktion)

Beachte:
Bei Koliken nur sehr vorsichtig massieren!
(siehe „relative Kontraindikationen")

Behandlungsschema:	— Milz
untere Brustwirbelsäule	— Bronchien
Lendenwirbelsäule	— Leiste
Tonsillen	— Achsel
Zähne	— Appendix
Pankreas	— Lungenstiel
kleines Becken außen	ganzer Bauchraum
kleines Becken innen	Dünndarm
Im Falle einer chronischen Erkran-	Dickdarm
kung auch die Zonen des lymphati-	Solarplexus
schen Systems:	Blase
— Tonsillen	Harnleiter
— Thymus	Niere

Massagedauer:
akut: täglich
sonst: 1 bis 2 Behandlungen pro Woche über einen längeren Zeitraum hinweg

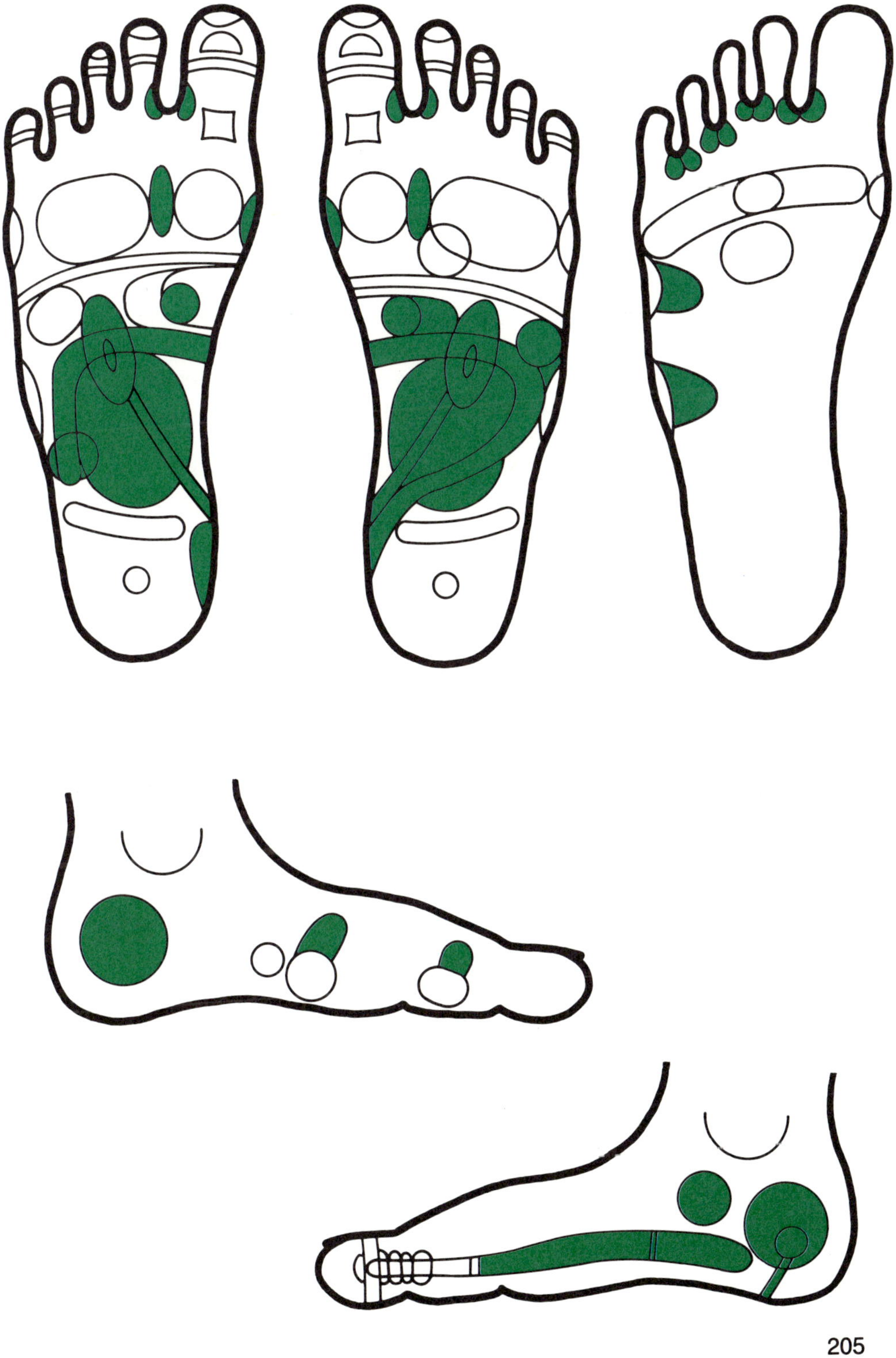

Beschwerden im Klimakterium

Das Wort „Klimakterium" oder „Wechsel" drückt eigentlich schon das aus, worum es eigentlich im wesentlichen geht, nämlich um einen „Wechsel ne Veränderung im Hormonhaushalt und in der Lebenssituation der Frau. Der „Klimax", der sogenannte „kritische Punkt", wird von vielen Frauen als schwere Krise erlebt, sowohl auf körperlicher als auch auf seelischer Ebene. Schlafstörungen, Herzsensationen, Nervosität, Erregung, Depressionen, Angstzustände und das typische Wechselbad von Hitzegefühl einerseits und von Frieren und Kälteschauern andererseits kennzeichnen das Beschwerdebild. Anzustreben ist sicher eine natürliche Regulation dieser Störung ohne Hormongaben, was oft in Kombination mit anderen Naturheilverfahren wie Homöopathie und Akupunktur ganz gut gelingt.

Diagnostische Möglichkeiten:
Anamnese: typisches Beschwerdebild
fachärztliche Untersuchung
Hormonstatus
eventuell Osteodensitometrie (Osteoporosenachweis)

Die häufigsten Ursachen:
plötzlicher Östrogenmangel (Abfall des Hormonspiegels — die Hormonproduktion wird eingestellt):
Entzugssymptomatik/vegetative Entgleisung

Behandlungsschema:
Lendenwirbelsäule
Epiphyse
Hypophyse
Pankreas
Nebenniere/Niere
Schilddrüse
ganzer Bauchraum
Solarplexus
Beruhigungszone
kleines Becken innen
kleines Becken außen

Massagedauer:
Langzeittherapie: 1- bis 2mal pro Woche
Fortsetzung bei Besserung der Beschwerden

Wiederum nehmen wir, da es sich um eine hormonelle Veränderung handelt, alle Hormondrüsen mit in unser Programm. Ebenso die unmittelbaren Nachbarzonen und natürlich, da es sich bei diesen Beschwerden vor allem um vegetative Störungen handelt, die übergeordneten Zentren und psychovegetativen Punkte.

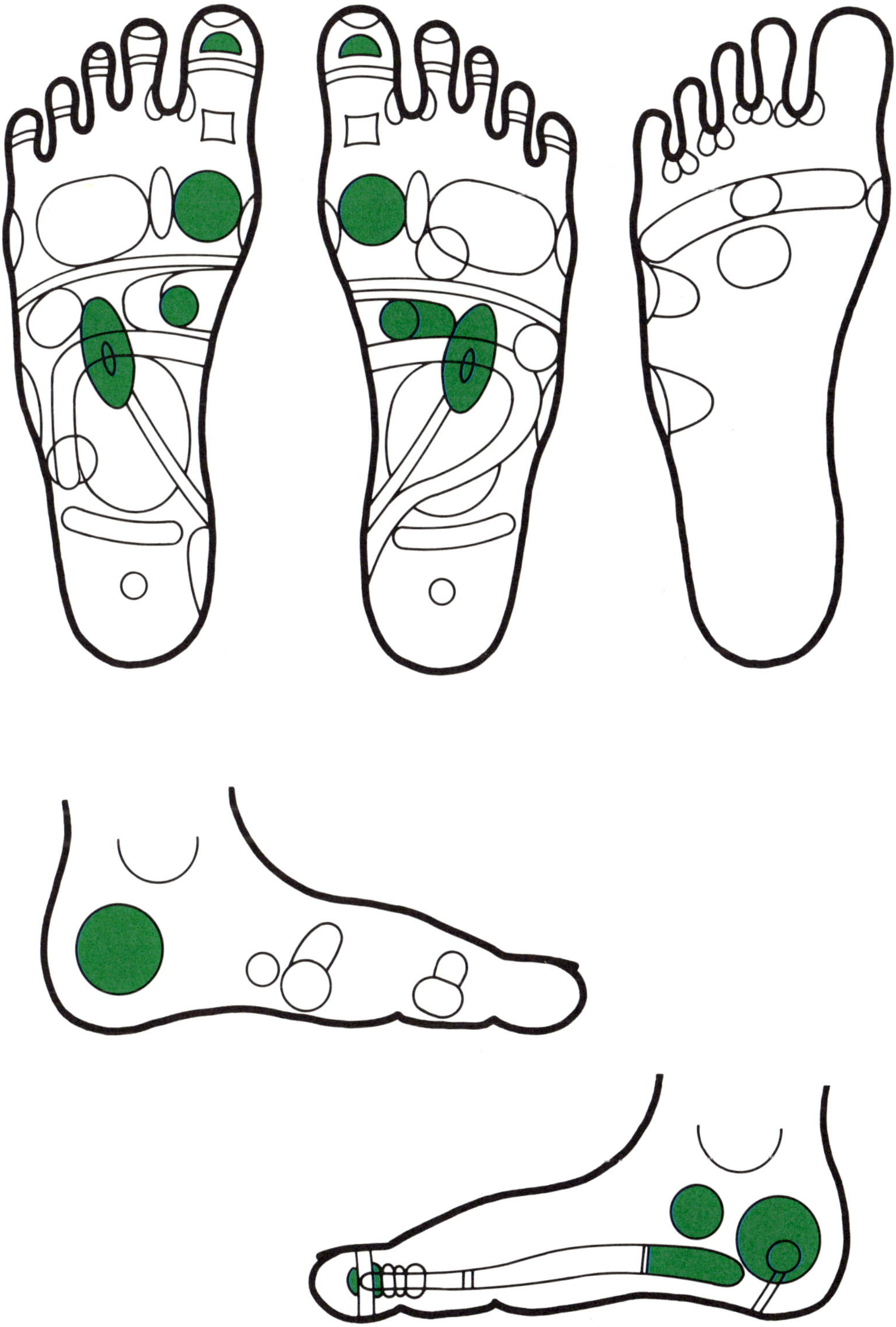

Chronische Adnexitis (Entzündung der Eierstöcke bzw. Eileiter)

Die chronische Adnexitis stellt nach wie vor ein großes Problem für Ärzte und Patienten dar. Nur selten gelingt eine vollständige Ausheilung in kurzer Zeit. Meist schleppt sie sich über Jahre hinweg dahin, und man ist froh, wenn sich im entzündungsfreien Intervall eine zusätzliche Heilmaßnahme in Form der Reflexzonentherapie anbietet. Der entsprechende Bereich an der Seitenfläche des Fersenbeines außen ist meist sehr schmerzhaft, manchmal auch etwas aufgequollen.

Diagnostische Möglichkeiten:
diverse Laborwerte (Blutsenkung, Leukozyten etc.)
gynäkologische Untersuchung
eventuell Ultraschall

Die häufigsten Ursachen:
nicht ausgeheilte akute Entzündung
falsche bzw. fehlende Hygiene (aufsteigende Infekte)
unregelmäßige Lebensweise
häufiger Partnerwechsel
rez. Kälteeinwirkung/Durchnässung
Herdgeschehen etc.
partnerschaftliche Probleme
konstitutionelle Schwachstelle

Behandlungsschema:
Lendenwirbelsäule
Epiphyse
Hypophyse
Schädelbasis
Herdzonen/lymphatisches System:
— Appendix
— Milz
— Lungenstiel/Bronchien
— Thymus
— Tonsillen
— Achsel
— Leiste
— Gallenblase
— Zähne
— Nasennebenhöhlen
— Darm
ganzer Bauchraum
kleines Becken innen
kleines Becken außen

Vorsichtig tastet man sich vorerst über alle korrespondierenden Nebenzonen an die Hauptzone heran. Die Zonen für das lymphatische System werden wie bei allen chronischen Entzündungen wieder mitberücksichtigt.

Massagedauer:
über längere Zeit hinweg 1 bis 2 Behandlungen pro Woche

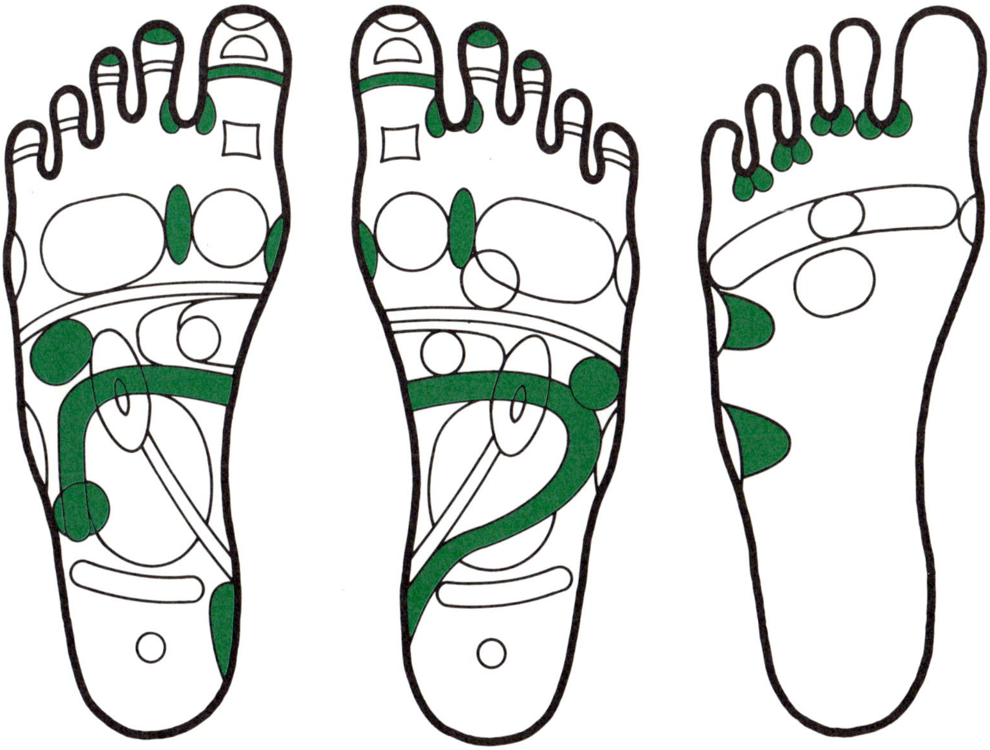

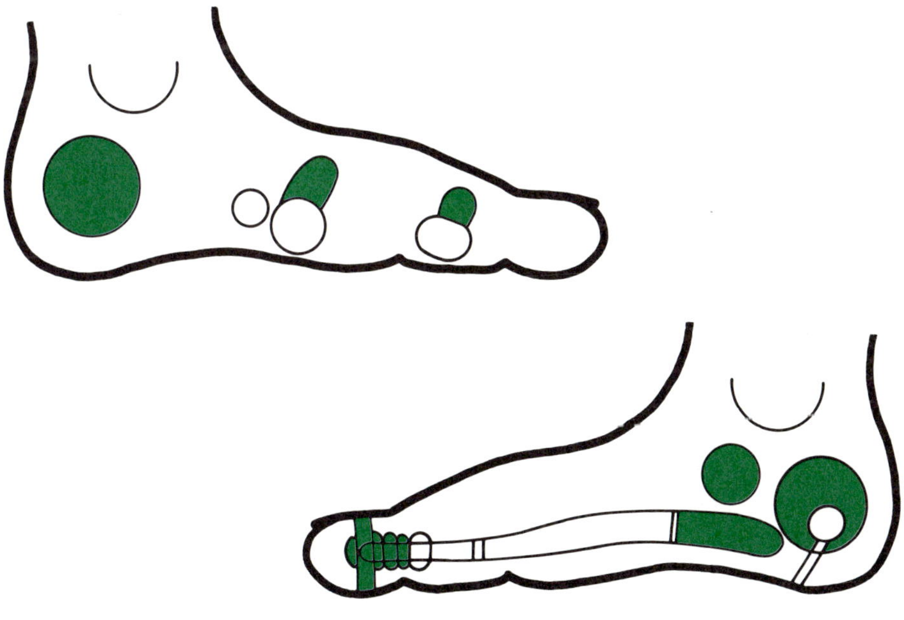

Menstruationsbeschwerden (Dysmenorrhö/Hyper- und Hypomenorrhö)

Menstruationsstörungen leichterer Art lassen sich über die Fußzonen oft sehr gut regulieren. Interessant ist auch in diesem Zusammenhang, daß bei bestehender Schwangerschaft oft eine Aufquellung des Bindegewebes im Bereich der Zone für das kleine Becken an der Seitenfläche des Fußes innen (Uteruszone etc.) anzutreffen ist, welche die Veränderungen im Gebärmutterbereich signalisiert. Krampfzustände und allgemeines Unwohlsein während der Menstruation lassen sich oft durch einige wenige Behandlungen wesentlich reduzieren.

Diagnostische Möglichkeiten:
Anamnese
gynäkologische Untersuchung
eventuell Hormonstatus

Die häufigsten Ursachen:
hormonelle Insuffizienz
Endometriose etc.
unregelmäßige Lebensweise
seelische Problematik

Behandlungsschema:
Lendenwirbelsäule
Schädelbasis
Scheitel
Hormondrüsen:
— Epiphyse
— Hypophyse
— Pankreas
— Nebenniere/Niere
— Schilddrüse
kleines Becken außen
ganzer Bauchraum
Dickdarm
Dünndarm
kleines Becken innen

Massagedauer:
akute Beschwerden: täglich bzw. bei Bedarf
bei chronischer Störung: 1- bis 2mal pro Woche über längere Zeit hinweg

Wichtig ist hier vor allem die Massage der Lendenwirbelsäule, der übergeordneten Zentren sowie aller Hormondrüsen. Die Zonen für das kleine Becken werden etwas ausführlicher massiert.

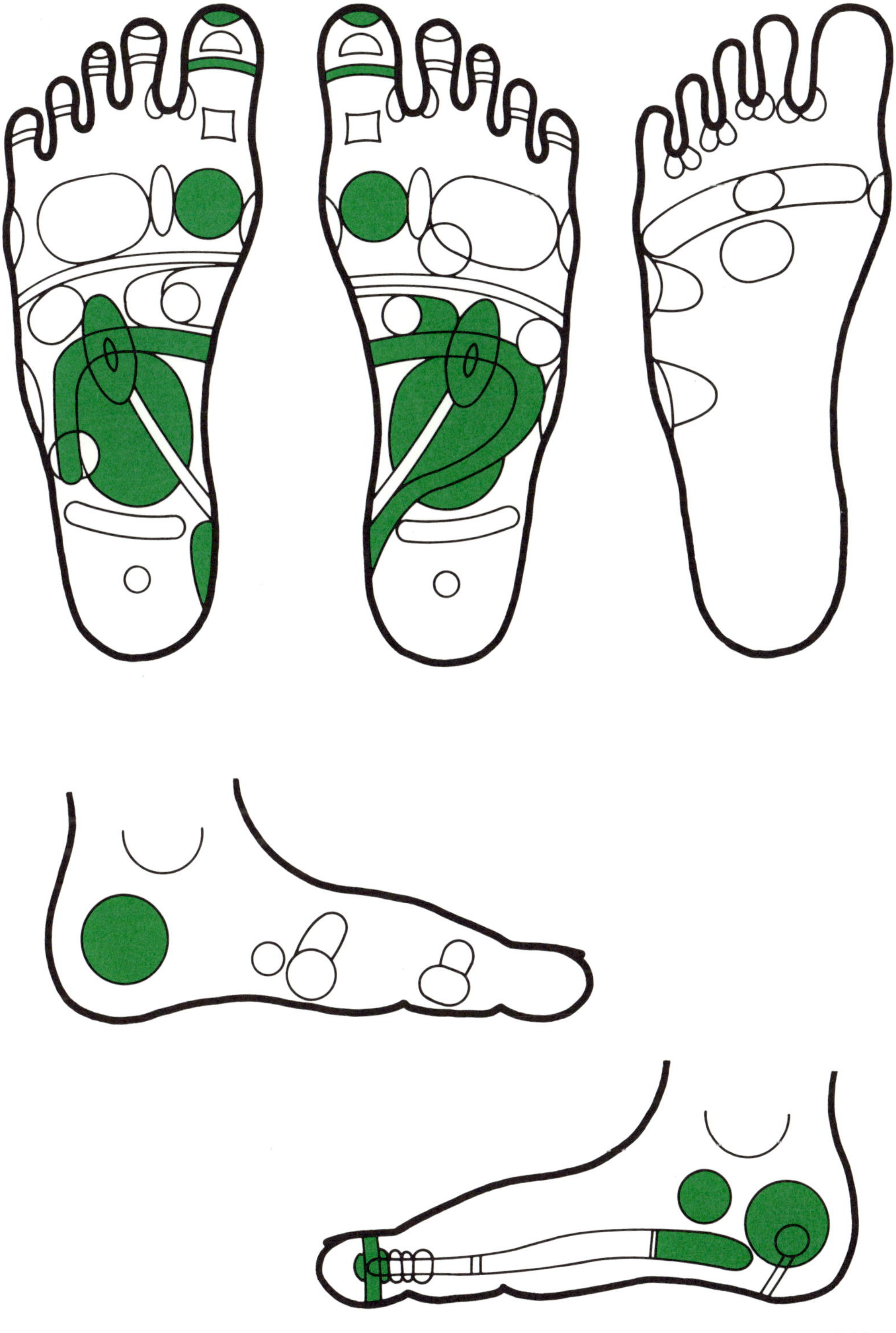

Schwangerschaft/Geburt/Wochenbett

Eine Fußzonenbehandlung während der Schwangerschaft empfiehlt sich vor allem am Anfang — Schwangerschaftserbrechen etc. — und gegen Ende zu, um einen möglichst natürlichen und komplikationslosen Geburtsvorgang zu gewährleisten. Es können zwar keine Wunder vollbracht werden, aber man kann harmonisierend auf den Gebärmutterbereich einwirken und unter Umständen eine atypische Lagerung des Kindes verhindern bzw. eventuell sogar noch korrigieren.

Vorsicht ist geboten bei ausgeprägter Abortusneigung (keine zu starke Massageanwendung!) und bei schweren Schwangerschaftsgestosen — hier ist unbedingt eine Abklärung und Absprache mit dem Arzt notwendig. Während oder unmittelbar vor dem Geburtsvorgang ist eine Massage zur Beruhigung (Solarplexus-, Beruhigungszone) bzw. eine Stützung der Wehentätigkeit (Gebärmutterzone) oft von großem Nutzen und sollte als mögliche begleitende Maßnahme in Erwägung gezogen werden.

Im Wochenbett kann unter Umständen über die Zone für die Brustdrüse die Milchsekretion (durch stärkeren Druck) angeregt werden bzw. eine überschießende Bildung einer Regulation (sanfter Druck) zugeführt werden. Auch bei diversen Wochenbettpsychose-ähnlichen Zuständen kann eine Therapie über die Reflexzone versucht werden (Beruhigung, vegetative Zentren, Hormondrüsen).

Bei ausgeprägten Regulationsstörungen kommt man meist ohne medikamentöse Stützung nicht aus — als begleitende Maßnahme eignet sich die Reflextherapie aber auch in diesem Falle recht gut.

Die wichtigsten Zonen:	Brustdrüse
ganze Wirbelsäule	Dickdarm
Epiphyse	ganzer Bauchraum
Hypophyse	Solarplexus
Magen	Beruhigung
Pankreas	kleines Becken innen
Leber/Galle	kleines Becken außen

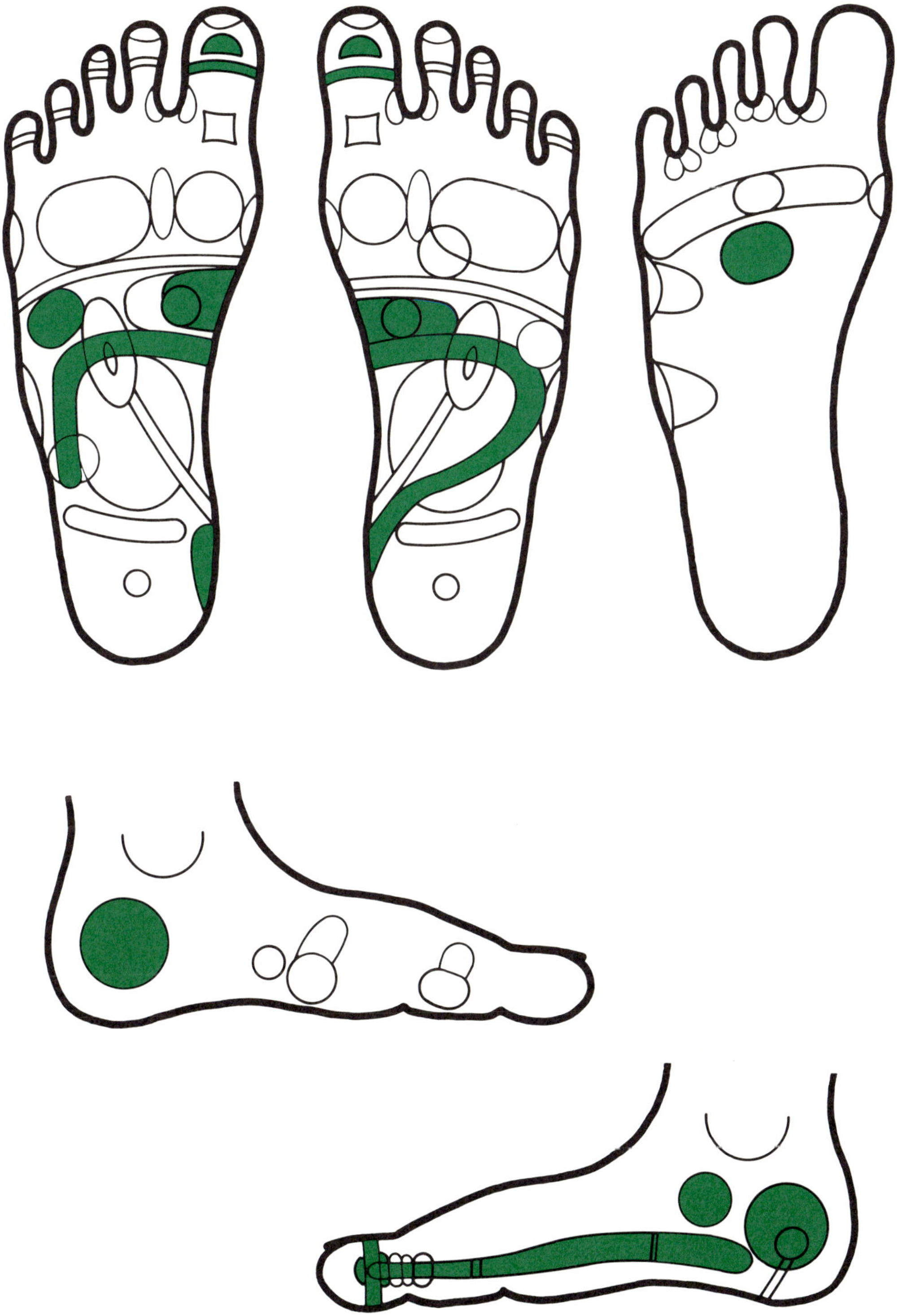

VERDAUUNG/STOFFWECHSEL

Verdauungsprobleme (Reizkolon, Gärungsdyspepsie, Maldigestion, Meteorismus etc.)

Einfache Verdauungsprobleme lassen sich sehr oft durch eine gezielte Reflexzonenbehandlung relativ schnell und sicher lösen. Spätestens nach 5 bis 10 Behandlungen sollte sich ein deutlicher Erfolg einstellen. Oft kann man sich hierdurch den Einsatz teurer Medikamente ersparen und eine natürliche Regulation einleiten. Anders verhält es sich bei komplizierteren Erkrankungen, wie z. B. beim Morbus Crohn oder der Colitis ulcerosa oder bei schwereren bakteriellen oder viralen Infekten (Salmonellose etc.). Hier kann und sollte die Fußreflexzonentherapie nur als begleitende Maßnahme fungieren, wobei dem psychosomatischen Aspekt der beiden erstgenannten Erkrankungen natürlich eine besondere Bedeutung eingeräumt werden sollte (übergeordnete Zentren, psychovegetative Zonen, Abwehrsystem etc.).

Diagnostische Möglichkeiten:
Röntgen
Ultraschall
Endoskopie/Irrigoskopie/Rektoskopie
Stuhluntersuchung
Blutuntersuchung (Leberfunktion etc.)

Die häufigsten Ursachen:
falsche Lebensweise (Ernährung/Streß)
Leber/Galle-Störung
Pankreopathie
Infektion
Antibiotikaschäden
Alkoholismus
mangelnde Bewegung (Darmträgheit)
seelische Problematik
konstitutionelle Schwäche

Behandlungsschema:
Brustwirbelsäule
Lendenwirbelsäule
Epiphyse
Hypophyse
Leber — Galle
Bauchspeicheldrüse
Magen/Zwölffingerdarm
Nebenniere/Niere
ganzer Bauchraum
eventuell: Zonen für das lymphatische System
Solarplexus
Beruhigungszone
Dünndarm
Dickdarm

Massagedauer:
akut: 2- bis 3mal wöchentlich bzw. bei Bedarf auch öfter
chronisch: über längere Zeit hinweg 1- bis 2mal wöchentlich

Massiert werden natürlich alle Zonen des Verdauungstraktes/alle psychovegetativen Zonen bzw. die Zonen für das lymphatische System vor allem bei chronisch entzündlichen Prozessen, die Nebenniere als Streßorgan.

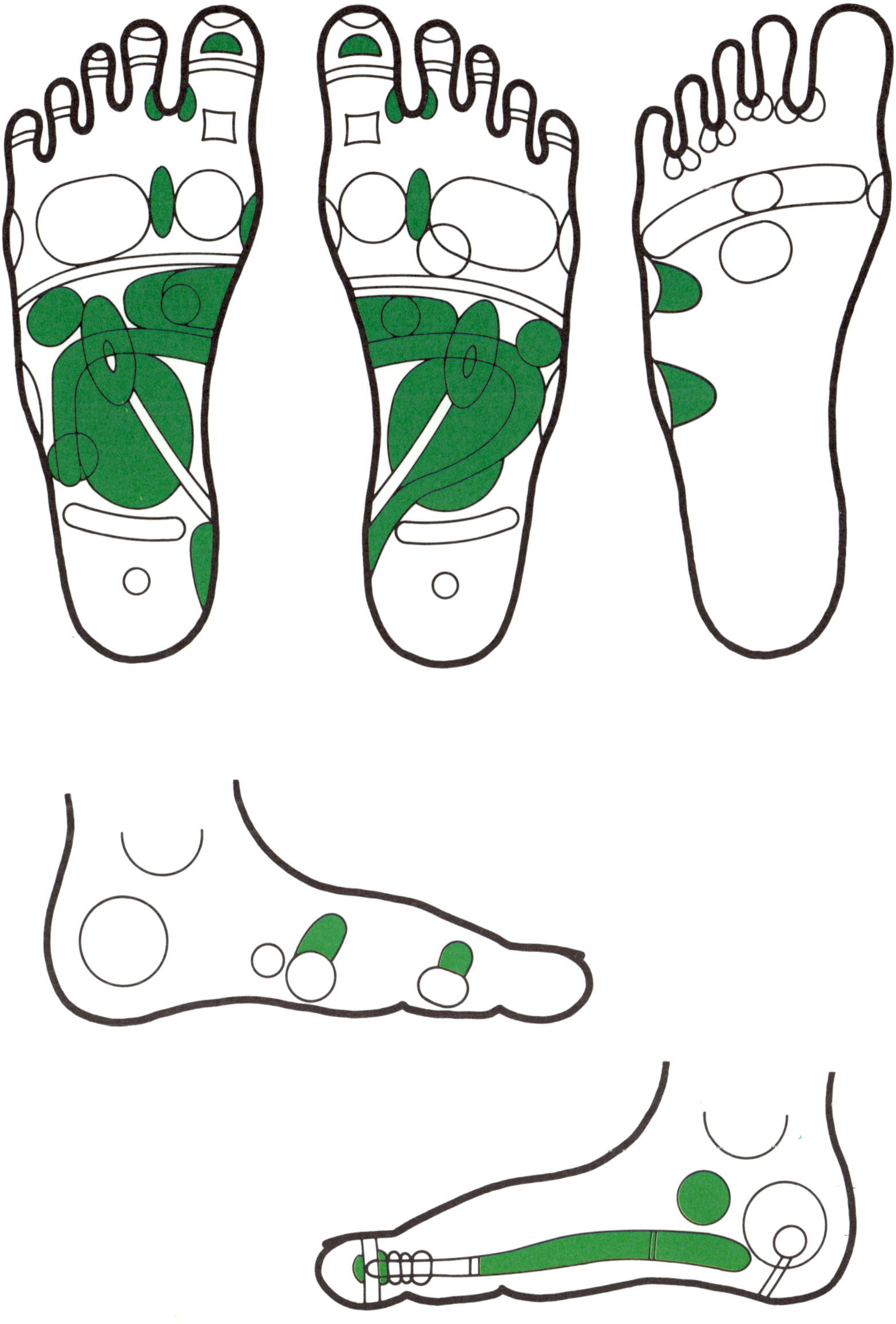

Die Gallenblasenentzündung/Gallensteine

Menschen mit eher cholerischem Temperament neigen besonders gerne zu Affektionen der Gallenblase. Das alte Sprichwort „mir steigt die Galle hoch“ versinnbildlicht den Zorn, Ärger und die Gereiztheit des Betroffenen. Die „Galle“ wird auch im Chinesischen einem ganz bestimmten Temperament zugeordnet. So ganz ist dieser Zusammenhang sicher nicht von der Hand zu weisen. Die symptomärmeren Störungen der Gallenblase sind die Dyskinesie und die entzündliche Erkrankung bzw. die wesentlich heftigere — die Gallenkolik.

Diagnostische Möglichkeiten:
Ultraschall
Röntgen-Leeraufnahme (Kalksteine)
i. v. Cholezystocholangiographie

Mögliche Ursachen:
multifaktoriell:
Infektion
Ernährung
Kummer/Ärger/Streß

Behandlungsschema:
Brustwirbelsäule
rechte Schulter
rechter Arm
Magen
Bauchspeicheldrüse
Dünndarm
Dickdarm
ganzer Bauchraum
eventuell die Zonen des lymphatischen Systems
Solarplexus
Beruhigungszone
Leber/Gallen-Zone

Massagedauer:
über längeren Zeitraum hinweg 1 bis 2 Behandlungen pro Woche

Beschwerden seitens der Gallenblase neigen dazu, auf die rechte Körperseite, oft bis in die rechte Schulter auszustrahlen. Daher die Hineinnahme dieser Zonen in die Therapie; Magen, Pankreas, Dünndarm, Dickdarm als die unmittelbar benachbarten Zonen, die Abwehrreihe (lymphatisches System), wie immer bei chronischen Entzündungen, und schließlich Solarplexus und Beruhigungszone, um auch den psychischen Bereich abzudecken.

Vorsicht:
Bei Koliken nur mit äußerster Vorsicht massieren!!
(Siehe „relative Kontraindikationen“)

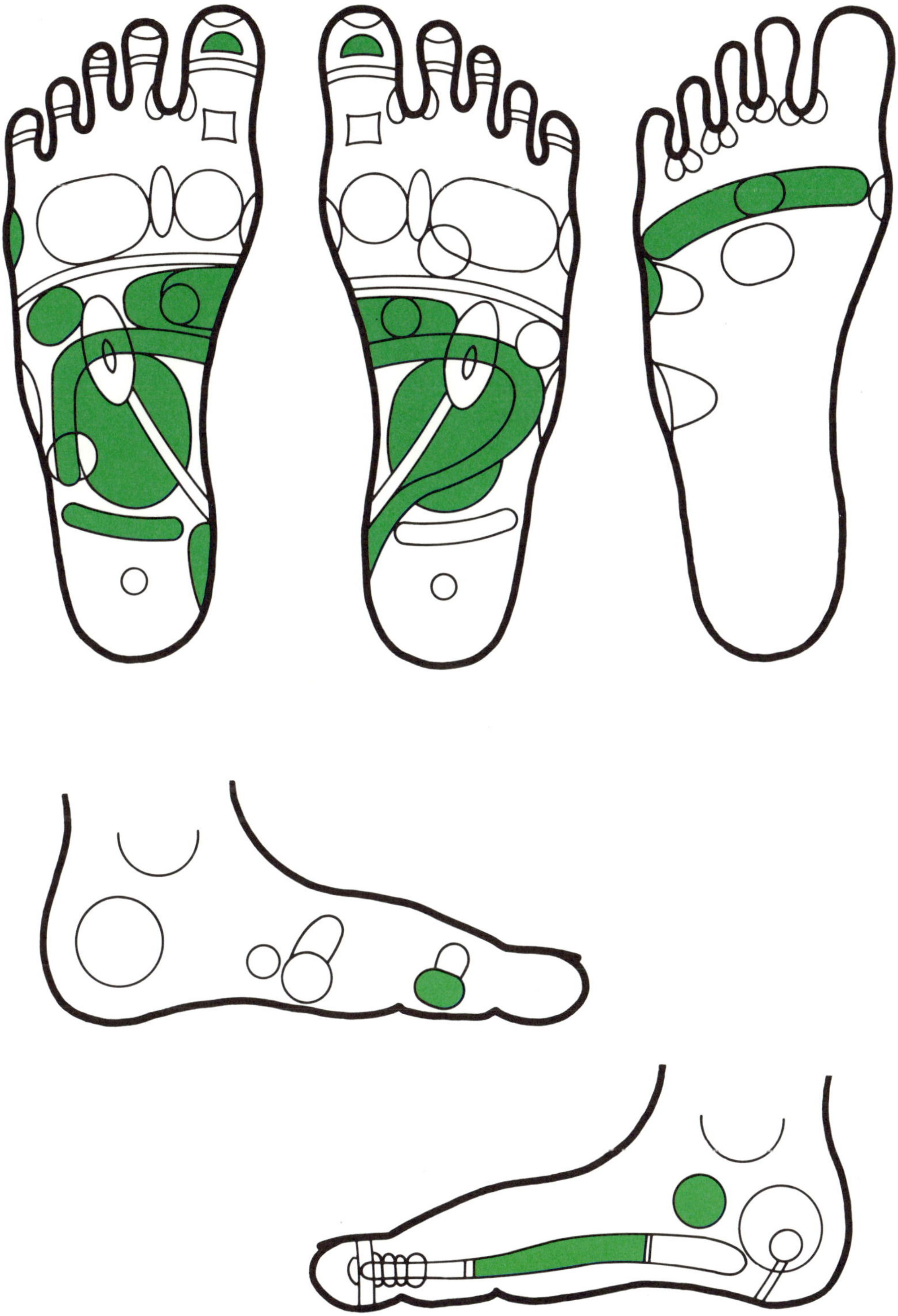

Diabetes mellitus (v. a. Altersdiabetes)

Eine Behandlung über die Fußzonen ist nur beim Typ-II-Diabetes — also dem nicht insulinpflichtigen Diabetes mellitus — sinnvoll, wenn noch eine geringe Restfunktion seitens des Organes gegeben ist. Hier kann man eine entsprechende Anregung der Bauchspeicheldrüse über die Massage der Reflexpunkte versuchen. Zusammen mit diätetischen Maßnahmen und ausreichender Bewegung genügt dieser Reiz oft, um den Beginn einer medikamentösen Therapie hinauszuschieben bzw. die Dosierung so gering als möglich zu halten.

Diagnostische Möglichkeiten:
Blutuntersuchung (nüchtern — Blutzucker, Glukosetoleranztest)
Harnuntersuchung (Zucker, Ketonkörper etc.)

Die häufigsten Ursachen:
vorzeitige Erschöpfung der Drüsenaktivität
familiäre Belastung
konstitutionelle Schwäche
Streß/seelische Probleme

Behandlungsschema:
Brustwirbelsäule
Lendenwirbelsäule
Epiphyse
Hypophyse
Schilddrüse
Keimdrüsen
Dünndarm
Dickdarm
ganzer Bauchraum
Magen
Solarplexus
Beruhigungszone
Leber — Galle
Bauchspeicheldrüse

Massagedauer:
Langzeittherapie — bei Ansprechen 1 bis 2 Behandlungen pro Woche oder öfter, je nach Bedarf

Behandelt werden vor allem die Zonen des Verdauungstraktes und alle Hormondrüsenzonen. Um eine anregende Wirkung zu erzielen, ist eine etwas kräftigere Massage der Pankreaszone vorteilhaft.

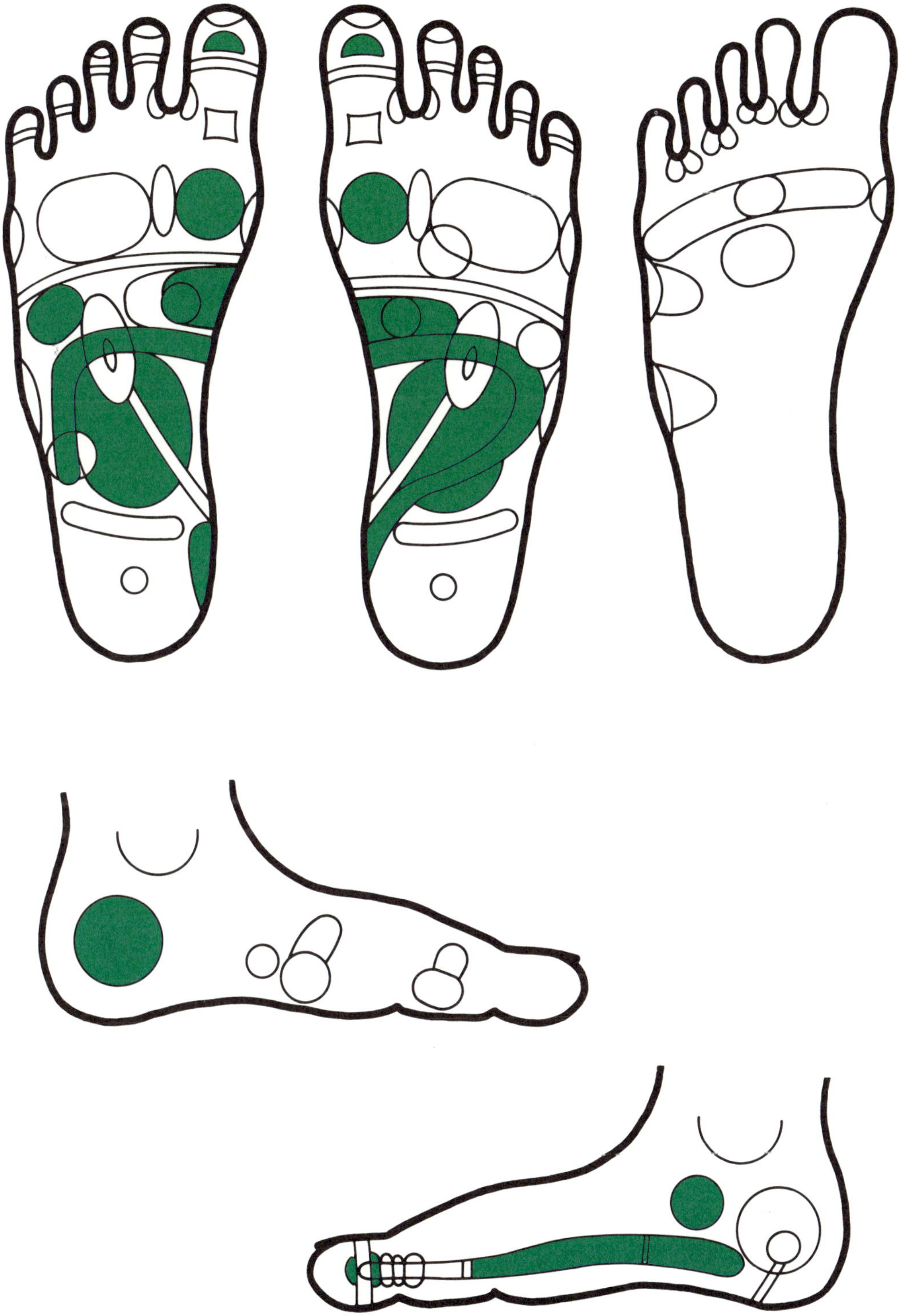

Gastritis/Ulcus ventriculi/Ulcus duodeni

Der Magen ist nicht nur erste Sammelstation für Nahrungsbrei und Flüssigkeit und somit allen über die Mundhöhle zugeführten Reizstoffen zuerst ausgeliefert, sondern auch Angriffspunkt vieler psychosomatischer Störungen. Durch die unmittelbare Nähe des vegetativen Nervengeflechtes — Plexus solaris (die beiden Zonen sind auch am Fuß nahezu identisch) — ist eine besondere Affinität seelischer Affektionen zu den Verdauungsorganen in diesem Bereich gegeben (vor allem Magen/Duodenum).

Diagnostische Möglichkeiten:
Magensekretionsanalyse (Aziditätsbestimmung)
Röntgen
Gastroskopie/Biopsie
eventuell Schilling-Test

Die häufigsten Ursachen:
Streß
seelische Probleme
unregelmäßige, falsche Lebensweise
falsche Ernährung (hastiges Essen, scharfe Speisen)
Alkohol/Nikotin
Medikamente

Behandlungsschema:
Brustwirbelsäule
Epiphyse
Hypophyse
Schädelbasis
Scheitel
Bauchspeicheldrüse
Dünndarm
Dickdarm
Leber — Galle
ganzer Bauchraum
Solarplexus
Beruhigungszone
Magen

Massagedauer:
akut: 2 bis 3 Sitzungen pro Woche
chronisch: 1 bis 2 Sitzungen über eine längere Zeit hinweg

Die Magenzone ist bei Störungen in diesem Bereich meist schon bei geringem Druck sehr schmerzempfindlich und sollte daher vorsichtig und behutsam massiert werden. Bei Anazidität (zu wenig Magensäure) ist eine etwas forciertere Stimulation angebracht — bei Hyperazidität (Magensäureüberproduktion) wird man bei allen Behandlungen mit eher sanftem Druck arbeiten.

Vorsicht ist geboten bei erosiver Gastritis mit rezidivierenden Blutungen (Alkoholiker, chronische Niereninsuffizienz) und bei schwerem, langjährigem Ulkusleiden mit Perforationsgefahr. Hier genügen ein paar leichte Kreisungen an der Hauptzone. Eine genaue Nachbeobachtung und Kontrolle des Patienten ist notwendig.

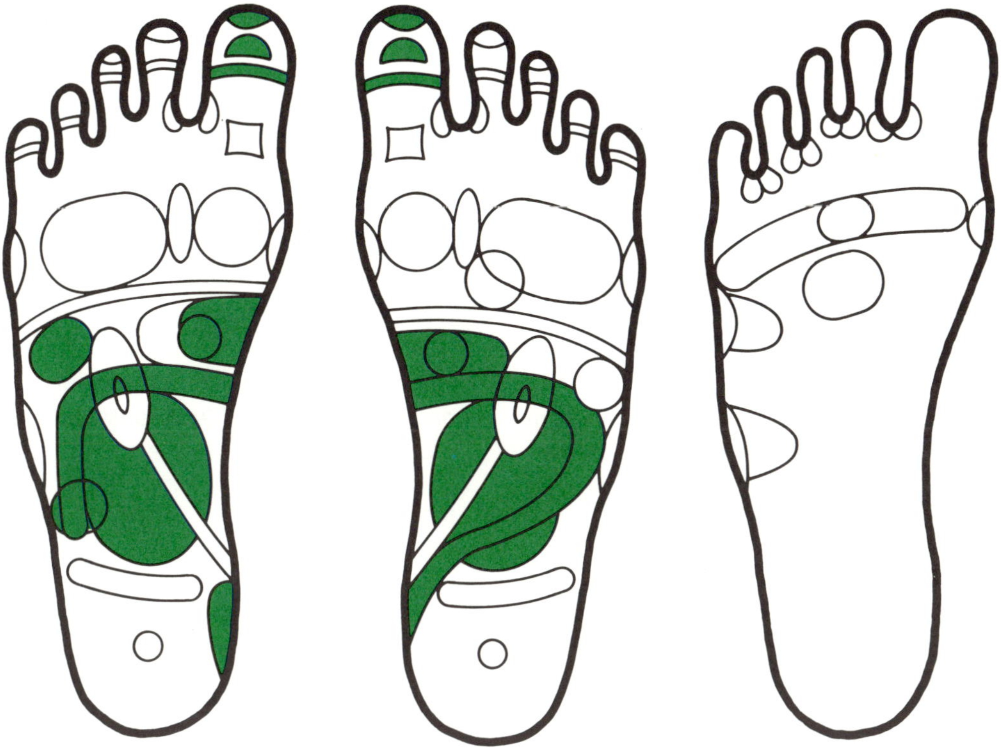

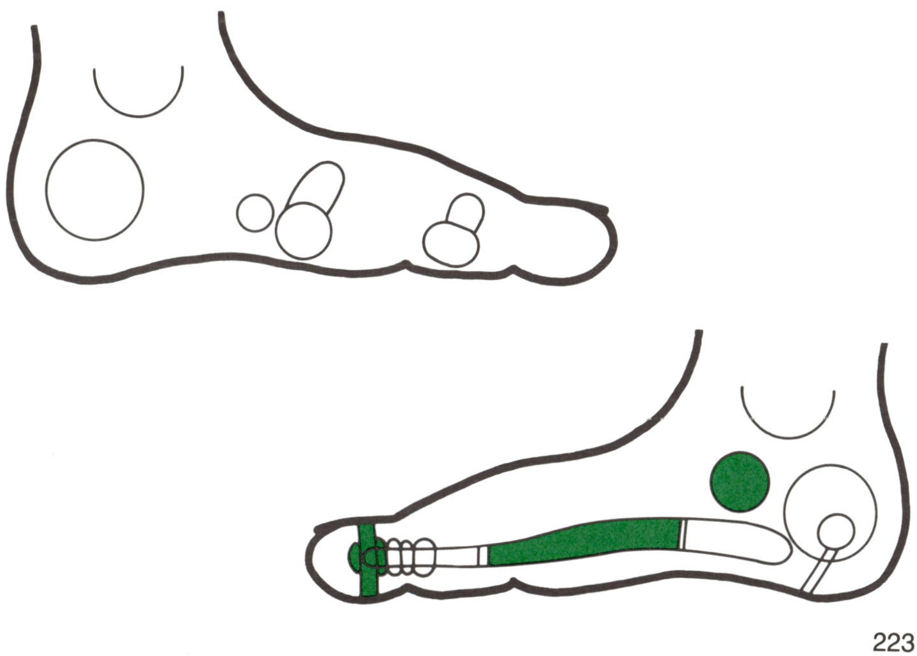

Obstipation

Das Symptom Obstipation kann eine falsche, unregelmäßige Lebensweise signalisieren, Ausdruck von Streß oder allgemeiner Verkrampfung — „seelischer Verstopfung“ — darstellen, aber auch Zeichen einer manifesten tiefgreifenden organischen Störung (z. B. Tumor) sein. Wie auch immer, gerade aufgrund dieser Vielfalt möglicher Ursachen ist auch hier eine genaue Befragung und eine genaue klinische Diagnostik erforderlich, um unnötige Risiken zu vermeiden.

Diagnostische Möglichkeiten:
rektale Untersuchung
Röntgen
eventuell Rektoskopie

Die häufigsten Ursachen:
a) funktionell: trocken/spastisch:
falsche Ernährung (ballaststoffarm etc.)
falsche Lebensweise (sitzende Tätigkeit, wenig Bewegung)
Streß/seelische Problematik
b) mechanisch: Stenosen, Striktur, Tumor
c) reflektorisch/atonisch: Entzündungen, Nierenkolik, Erkrankung des ZNS etc.
d) Intoxikation/Medikamente (Opiate etc.)
e) eventuell Schwangerschaft

Achtung!
Bei länger anhaltender Obstipation (länger als 3—4 Tage)
eventuell an einen Darmverschluß denken!
(Ärztliche Konsultation!)

Behandlungsschema:
Lendenwirbelsäule
Epiphyse
Hypophyse
Magen
Pankreas
Leber — Galle
ganzer Bauchraum
Solarplexus
Beruhigungszone
Dünndarm
Dickdarm
Enddarm

Massagedauer:
meist chronischer Prozeß: längere Behandlungsdauer, bei ausgeprägten Störungen 2 bis 3 Behandlungen pro Woche, sonst 1- bis 3mal wöchentlich
im Akutfall: tägliche Massageanwendung auch möglich

Die Zone für den Enddarm, wie überhaupt die Zonen des gesamten Darmbereiches, werden anfangs nur sehr behutsam und vorsichtig massiert. Wichtig auch die Zone für den Solarplexus und für die Lendenwirbelsäule bzw. die Beruhigungszone, um eine allgemeine Entkrampfung und Entspannung zu erreichen.

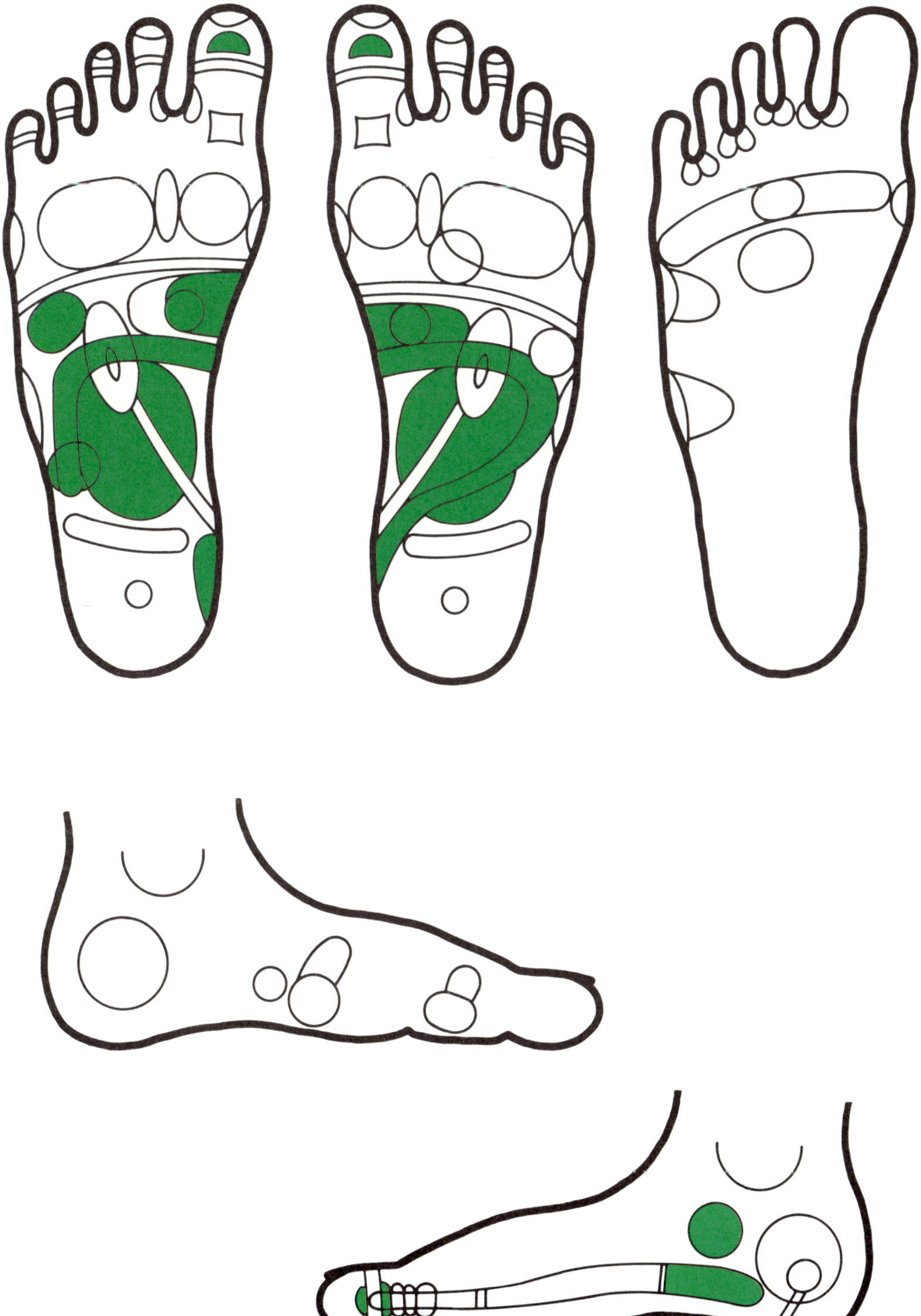

Die Leber
(chronische Hepatitis/Leberzirrhose/Fettleber etc.)

Die Ausheilung von Lebererkrankungen ist meist langwierig und mühsam, wenn sie überhaupt gelingt. Meist bedeutet es für den Rest des Lebens eine Schädigung in mehr oder weniger großem Ausmaß. Dieses außerordentlich wichtige Entgiftungs- und Ausscheidungsorgan hält sehr lange größeren Beeinträchtigungen stand, bevor sich eine Störung manifestiert. Wenn diese jedoch eintritt, ist auch das Allgemeinbefinden in hohem Maße beeinträchtigt. Schwäche, Müdigkeit, Erschöpfung, aggressive bis depressive Verstimmung sind nur ein kleiner Teil der Symptomatik.

Diagnostische Möglichkeiten:
Blutuntersuchung:
— Leberfunktion
— Blutsenkung
— Bilirubin
— Gerinnungsfaktoren etc.
Stuhluntersuchung
Ultraschall
Szintigraphie
Biopsie

Die häufigsten Ursachen:
Infektion
Alkoholabusus
falsche Ernährung
Intoxikation
Stauung (z. B. Rechtsherzinsuffizienz)

Behandlungsschema:
Brustwirbelsäule
Epiphyse
Hypophyse
Solarplexus
Beruhigungszone
eventuell:
lymphatisches System
Bauchspeicheldrüse
Magen
Dünndarm
Dickdarm
Niere/Nebenniere
Herz/Kreislauf
Leber — Galle

Massagedauer:
chronischer Prozeß, daher lange Behandlungsdauer, 1- bis 2mal pro Woche

Die Niere als Ausscheidungsorgan, alle benachbarten Verdauungsorgane sowie die Stimulation der Abwehr über das lymphatische System sind für die Therapie von Bedeutung.

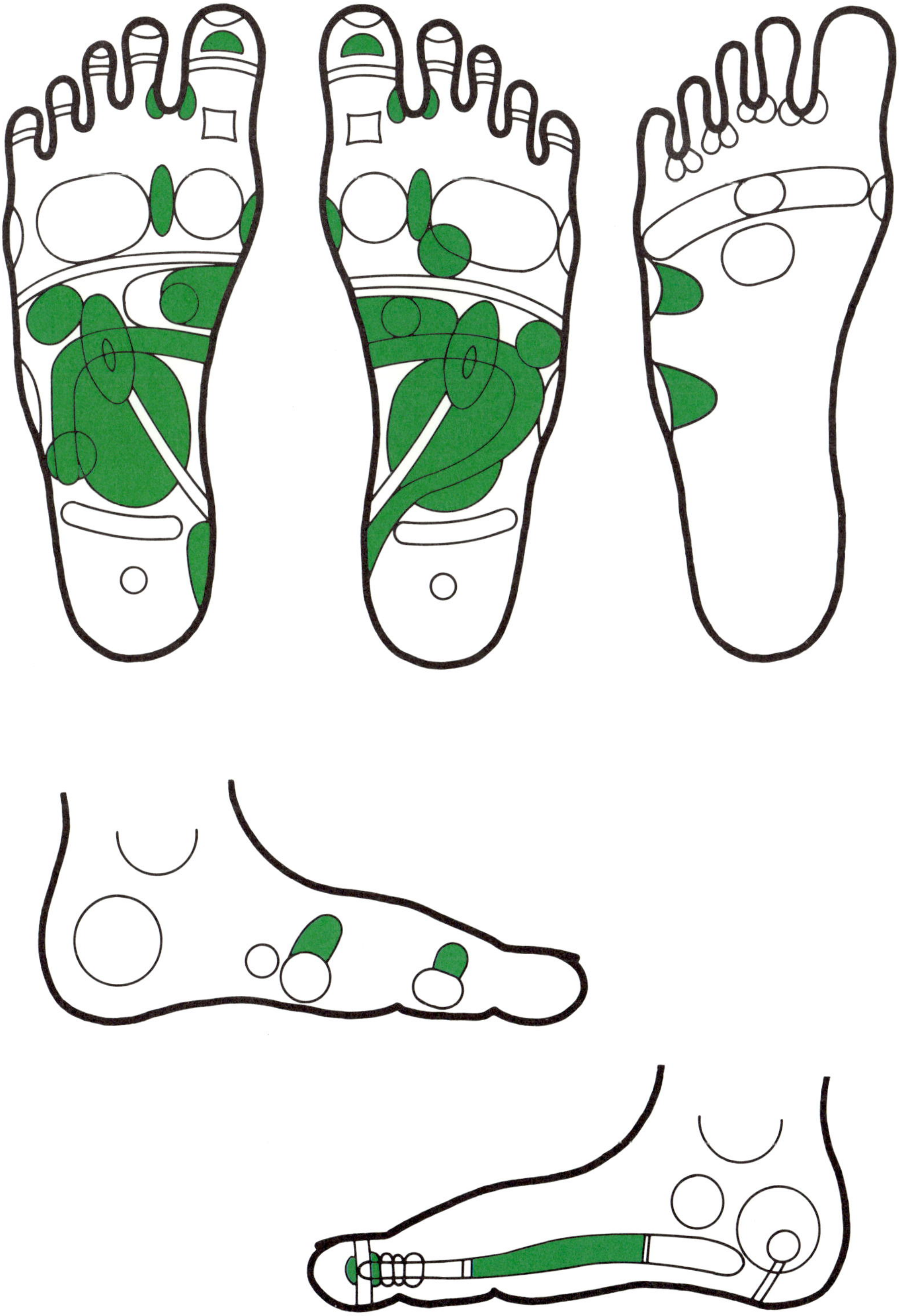

SKELETTSYSTEM/PERIPHERE NERVEN

Kniegelenk (z. B. Meniskusverletzung/Gonarthrose/ diverse Bänderverletzungen)

Durch eine regelmäßige Massageanwendung an der Reflexzone können wir auch hier eine Verbesserung der Durchblutungssituation und eine Entkrampfung und Entspannung in der Umgebungsmuskulatur sowie eine Schmerzreduktion erzielen. So eindrucksvoll die Architektonik und Mechanik des Kniegelenks ist, so ist es doch vor allem bei stärkeren Belastungen immer wieder verschiedensten Verletzungen ausgesetzt. Vor allem die Menisken und der Bandapparat (Kreuzbänder, Seitenbänder) können sehr leicht durch falsche Bewegungen oder durch allzugroße Belastung beeinträchtigt werden.

Diagnostische Möglichkeiten:
manuelle Untersuchung
Röntgen
Athroskopie

Die häufigsten Ursachen:
Abnützungserscheinung
Überanstrengung/Überlastung
einseitige Belastung/Extrembelastung (Sport)
Verletzung/Unfall
konstitutionelle Schwäche

Behandlungsschema:
Lendenwirbelsäule
Epiphyse
Hypophyse
Schulter
(gesunde und erkrankte Seite)
ganzer Arm
(gesunde und erkrankte Seite)
Ellbogen
Hüfte
(gesunde und erkrankte Seite)
ganzes Bein
(gesunde und erkrankte Seite)
kleines Becken außen
kleines Becken innen
Knie (gesunde Seite)
Knie (kranke Seite)

Massagedauer:
bis zur gänzlichen Ausheilung ca.
1 bis 2 Sitzungen pro Woche

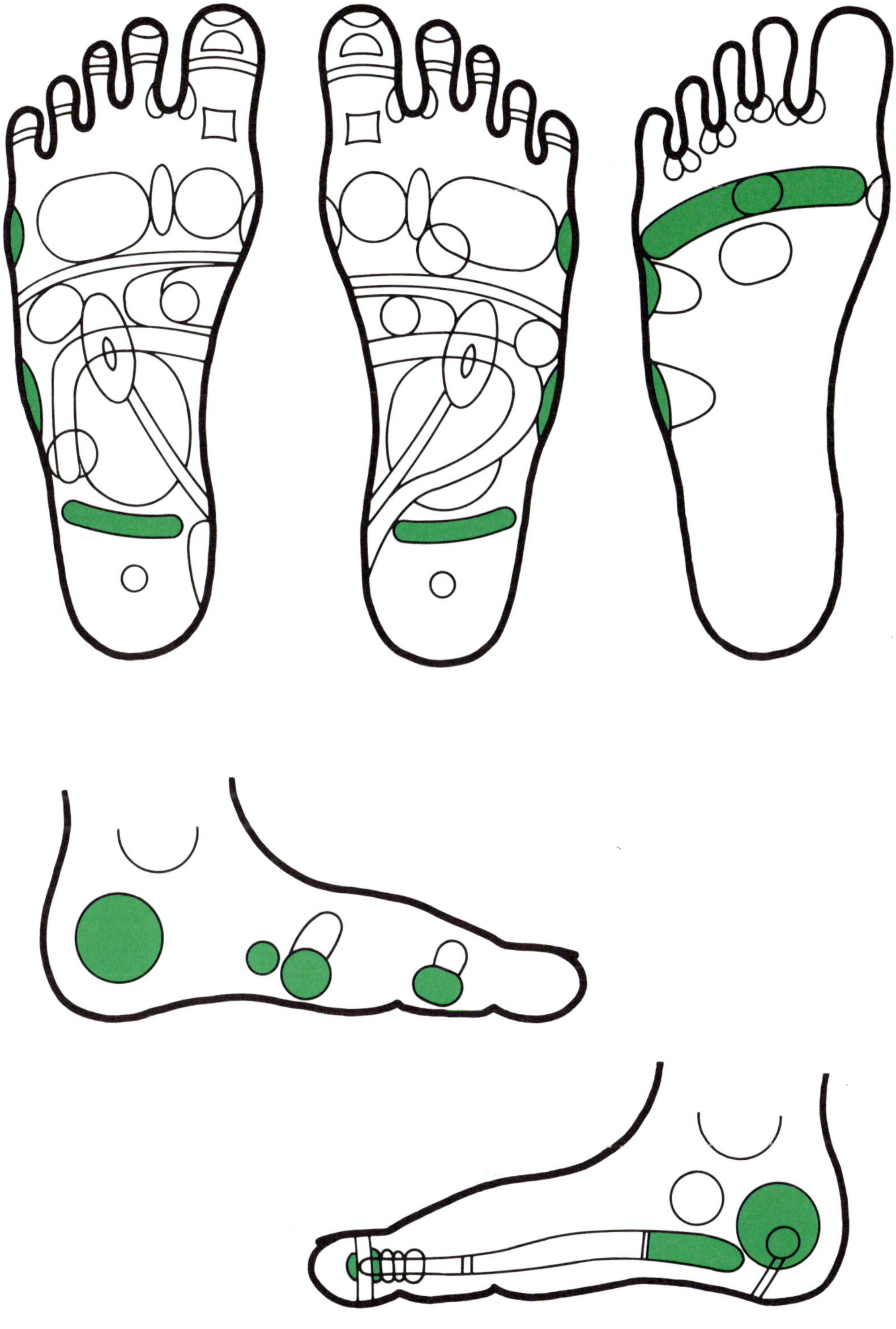

Zustand nach Radiusfraktur

Während das betroffene Organ ruhiggestellt ist (z. B. Gipsverband), können wir über die Reflexzonen die Massage-Therapie schon beginnen. Dadurch besteht die Möglichkeit, eine Beschleunigung der Kallusbildung und eine bessere Regeneration des umliegenden Gewebes (auch Verbesserung der Durchblutungssituation) zu erreichen.

Diagnostische Möglichkeiten:
manuelle Untersuchung
Röntgen

Die häufigsten Ursachen:
Unfall/Verletzung
Osteoporose etc.
Metastasen (Tumorerkrankung)

Behandlungsschema:
Halswirbelsäule
Schädelbasis
Epiphyse
Hypophyse
Solarplexus
Hüfte (gesunde und erkrankte Seite)
Knie
(gesunde und erkrankte Seite)
ganzes Bein
(gesunde und erkrankte Seite)
Schulter
(gesunde und erkrankte Seite)
ganzer Arm plus Ellbogen
(gesunde Seite)
ganzer Arm plus Ellbogen
(kranke Seite)

Massagedauer:
bis zur Wiedererlangung der Vollbeweglichkeit ca. 1 bis 2 Sitzungen pro Woche

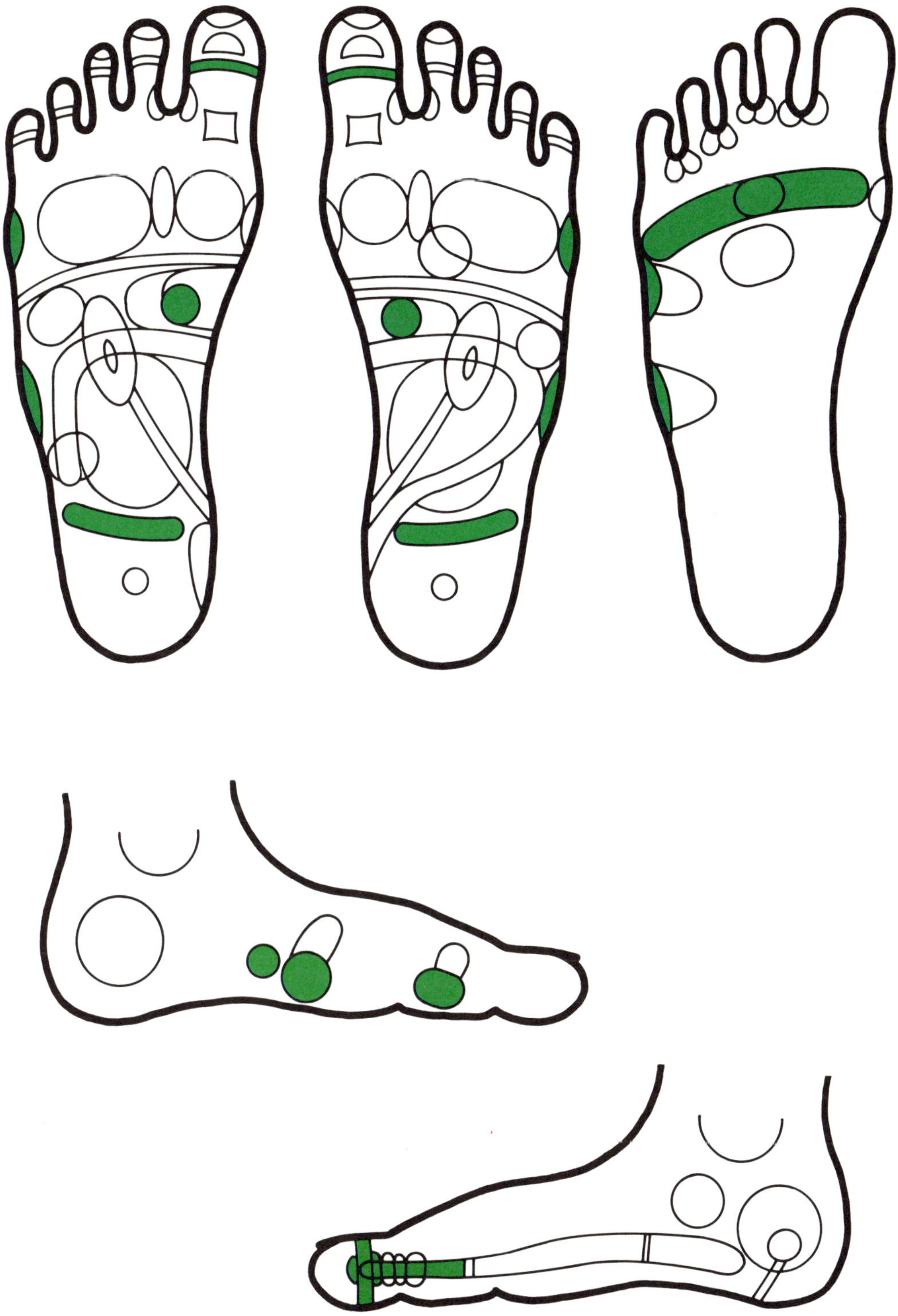

„Tennisellbogen“ (Epicondylitis humeri radialis)

Auch hier versuchen wir, die Selbstheilungskräfte des Organismus anzuregen und den Genesungsprozeß zu beschleunigen. Vorübergehende Ruhigstellung und Schonung sind außerdem angebracht.

Diagnostische Möglichkeiten:
Anamnese/Inspektion/Palpation
evtl. neurologische Untersuchung

Die häufigsten Ursachen:
Überlastung/Überanstrengung
(mechanische Reizung)
Kälteeinwirkung/Zugluft

Behandlungsschema:
Halswirbelsäule
Schädelbasis
Epiphyse
Hypophyse
Hüfte (gesunde Seite)
Knie (gesunde Seite)
Schulter (gesunde Seite)
Ellbogen (gesunde Seite)
ganzer Arm (gesunde Seite)
Hüfte (erkrankte Seite)
Knie (erkrankte Seite)
Schulter (erkrankte Seite)
ganzer Arm (erkrankte Seite)
Ellbogen (erkrankte Seite)

Massagedauer:
2 bis 3 Sitzungen pro Woche — Fortsetzung nur bei deutlichem Ansprechen auf die Therapie

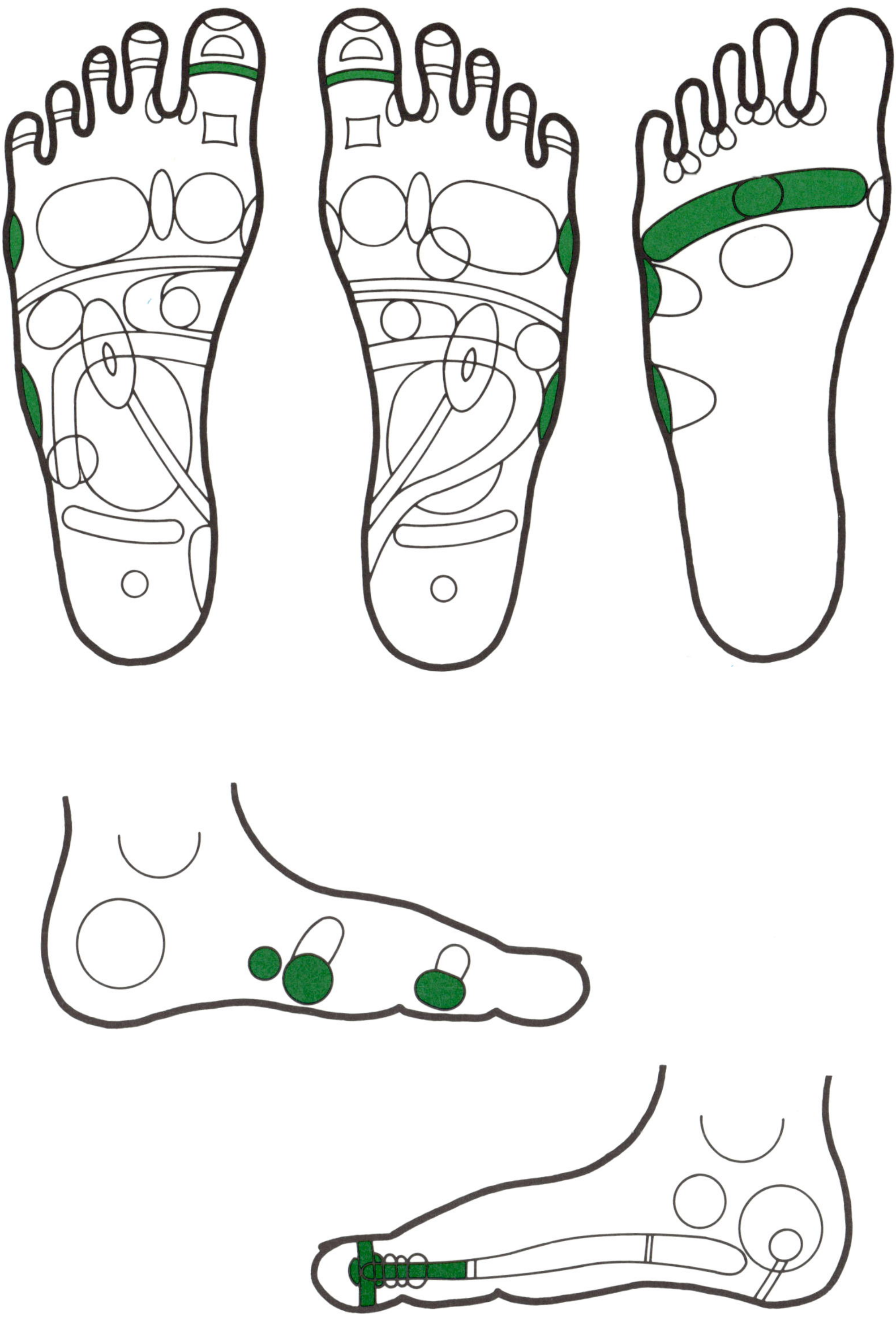

Hüftgelenk
(z. B. Koxarthrose)

Degenerative Gelenkerkrankungen stellen die Hauptbeschwerden im fortgeschrittenen Alter dar. Schmerzen, eingeschränkte Beweglichkeit und in der Folge Muskelatrophie und Bänderschwäche sind typisch für die Erkrankung. Über die Fußzonen läßt sich reflektorisch die Durchblutungssituation im Gelenkbereich verbessern, und schon nach 2 bis 3 Sitzungen zeigt sich oft eine deutliche Vergrößerung des Bewegungsradius.

Diagnostische Möglichkeiten:
Röntgen
manuelle Untersuchung (praktischer Arzt/Orthopäde etc.)

Die häufigsten Ursachen:
Abnützungserscheinung

Behandlungsschema:
Lendenwirbelsäule
Schädelbasis
Scheitel
Epiphyse
Hypophyse
Schulter (gesunde Seite)
Ellbogen (gesunde Seite)
ganzer Arm (gesunde Seite)
Kniegelenk (gesunde Seite)
ganzes Bein (gesunde Seite)
Ellbogen (erkrankte Seite)
ganzer Arm (erkrankte Seite)
Kniegelenk (erkrankte Seite)
Schulter (erkrankte Seite)
ganzes Bein (erkrankte Seite)
Hüfte (gesund)
Hüfte (erkrankt)

Massagedauer:
über längere Zeit hinweg 1 bis 2 Behandlungen pro Woche

Alle Zonen der großen Gelenke auch der gesunden Extremität werden therapiert (konsensuelle Reaktion).

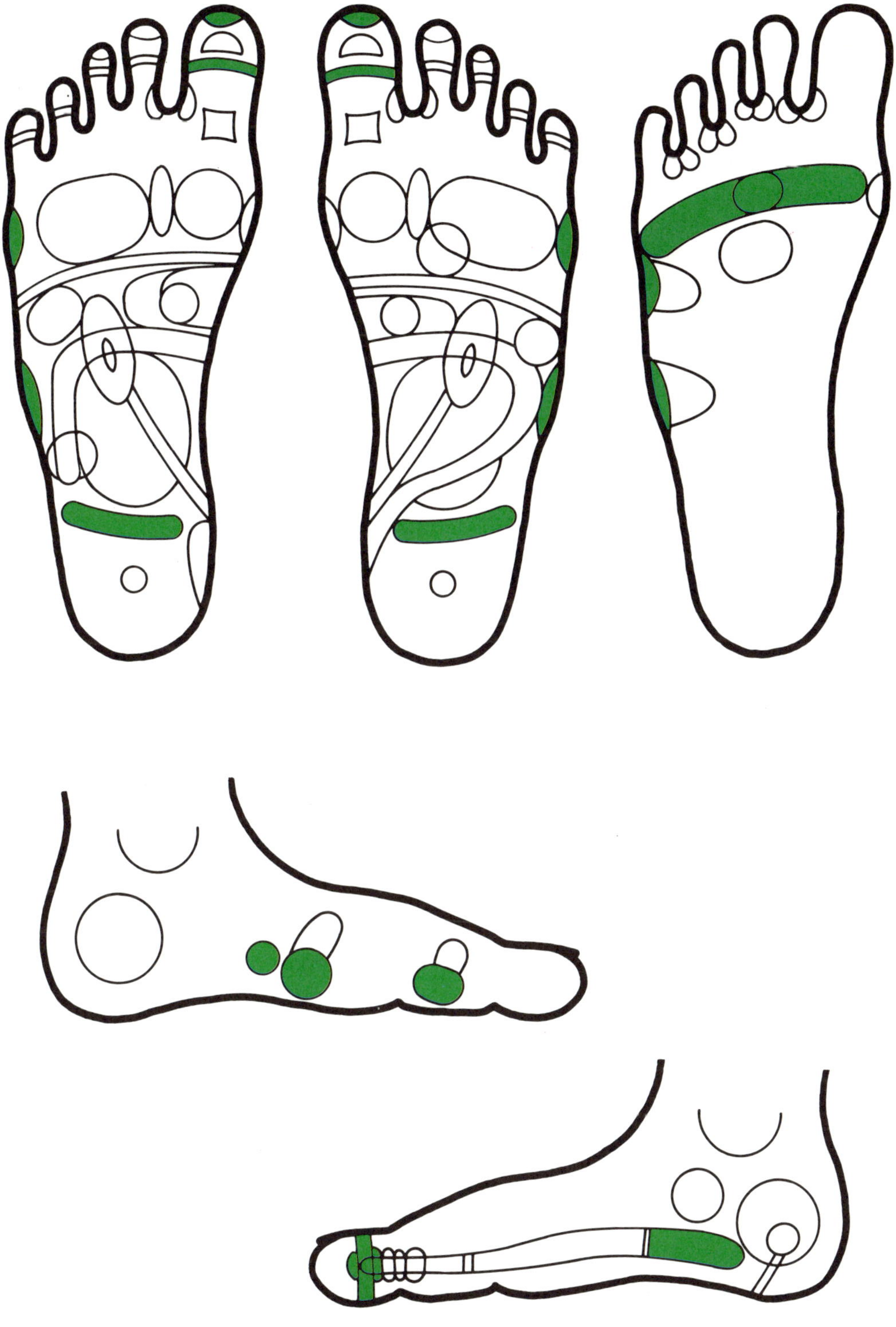

Schulter-Arm-Syndrom

Heftige neuralgiforme Schmerzen beeinträchtigen oft unser Allgemeinbefinden. Um nicht nur vom Schmerzmittel abhängig zu sein bzw. um wenigstens eine Reduktion derselben auf ein Mindestmaß zu erreichen, versuchen wir die Behandlung über die entsprechende Reflexzone.

Diagnostische Möglichkeiten:
Anamnese
neurologische Untersuchung

Die häufigsten Ursachen:
Wurzelirritation C5 bis C6 (Überanstrengung/Überlastung/Erkältung bzw. Durchnässung/Fehlbelastung)
Polyneuropathie (Diabetes mellitus, Alkoholismus etc.)

Behandlungsschema:
Halswirbelsäule
Epiphyse
Hypophyse
Hüfte (gesunde Seite)
ganzes Bein (gesunde Seite)
Kniegelenk (gesunde Seite)
Hüfte (erkrankte Seite)
ganzes Bein (erkrankte Seite)
Kniegelenk (erkrankte Seite)
ganzer Arm (gesunde Seite)
Ellbogen (gesunde Seite)
Schulter (gesunde Seite)
Solarplexus
Beruhigungszone
ganzer Arm (erkrankte Seite)
Schulter (erkrankte Seite)

Massagedauer:
2 bis 3 Behandlungen pro Woche bis zur deutlichen Besserung

Im Sinne der „konsensuellen" Reaktion werden alle größeren Gelenke und alle übrigen Extremitätenabschnitte auch der gesunden Seite mitbehandelt, desgleichen die vegetativen und übergeordneten Zentren zur allgemeinen Beruhigung und Schmerzlinderung.

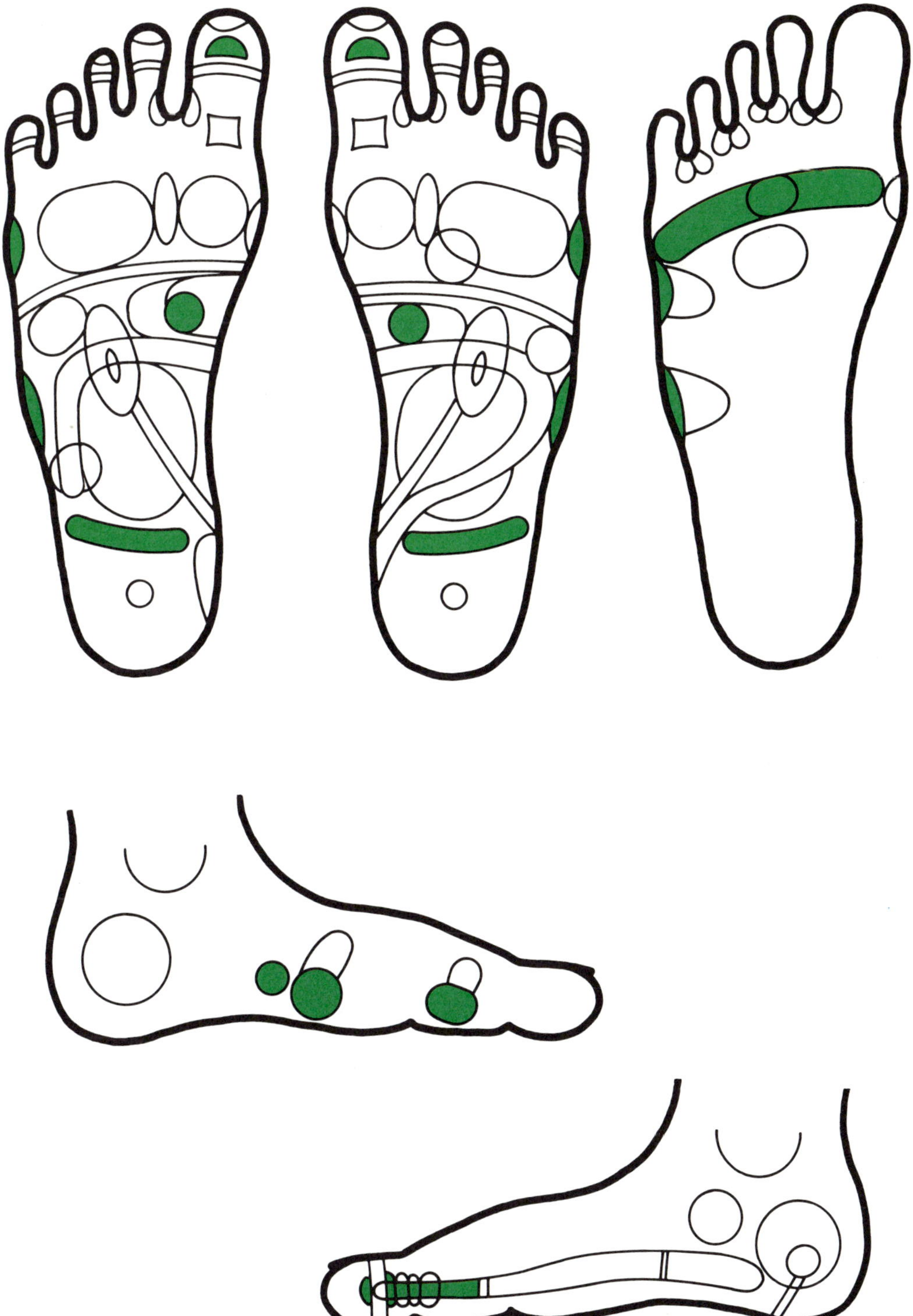

Spondylose/Spondylarthrose

Es handelt sich hier vor allem um eine symptomatische Behandlung, da degenerative Veränderungen im Knorpelknochenbereich wohl nicht mehr rückgängig zu machen sind. Man kann jedoch über eine Verbesserung der Durchblutungssituation im unmittelbaren Umfeld durch eine lokale Massageanwendung oder über die entsprechende Reflexzone eine Schmerzlinderung sowie eine Entspannung der verkrampften Umgebungsmuskulatur und des betroffenen Bandapparates erzielen.

Diagnostische Möglichkeiten:
Röntgenaufnahme
manuelle Untersuchung (praktischer Arzt/Orthopäde)

Die häufigsten Ursachen:
natürliche Abnützungserscheinung
konstitutionelle Schwäche
Übergewicht
Extrembelastung/Fehlbelastung der Wirbelsäule
Osteoporose

Behandlungsschema:	ganzer Arm
Epiphyse	Hüfte
Hypophyse	Ellbogen
Schädelbasis	Knie
Schilddrüse	ganzes Bein
Nebenniere/Niere	Becken außen
Pankreas	gesamte Wirbelsäule

Massagedauer:
chronischer Prozeß: meist Langzeittherapie, 1- bis 2mal pro Woche

Wir nehmen mit in unseren Therapieplan hinein die Zone für die Schilddrüse aufgrund des Einflusses auf den Knochenstoffwechsel (Nebenschilddrüse: Parathormon, Kalzitonin). Aus eben demselben Grund auch die Zone für Niere/Nebenniere und des Pankreas.

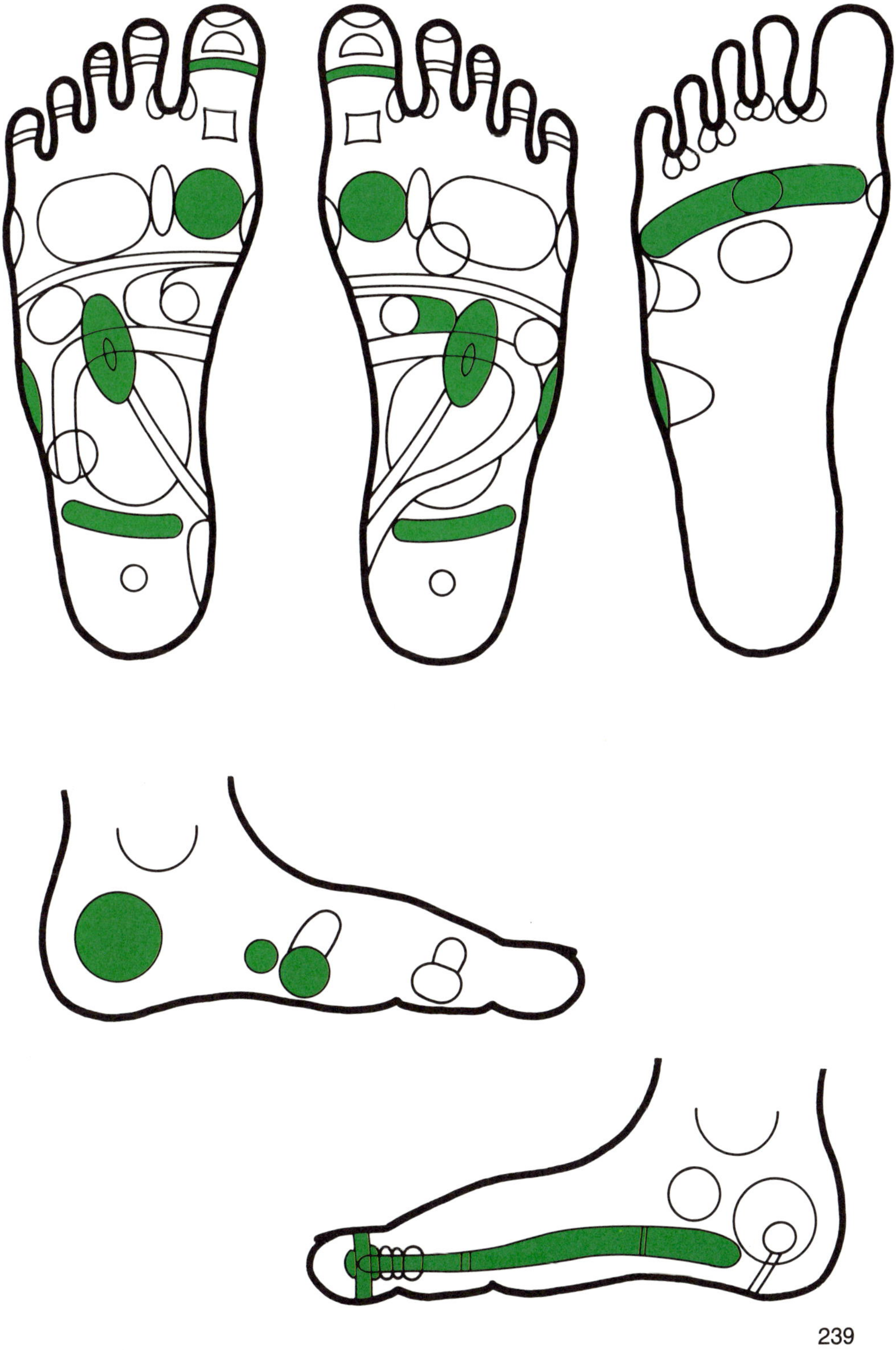

Lumbalsyndrom/Ischialgie

Dieser äußerst schmerzhafte Zustand trotzt oft allen anfangs eingeleiteten therapeutischen Maßnahmen. Der Patient ist sehr dankbar, wenn wir versuchen, über eine zusätzliche Massageanwendung seine Beschwerden zu linden.

Diagnostische Möglichkeiten:
neurologische Tests (Lasegue/Moutard-Martin etc.)

Die häufigsten Ursachen:
Bandscheibenvorfall/Wurzelirritation
Überlastung/Überanstrengung
Retroflexio uteri
Kälteexposition/Durchnässung
Zugluft
konstitutionelle Schwäche
Osteoporose
Schwangerschaft

Behandlungsschema:
Schädelbasis
Hypophyse/Epiphyse
Niere/Nebenniere
ableitende Harnwege
Appendix
ganzer Bauchraum
ganzer Arm
Ellbogen
Schulter
Becken außen
Becken innen
Solarplexus
Beruhigungszone
ganzes Bein
Hüfte
Lendenwirbelsäule

Massagedauer:
im Akutfall: 2- bis 3mal wöchentlich bzw. täglich
chronisch: 1 bis 2 Behandlungen über längere Zeit hinweg

Die obere Extremität sowie das gesunde Bein werden mitbehandelt (konsensuelle Reaktion); Niere und ableitende Harnwege — deswegen, da sich hinter den ischialgiformen Beschwerden auch eine Reizung der ableitenden Harnwege (abgehender Grieß, Steinleiden etc.) verbergen kann — die Zone „kleines Becken innen“, vor allem bei Frauen mit einer Retroflexion des Uterus. Hypophyse, Solarplexus und Gehirn lindern den Schmerz und beruhigen den gepeinigten, oft schweißnassen Patienten.

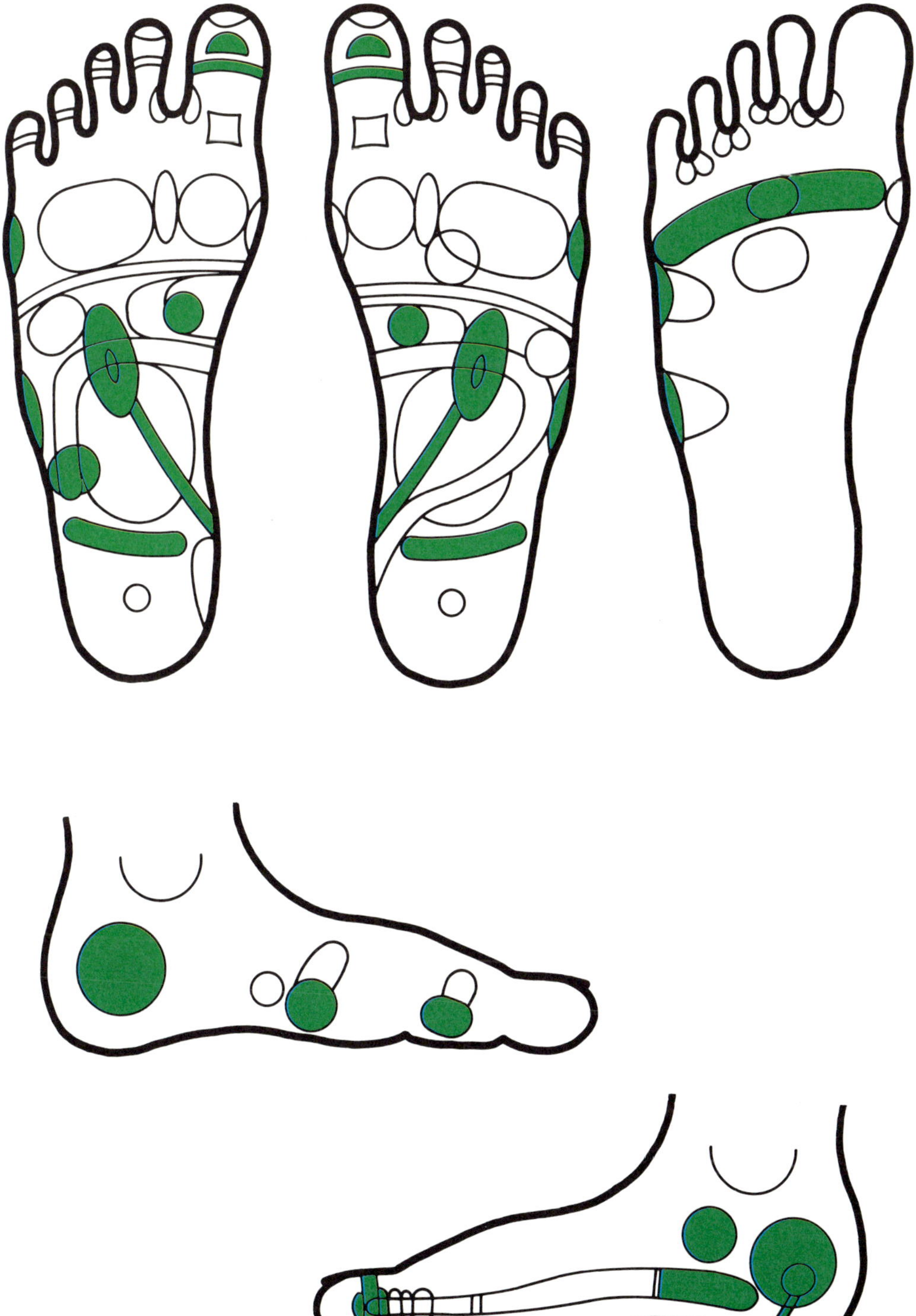

GEFÄSSE/HAUT/IMMUNSYSTEM

Beinödeme

Vor allem Frauen leiden sehr oft unter geschwollenen Füßen. Langes Stehen, allgemeine Bindegewebsschwäche oder hormonelle Störungen sind oft die Ursache (Pille?). Aber auch schwere Nierenerkrankungen oder Herz-Kreislauf-Störungen können sich hinter dieser Symptomatik verbergen.

Diagnostische Möglichkeiten:
Untersuchung/Palpation
Doppler-Ultraschall/Phlebographie
internistische Abklärung (Herz/Niere)
gynäkologische Abklärung

Die häufigsten Ursachen:
Bindegewebsschwäche
Nierenerkrankung
Herzinsuffizienz
Lymphstau
hormonelle Störung/Pille
Toxine/Medikamente
Eiweißmangel/falsche Ernährung

Behandlungsschema:
Lendenwirbelsäule
Epiphyse
Hypophyse
Schädelbasis
Scheitel
eventuell: Lymphdrüsenzonen
ganzes Bein
Niere/Nebenniere
Leber — Galle
Herz/Kreislauf
kleines Becken außen

Massagedauer:
2 bis 3 Behandlungen pro Woche — Fortsetzung der Therapie nur bei deutlichem Erfolg nach spätestens 10 Behandlungen

Vorsicht!
Bei schweren Herz-Kreislauf-Erkrankungen
Was wir tun können ist, über die Zonen Leber-Galle, Herz-Kreislauf, Niere und die lymphatischen Zonen eine sanfte Entstauung einzuleiten. Natürlich behandeln wir auch die übergeordneten Zentren und bei Frauen vor allem das kleine Becken „außen" wegen des Einflusses der hormonellen Situation auf den Flüssigkeitshaushalt.

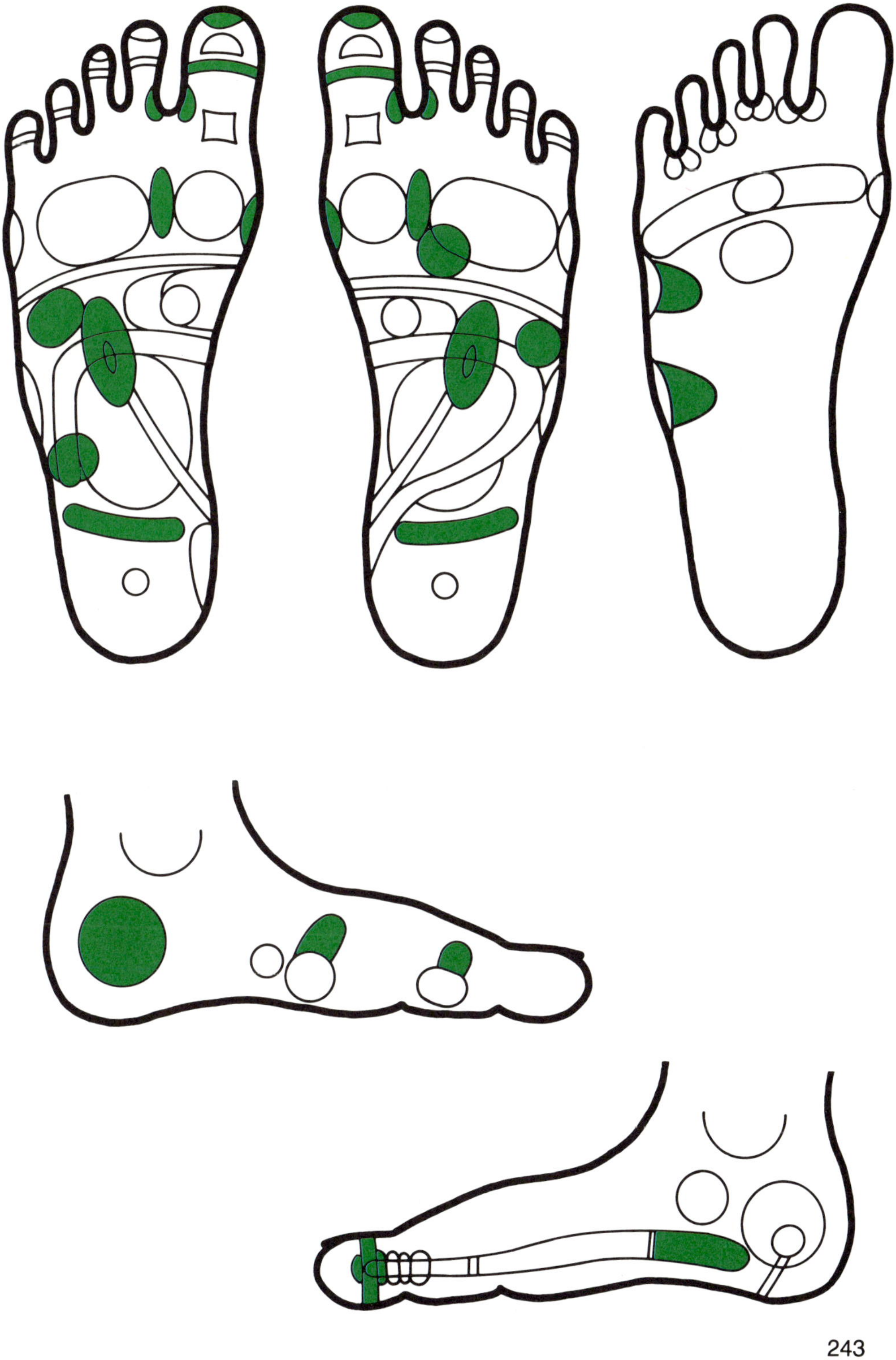

Varikosis

Im Mittelpunkt steht die Bindegewebsschwäche. Diese zu beeinflussen, ist nicht Aufgabe der Fußzonenbehandlung. Sie erfordert eine konstitutionelle Therapie mittels Homöopathie oder Akupunktur. Wohl aber kann eine gewisse Entstauung im venösen System und somit vorübergehende Linderung der Beschwerden über die Reflexpunkte erreicht werden; zusätzlich: Hochlagerung der Beine und entsprechende Bewegungstherapie.

Diagnostische Möglichkeiten:
Blickdiagnose
diverse Tests (Perthes/Trendelenburg etc.)
Ultraschall, (Doppler-)
Phlebographie

Die häufigsten Ursachen:
Bindegewebsschwäche
mangelnde Bewegung/stehende Berufe
Adipositas
Schwangerschaft
etc.

Behandlungsschema:
Lendenwirbelsäule
Epiphyse
Hypophyse
Herz/Kreislauf
kleines Becken außen
kleines Becken innen
Leber — Galle
Solarplexus
ganzer Bauchraum
ganzes Bein

Massagedauer:
über längeren Zeitraum hinweg — Fortsetzung nur bei deutlicher Besserung der Beschwerden spätestens nach 15 bis 20 Behandlungen

Behandelt werden die Herz/Kreislauf- und Leber-Gallen-Zone bzw. der ganze Bauchraum zur Entstauung im venösen System.

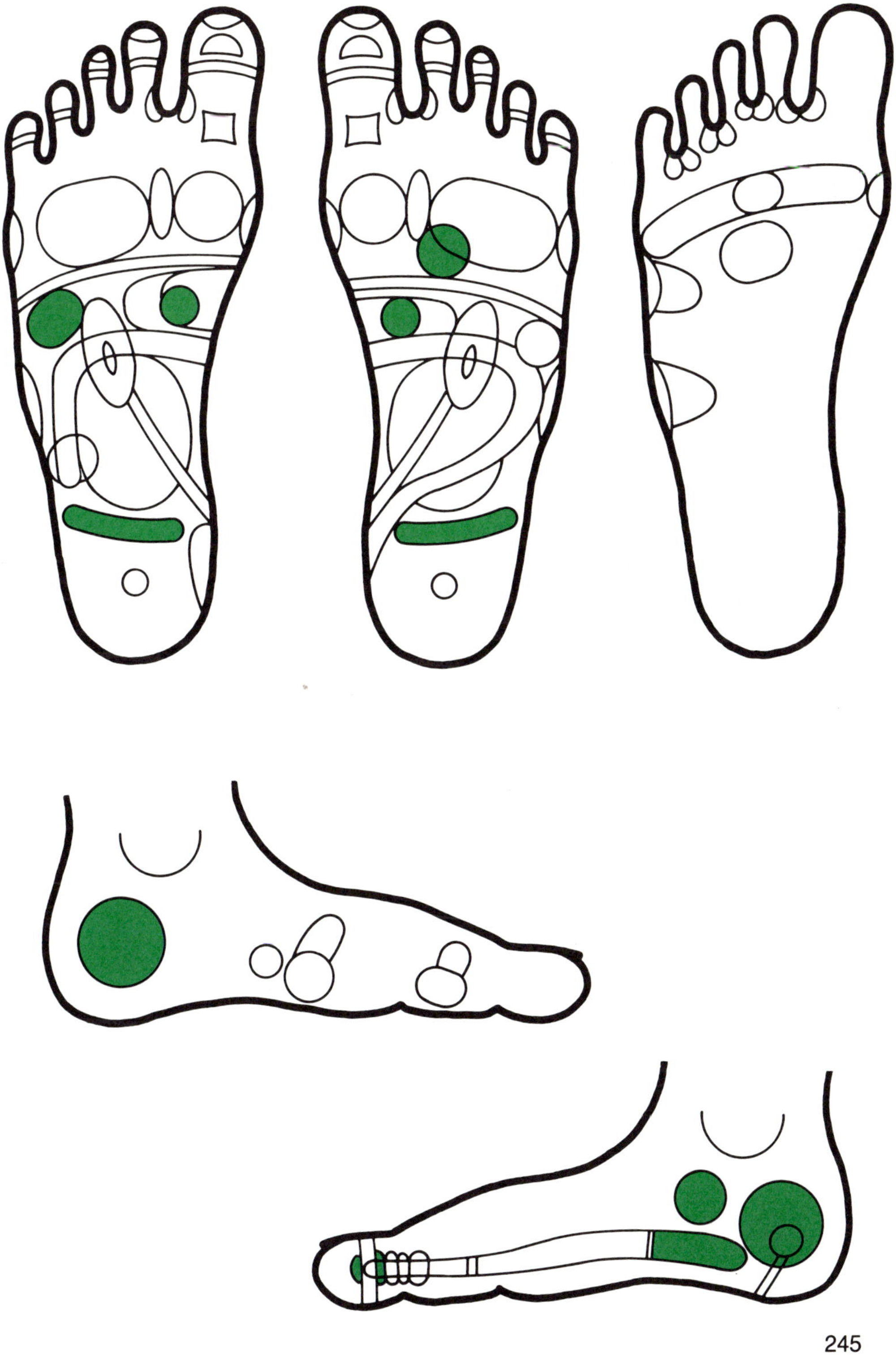

Hauterkrankungen

Viele Hauterkrankungen stellen im Grunde fehlgeleitete Entgiftungsmechanismen dar, und sehr oft nehmen sie ihren Ausgang im Verdauungstrakt oder in den Ausscheidungsorganen (Leber/Galle/Niere). Ein weiterer großer Anteil der Störungen an der Haut sind psychosomatisch bedingt. Nicht immer bringt die Massage über die Reflexzonen hier den gewünschten Erfolg. Trotzdem — mit Beharrlichkeit und viel Engagement gelingt es auch hier oft, eine deutliche Besserung des Zustandes und eine Linderung der Beschwerden zu erreichen.

Diagnostische Möglichkeiten:
Abstrich
Biopsie
diverse Allergietests
Serologie

Die häufigsten Ursachen:
Infektion (Pyodermien/Mykosen, Herpeserkrankungen/Erysipel etc.)
Unverträglichkeit/Allergie (Kontaktekzeme, Urtikaria, Arzneimittelexanthem)
Ernährung — Magen/Darmstörung
psychosomatisch
hormonelle Dysregulation
hereditäre Belastung/Disposition
ungeklärte Ursachen

Behandlungsschema:
ganze Wirbelsäule
Epiphyse
Hypophyse
Schädelbasis
Scheitel
Pankreas
Magen
Dickdarm
Dünndarm
Leber — Galle
Herdzonen
lymphatisches System
Solarplexus
Beruhigungszone

Massagedauer:
bei akutem Geschehen: 3- bis 4mal wöchentlich
bei langwierigen, chronischen Erkrankungen: 1- bis 2mal wöchentlich über lange Zeit hinweg

Von Bedeutung sind alle Punkte der Ausscheidungs- und Entgiftungsorgane, die psychosomatischen Punkte, eventuell die Herdzonen und die übergeordneten Zentren, die Zonen für die Keimdrüsen, da oft eine hormonelle Störung hinter den Hauptproblemen stecken kann.

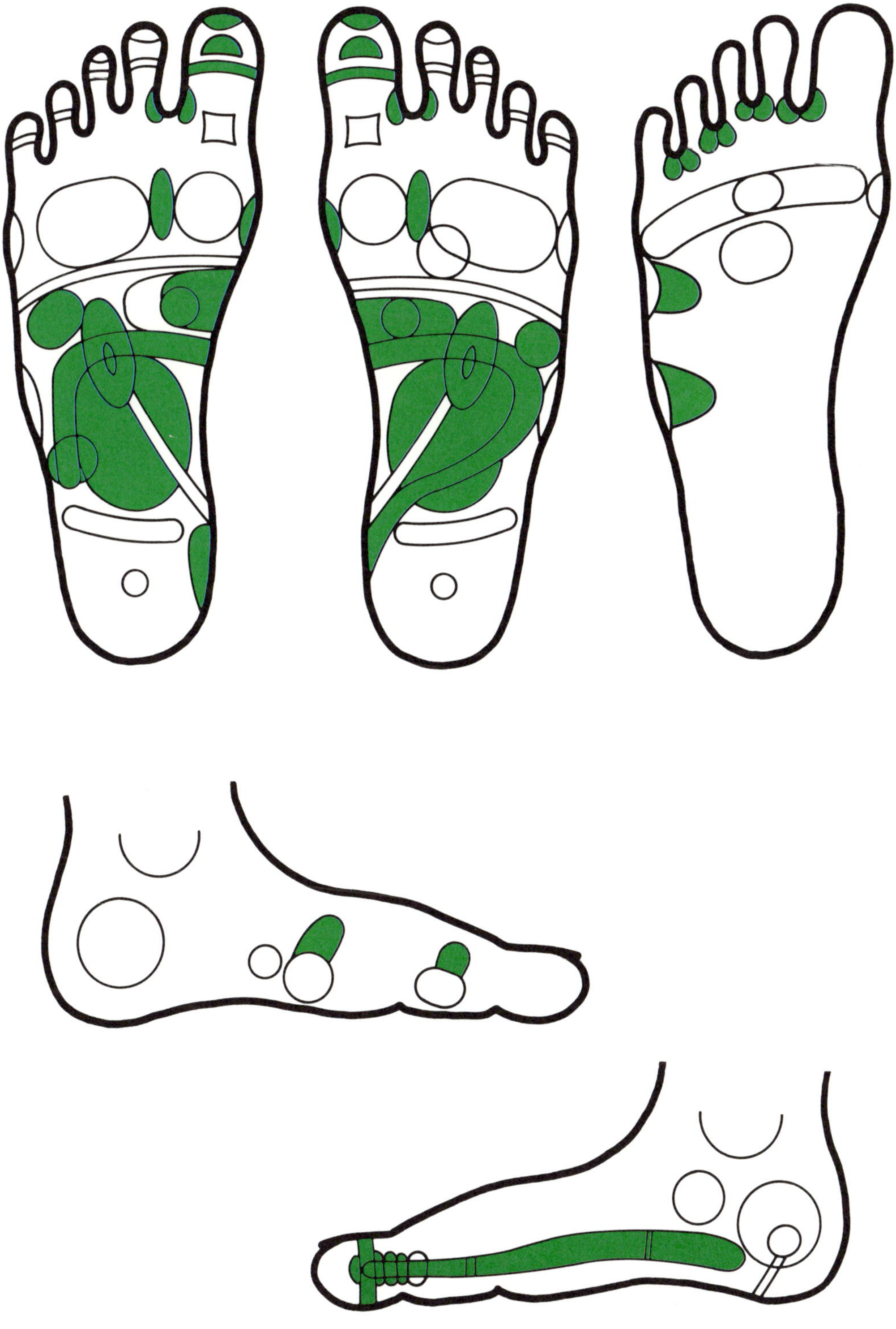

Allergien

Von Interesse für den Therapieplan sind vor allem alle Organe der Ausscheidung und der Entgiftung, die Zonen des lymphatischen Systems und alle übergeordneten und psychovegetativ wirkenden Zentren, um auch den psychosomatischen Aspekt dieser Erkrankung zu berücksichtigen.

Diagnostische Möglichkeiten:
diverse Hauttests
(Prick/Scratch/Intrakutantest etc.)
Expositionsversuche (Inhalationstests etc.)
Serologie (Antikörpernachweis)

Die häufigsten Ursachen:
exogene Belastung
Umweltverschmutzung
psychogene Faktoren
konstitutionelle Schwäche

Behandlungsschema:
ganze Wirbelsäule
Epiphyse
Hypophyse
Schädelbasis
Niere/Nebenniere
Leber — Galle
Dünndarm
Dickdarm

Zonen des lymphatischen Systems:
— Thymus
— Milz
— Tonsille
— Appendix
— Leiste
— Achsel
(eventuell Herdzonen)
Solarplexus
Beruhigungszone

Massagedauer:
1- bis 2mal wöchentlich über lange Zeit hinweg

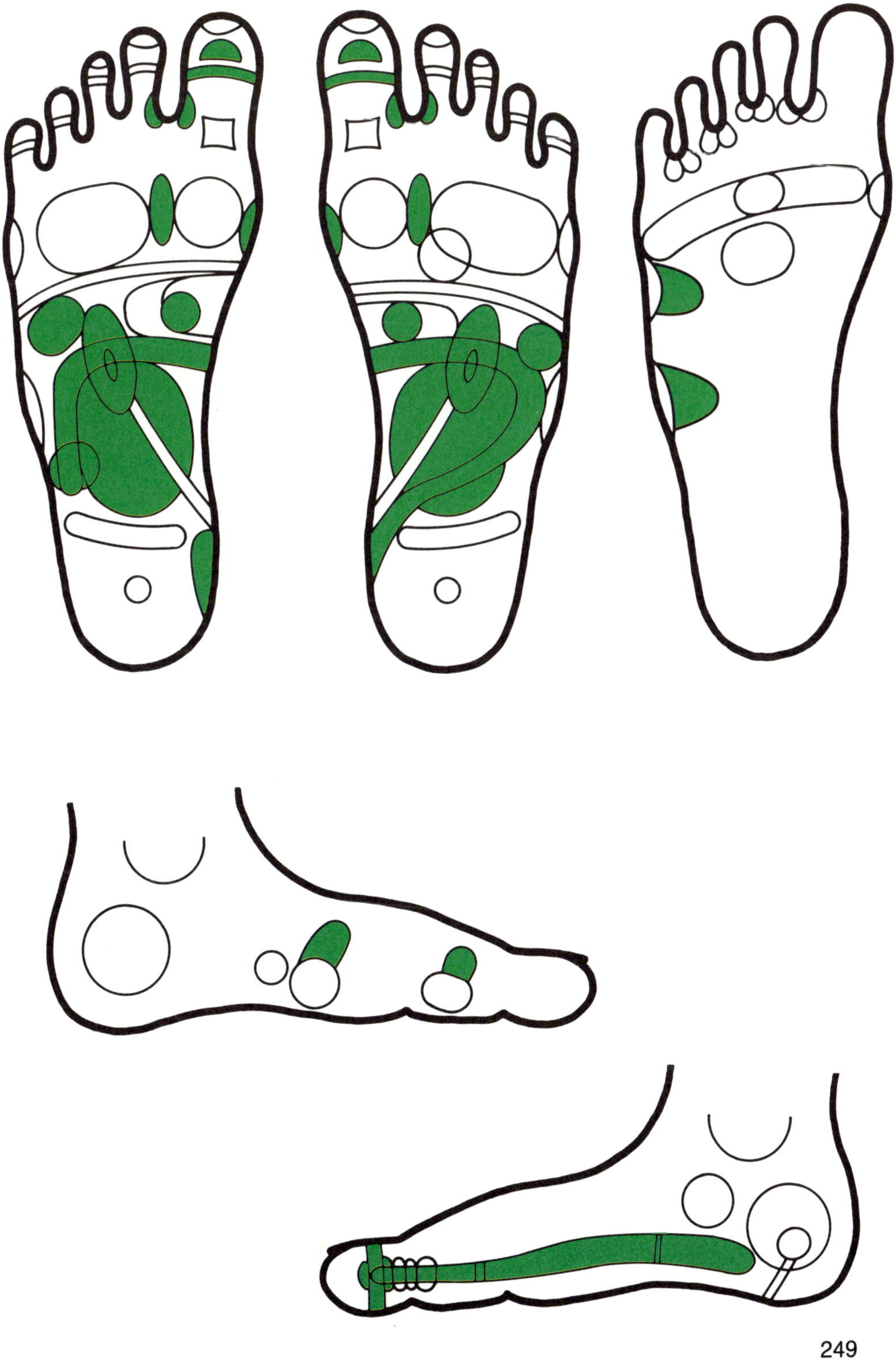

„Abwehrschwäche"

Der Begriff „Abwehrschwäche" ist heute schon zum Modewort avanciert. Und doch zu Recht muß man sagen, daß bei der Vielzahl von ständig vorhandenen Keimen und Reizen aus der Außenwelt unserem Abwehrsystem bei der Entstehung und bei der Manifestation einer Erkrankung eine entscheidende, wenn nicht überhaupt eine führende Rolle zukommt. Wie schnell und gefährlich so ein Gleichgewicht umkippen kann, zeigen uns die Verhältnisse bei immunsuprimierten Patienten, wo binnen kurzer Zeit solche unter „normalen" Umständen harmlose Keime zu einer tödlichen Bedrohung werden können.

Diagnostische Möglichkeiten:
Anamnese (rezidivierende Infekte)
Immunstatus
diverse serologische Untersuchungen (Diabetes/Aids etc.)

Die häufigsten Ursachen:
konstitutionelle Schwäche
Antibiotikaabusus
Diabetes mellitus
Herdgeschehen
diverse Erkrankung des Immunsystems

Behandlungsschema:
gesamte Wirbelsäule
Epiphyse
Hypophyse
Herdzonen:
— Zähne
— Tonsillen
— Nasennebenhöhlen
— Gallenblase
— Eierstöcke/Eileiter
— kleines Becken außen
— Darm

Lymphatisches System:
— Tonsillen
— Thymus
— Achsel
— Leiste
— Lungenstiel/Bronchien
— Milz
— Appendix
Solarplexus
Gehirnzone

Massagedauer:
nach 10 bis 15 Behandlungen 1- bis 2mal wöchentlich sollte sich eine Reaktion zeigen — im allgemeinen wird über eine längere Zeit hinweg massiert

Chronische „schwelende", entzündliche Prozesse können über die Massage der Herdzonen unter Umständen aktiviert und in einen akuten Zustand übergeführt werden — was zwar eine entsprechende Therapie verlangt, jedoch sehr positiv zu beurteilen ist und letztlich zur vollständigen Ausheilung führen kann (z. B. Nasennebenhöhlen). Durch bewußte Stimulation der Lymphdrüsen über die Reflexzonen versuchen wir, die Bildung zellulärer und humoraler Abwehrzellen zu aktivieren und die Reaktionslage des Organismus zu verbessern.

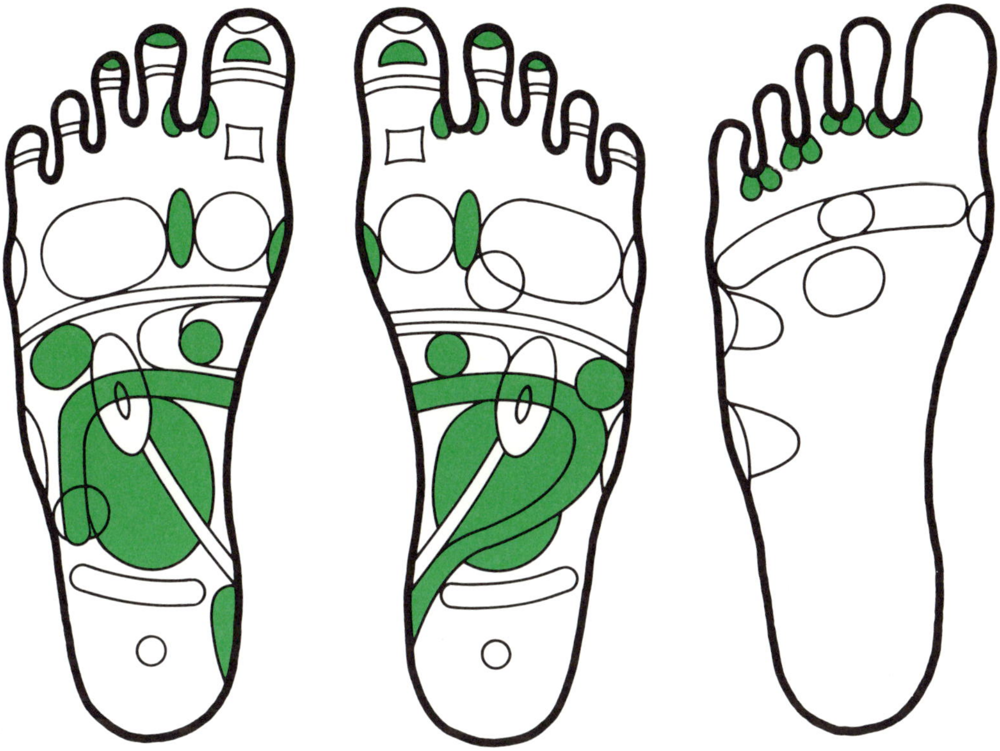

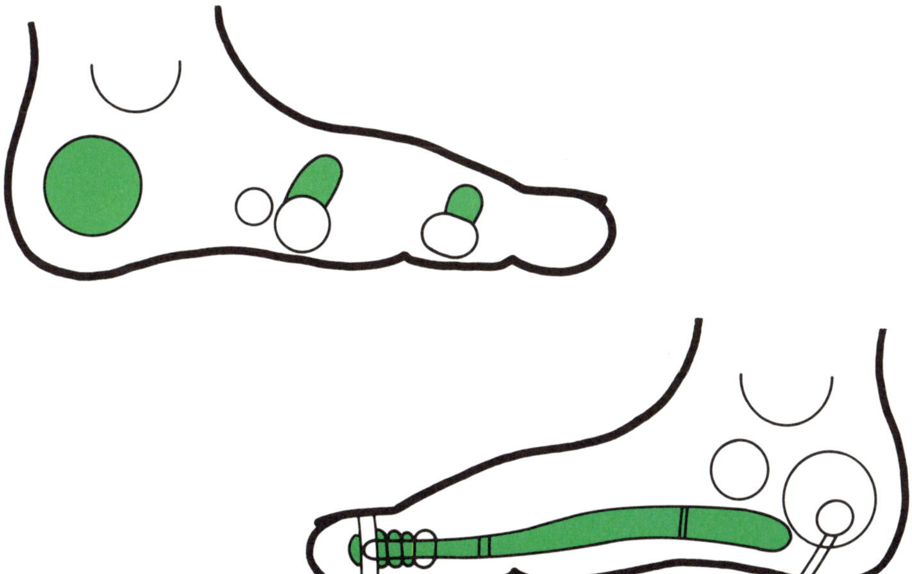

Muster eines Befundblattes

Befundblatt: Nr.: Datum:

Name:

Adresse:

Tel.:

Beschwerden:

Befund:

Therapieverlauf:

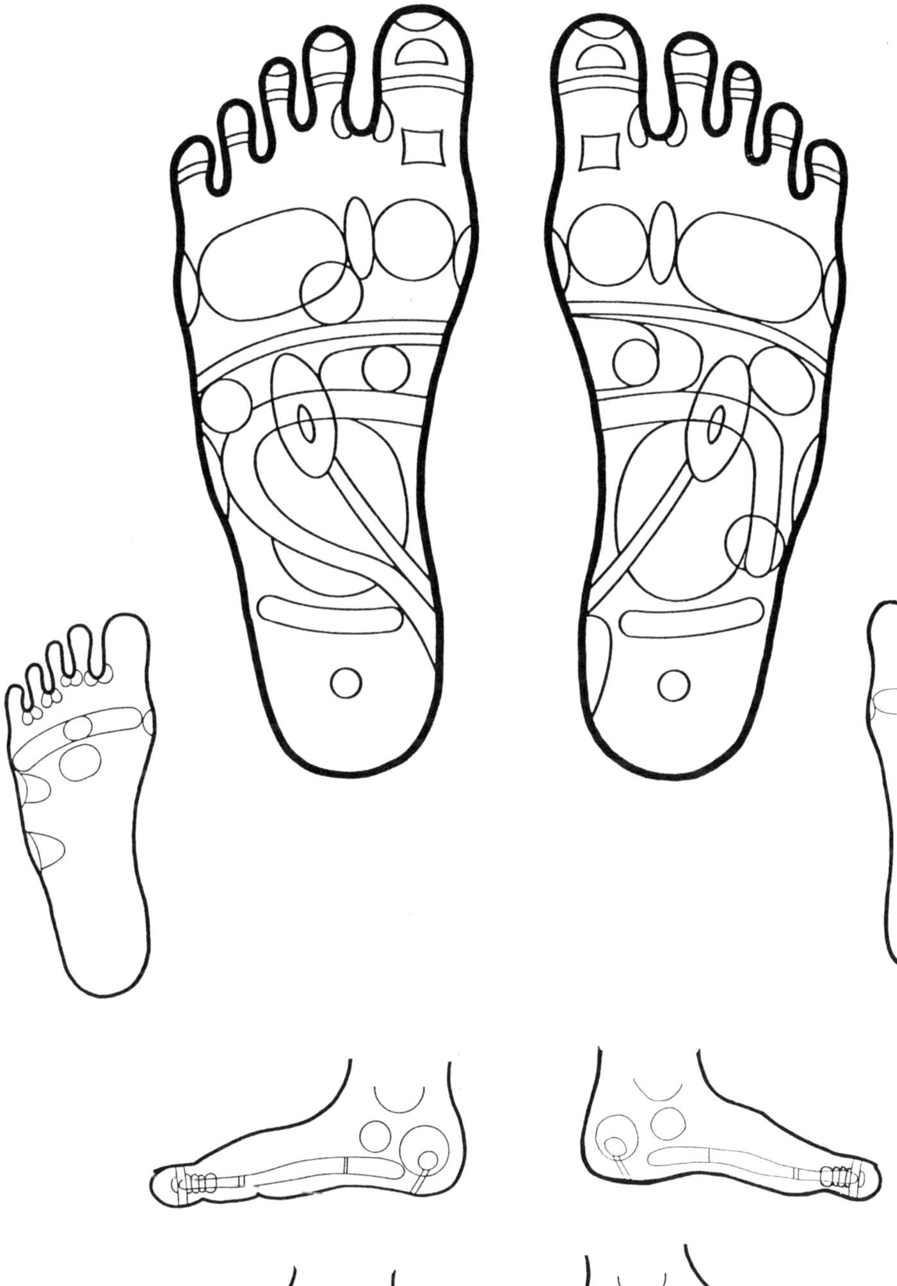

Literatur

Bahr: Systematik und Praktikum der wissenschaftlichen Ohrakupunktur für Anfänger, mäßig Fortgeschrittene und Fortgeschrittene

Bischko, Johannes: Akupunktur für Fortgeschrittene. 8. Aufl. 1886, Haug Verlag

Böhmig, Ulf: Naturnahe Behandlung Rückenschmerzen, Bandscheiben und Ischias. 1983, Orac Verlag

Bossy: Neurobiologische Grundlagen der Reflextherapie. Masson Verlag

Bressler, Harry B.: Zone Therapy. Verlag Health Research, California 95245

Brüggemann, Wolfgang (Hrsg.): Kneipptherapie. 2. überarb. Aufl. 1986, Springer-Verlag

Bucher, Otto: Zytologie, Histologie und mikroskopische Antomie. Verlag Hans Huber, Stuttgart

Buchholz: Atlas der Französischen Ohrakupunktur. Münks Verlag

Camrath, Joachim E.: Physiotherapie. Technik und Verfahrensweise. 3. neubearb. Aufl. 1983, Thieme Verlag

Chesney: Zone Therapy is Scientific subjectively and objectively

Cordes, Johann (Hrsg.): Physiotherapie. 5. Aufl. 1990, Gesundheit (DDR)

Cornelius, Alfons: Nervenpunkte. 4. erw. Aufl. 1980, Haug Verlag

Dicke, Elisabeth/Schliack, H./Wolff, Annemarie (Hrsg.): Bindegewebsmassage. 11. veränd. Auflage 1982, Hippokrates-Verlag

Downing, George: Partner-Massage. Neuaufl. 1990, Wilhelm Goldmann Verlag

Fitzgerald: Zone Therapy. Verlag Health Research, California 1917

Gartner: Handbuch der Massage. Orac

Fleiss, Otto: Unsere Wirbelsäule. 1989, Ehrenwirth Verlag

Fritzsche, Michael: Lehrbuch der Massage. 1990, Springer-Verlag

Ganong, W. F.: Lehrbuch der Medizinischen Physiologie. 4. überarb. Auflage 1979, Springer-Verlag

Gartner, Karl: Handbuch der Massage. 1986, Orac

Geogowski, G.: Lehrbuch für Masseure und medizinische Bademeister. 2. überarb. Aufl. 1981, Springer-Verlag

Gleditsch, Jochen M.: Reflexzonen und Somatotopien. 1983, WBV Biologisch-medizinische Verlagsges.

Gordon, Richard: Deine heilenden Hände. 8. Aufl. 1989, Hugendubel

Hamann, Anneliese: Massage in Wort und Bild. 5. überarb. Aufl. 1988, Gustav Fischer Verlag

Heinl, Tina: Babymassage. 1983, Junfermann

Ingham, Eunice D.: Geschichten, die die Füße erzählen können., 4. Aufl. 1986, Drei Eichen Verlag

Issel, Chr.: Reflexologie. Art Science History

Karlson: Lehrbuch der Biochemie. Thieme Verlag, Stuttgart

Kneissl/Prokop: Sportmassage. Bundesanstalt für Leibeserziehung Wien

Kuner, Eugen/Schlosser, Volker: Traumatologie. 4. überab. u. erw. Aufl. 1988, Thieme Verlag

Lachmann, W.: Lehrbuch der Massage. Urban & Schwarzenberg

Leprince, Albert: L'Acupuncture à la Potée de Tous

Lippert, Herbert: Anatomie. 5. neubearb. u. erw. Aufl. 1989, Urban & Schwarzenberg

Lowen, Alexander: Bio-Energetik. Überarb. Neuausg. 1986, Scherz Verlag

Marquardt, Hanne: Reflexzonenarbeit am Fuß. 4. Nachdr. d. 19. Aufl. 1991, Haug Verlag

Massafret, Hedi: „Die Reflexzonenmassage am Fuß." Trema Verlag

Mayr, Franz X.: Fundamente zur Diagnostik der Verdauungskrankheiten. 1974, Lorber-Verlag & Turm-Verlag

Muschinskiy, Bernd: Massagelehre in Theorie und Praxis. 2. Aufl. 1990, Gustav Fischer Verlag

Neumann, Heinz D.: Manuelle Medizin. 3. überarb. u. erg. Aufl. 1989, Springer-Verlag

Pischinger, Alfred: Das System der Grundregulation. 8. erw. Auflage 1990, Haug Verlag

Prokop: Sportmassage. Bundesanstalt für Leibeserziehung Wien

Puttkamer, J. v.: Organbeeinflussung durch Massage. Haug Verlag

Quilitzsch, Günter: Manuelle Segmenttherapie. 3. überarb. Aufl. 1986, Müller & Steinicke

Rauch, Erich: Autosuggestion und Heilung. 5. bearb. Aufl. 1990, Haug Verlag

Rauch, Erich: Blut- und Säfte-Reinigung. 19. Aufl. 1991, Haug Verlag

Rauch, Erich: Die Darmreinigung. 39 Auflage 1992, Haug Verlag

Rauch, Erich: Diagnostik nach F. X. Mayr. 7. Aufl. 1990, Haug Verlag

Rauch, Erich: Natur-Heilbehandlung der Erkältungs- und Infektionskrankheiten. 7. Aufl. 1990, Haug Verlag

Rauch, Erich/ Mayr, Peter: Milde Ableitungs-Diät. 12. bearb. Aufl. 1992, Haug Verlag

Riemkasten, Felix: Die Alexander-Methode. 1. Nachdr. d. 9. Aufl. 1990, Haug Verlag

Scharl, Hubert: Psychosomatische Medizin für die tägliche Praxis, 1984, Pflaum Verlag

Schuh, Ilse: Bindegewebsmassage. 1986, Gustav Fischer Verlag
Sedlacek, Ernst: Die Fußreflexzonen. 3. neubearb. Aufl. 1986, Maudrich
Siegenthaler: Lehrbuch der Inneren Medizin. Thieme
Sobotta, Johannes: Atlas der Anatomie des Menschen. 2 Bde., 19. überarb. Aufl., Urban & Schwarzenberg
Stoddard, Alan: Leben ohne Rückenschmerzen. 1982, Hippokrates-Verlag
Storck, Ulrich (Bearb.): Technik der Massage. 15. neubearb. Aufl. 1986, Enke Verlag
Strohal, R.: Grundbegriffe der Massage. Urban & Schwarzenberg
Teirich-Leube, Hede: Grundriß der Bindegewebsmassage. 11. Aufl. 1986, Gustav Fischer Verlag
Tenk, Hermine: Punktmassage für Erste Hilfe und Energieausgleich. 1989, Ehrenwirth Verlag
Thomsen, W.: Lehrbuch der Massage und manuellen Gymnastik. Georg Thieme Verlag
Tilscher, Hans/Eder, Manfred: Reflextherapie. 2. überarb. u. erw. Aufl., 1989, Hippokrates-Verlag
Vogler, P.: Der rheumatische Formenkreis. Urban & Schwarzenberg
Wertsch, Gerhard J./Schrecker, Barbara D./Küstner, Peter: Akupunkturatlas. 6. Aufl. 1986, WBV Biologisch-medizinische Verlagsges.
White: Zone Therapy
Wood, Elizabeth C./Becker, Paul D.: Klassische Massagemethoden. 1984, Hippokrates-Verlag
Zenz, Gunter: Die Reflexzonenmassage am Ohr. 1992, Haug Verlag

Reflexzonen am Fuß

Von Dr. med. Gunter Zenz, nach Fitzgerald/Ingham/Sedlacek

Die Deutsche Bibliothek – CIP-Einheitsaufnahme
Reflexzonen am Fuß:
nach Fitzgerald, Ingham, Sedlacek/
von Gunter Zenz. - Heidelberg: Haug. 1993
ISBN 3-7760-1363-X
NE: Zenz, Gunter

Fußsohle

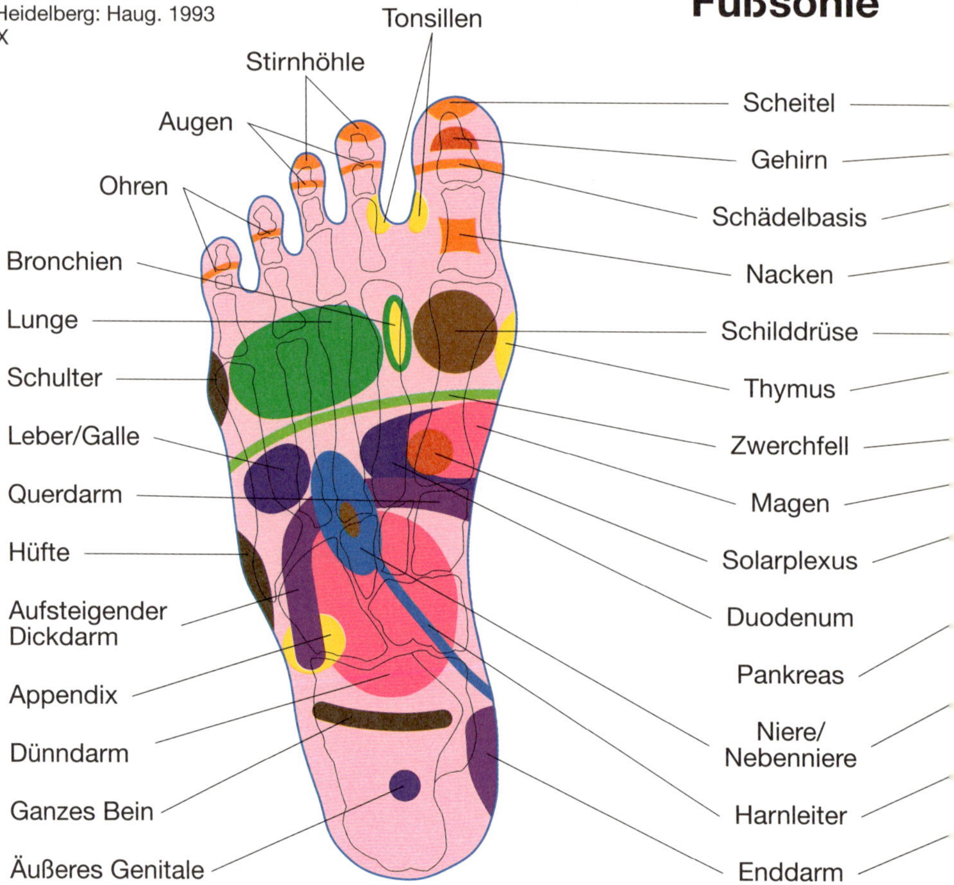

Fußrücken links

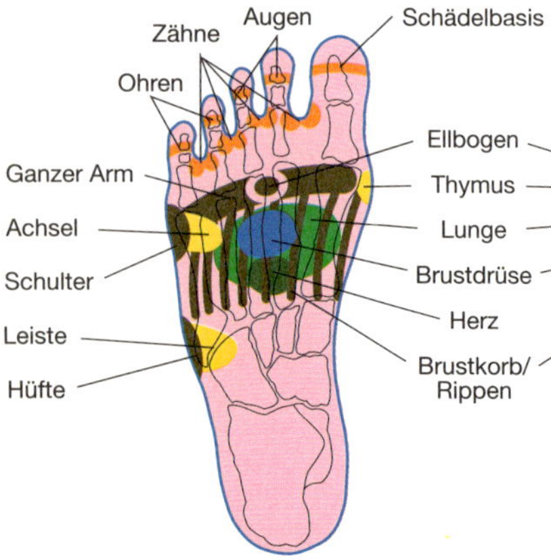

Fußrücken rechts

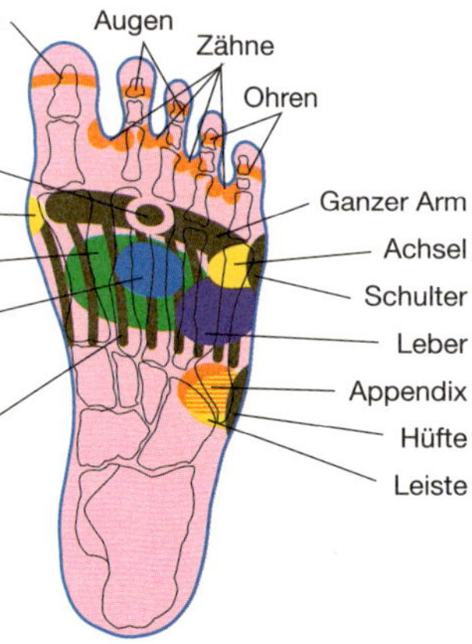

Fußaußenseite

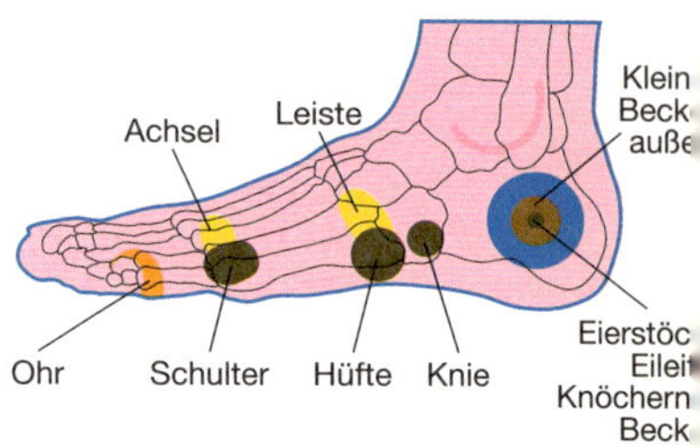

Titel-Nr. 2363 • ISBN 3-7760-1363-X

Gestaltung: Haas & Partner Werbeager
68165 Mannheim
Druck: Progressdruck GmbH
67346 Speyer/Rhein

inzelne Reflexzonen können sich aufgrund der ausgedehnten erzweigung der Nervenäste, zu denen diese in Bezug stehen, nter Umständen an verschiedenen Stellen des Fußes projizieren. usschlaggebend für die Zonenangabe ist in diesem Fall im esentlichen die Erfahrung des Therapeuten. tark beeinträchtigte Zonen an der Fußsohle können auf den ußrücken ausstrahlen.

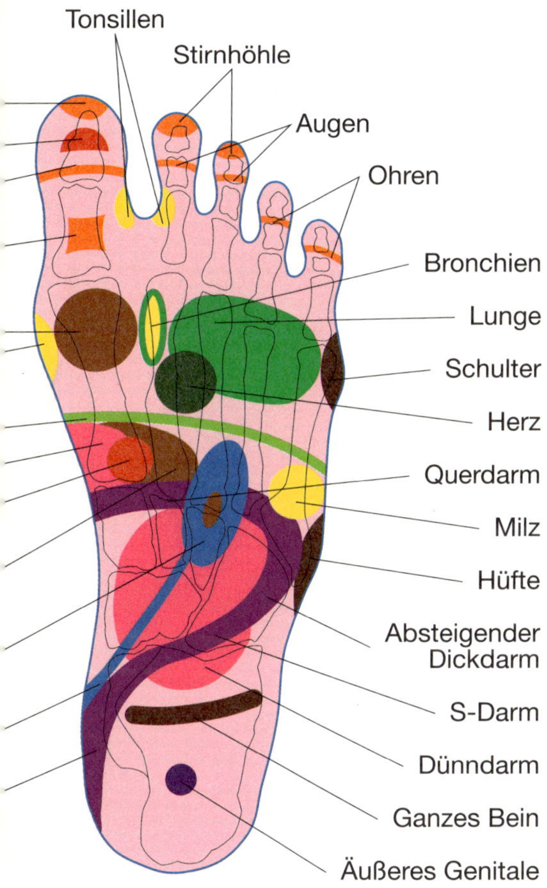

Fußinnenseite

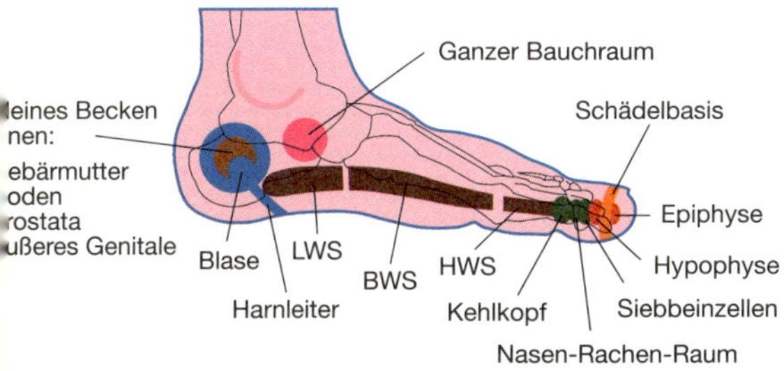

FARBE	ORGANZUORDNUNG
hellbraun:	**Hormonelle Gruppe** Schilddrüse, Pankreas, Nebenniere, Keimdrüsen: Eierstöcke, Hoden
grün:	**Atmungstrakt Herz/Kreislauf** Lunge, Zwerchfell, Bronchien, Herz, Kehlkopf, Siebbeinzellen, Nasen-Rachen-Raum
violett:	**Verdauung** Magen, linker Darm, Zwölffingerdarm, ganzer Bauchraum, Leber, Gallenblase, Dünndarm
blau:	**Urogenitalsystem** Niere, Harnleiter, Blase, Brustdrüse, Gebärmutter, Eileiter, Eierstöcke, Äußeres Genitale
gelb:	**Lymphatisches System** Tonsillen, Milz, Appendix, Achsel, Leiste, Lungenstiel/Bronchien
rot:	**Übergeordnete Zentren** Gehirn, Solarplexus, Epiphyse, Hypophyse
orange:	**Kopfzonen** Augen, Ohren, Scheitel, Stirnhöhlen, Nase, Schädelbasis, Zähne
braun:	**Skelettsystem** Wirbelsäule, Schulter, Hüfte, Knie, ganzes Bein, ganzer Arm, Rippen, Knöchernes Becken

HAUG Manuelle Medizin